Nebenwirkungen *natürlich* behandeln

W0368881

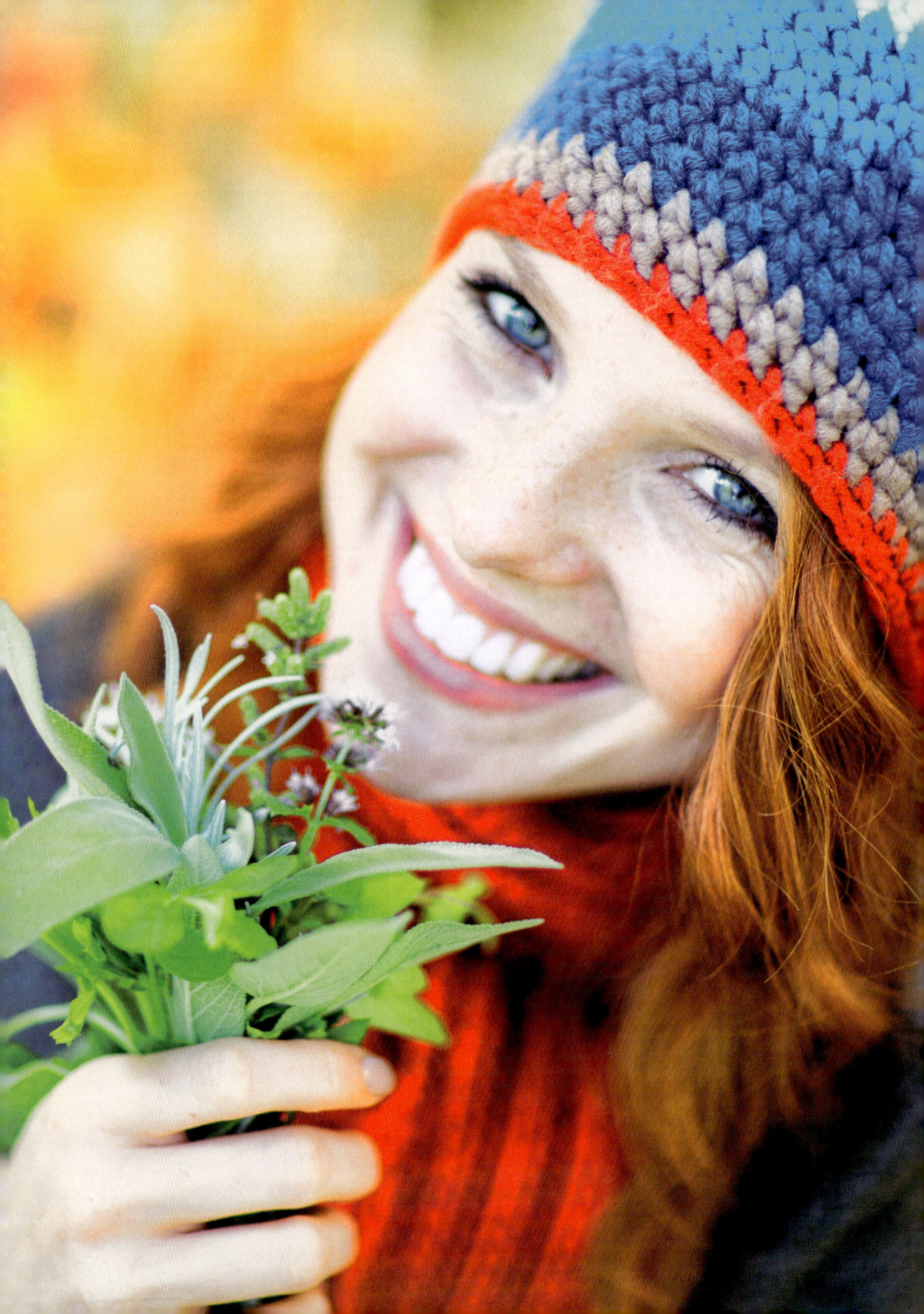

Apothekerin Sabine Ritter
Elisabeth Schittler-Krikonas

Nebenwirkungen *natürlich* behandeln

Bewährte Heilkräuter, Übungen und Ernährungsempfehlungen

So lindern Sie unerwünschte Wirkungen von Medikamenten

Haben Sie Fragen an Sabine Ritter?
Anregungen zum Buch?
Erfahrungen, die Sie mit anderen teilen möchten?

Nutzen Sie unser Internetforum:
www.mankau-verlag.de/forum

mankau

Impressum

Bibliografische Information der Deutschen Nationalbibliothek
Die Deutsche Nationalbibliothek verzeichnet diese Publikation in der Deutschen Nationalbibliografie; detaillierte bibliografische Daten sind im Internet über http://dnb.d-nb.de abrufbar.

Apothekerin Sabine Ritter/Elisabeth Schittler-Krikonas
Nebenwirkungen natürlich behandeln – Bewährte Heilkräuter, Übungen und Ernährungsempfehlungen
1. Auflage August 2017
ISBN 978-3-86374-403-8

Mankau Verlag GmbH
D-82418 Murnau a. Staffelsee
Im Netz: www.mankau-verlag.de
Internetforum: www.mankau-verlag.de/forum

Lektorat: Redaktionsbüro Julia Feldbaum, Augsburg
Endkorrektorat: Susanne Langer M. A., Germering
Cover/Umschlag: Andrea Barth, Guter Punkt GmbH & Co. KG, München
Layout und Satz: Lydia Kühn, Aix-en-Provence, Frankreich
Energ. Beratung: Gerhard Albustin, Raum & Form, Winhöring

Bildnachweis:
© Sabine Ritter 194, 196, 197, 199 o., 200, 202, 203, 204, 205, 206, 208 o., 209 o., 210, 212, 216, 217, 218, 220, 222, 223, 224, 225, 228, 229, 231, 232, 235, 238, 239, 241, 243, 244, 245, 247, 248, 250, 252, 255, 258, 259, 261, 265, 267, 268, 269, 270, 271, 272, 274, 275, 276, 279, 280

© Fotolia 2: drubig-photo; 6, 136–137: nullplus; 36: Luna; 79: Corinna Gissemann; 146: womue; 148/U2: Catia.M; 150: Y's harmony; 165: tbel; 169: Schwoab; 170: Quade; 172: Barbara Pheby; 173: Dan Kosmayer; 176: azurita; 178: juliedeshaies; 180: nolonely; 182: anna_shepulova; 183: aquariagirl1970; 185: emuck; 192: Africa Studio; 193: MovingMoment; 199: VRD; 201/U3: Maren Winter; 236: goldbany; 240: ksu_ok; 243: natmat; 251: Nataliia Pyzhova; 253: skymoon13; 262: Angel Simon; 278: meineurlaubswelt

© Can Stock Photo 5, 18–19: ankohl; 7, 13, 186–187: racorn; 8, 24, 162: marilyna; 15: aletia; 17/U3: gina_sanders; 20, 151: Subbotina; 23: 4774344sean; 27: ScantyNebula; 28: gajdamak; 32: Elenathewise; 56/U2: aprilphoto; 72, 221, 260, 266: LianeM; 82: ESchweitzer; 95: showface; 98: BWFolsom; 103: sierpniowka; 110: stoonn; 117: ajt; 122: sriba3; 124: mayu85; 129: Neirfy; 132: khunaspix; 138, 143: Deklofenak; 153: ifong; 154: Geografika; 158: buriy; 163: VitalinaR; 168: natashamam; 174: ribeiroantonio; 188: JanPietruszka; 191: kerdkanno; 208 u.: scis65; 209 u.: sinnawin; 211 o.: tongdang; 211 u.: Raptorcaptor; 213: justinb; 214: Sam999; 215: iskander1; 226: Potapenko86; 227: Stramyk; 249: ChiccoDodiFC; 254: jojoo64; 256: Teamarbeit; 263 o.: All32; 263 u.: kaprik 264: Jochen; 281: artush

Druck: Westermann Druck Zwickau GmbH, Zwickau/Sachsen

FSC www.fsc.org
MIX
Papier aus verantwortungsvollen Quellen
FSC® C110508

Haftungsausschluss

Die Autorinnen haben mit großer Sorgfalt überprüft, dass alle Informationen in diesem Buch dem derzeitigen Wissensstand entsprechen. Dennoch können Fehler unterlaufen sein. Zudem unterliegen die Erkenntnisse der Medizin einem ständigen Wandel. Daher wird von den Autorinnen oder dem Verlag keine Haftung für die Vollständigkeit, Richtigkeit und Aktualität der bereitgestellten Informationen oder für irgendwelche Schäden materieller und ideeller Art übernommen, die aufgrund von Benutzung oder Nichtbenutzung dieses Buchs oder durch Benutzerfehler entstehen.
Es würde den Rahmen dieses Buches sprengen, alle Gegenanzeigen für bestimmte Ratschläge aufzulisten. Der Leser wird vielmehr ausdrücklich aufgefordert, vor der Anwendung der hier erwähnten Ratschläge unter besonderer Berücksichtigung der von ihm eingenommenen Medikamente durch Rücksprache mit seinem behandelnden Arzt zu klären, ob die hier unterbreiteten Ratschläge für ihn aufgrund seines persönlichen Gesundheitszustands geeignet sind. Ferner sollte immer der Beipackzettel der Medikamente und Nahrungsergänzungsmittel sorgfältig gelesen werden, um mögliche Gegenanzeigen im Vorfeld auszuschließen. Bei einer etwaigen Verschlechterung der Beschwerden sollte immer umgehend ärztlicher Rat eingeholt werden.

Allgemeiner Hinweis

Aus Gründen der besseren Lesbarkeit wurde in diesem Buch auf die gleichzeitige Verwendung männlicher und weiblicher Personenbezeichnungen verzichtet. Sämtliche Sprachvarianten gelten daher für beide Geschlechter gleichermaßen.

Inhalt

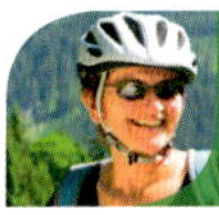

Aktiv werden für die Gesundheit

Selbsthilfe mit Kräutern

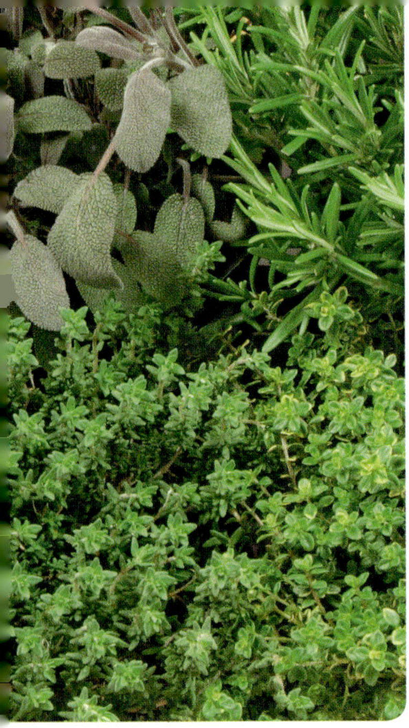

Einleitung

Bei der Lektüre des Beipackzettels von Medikamenten läuft uns Lesern nicht selten ein Schauer über den Rücken. Die Aufzählung der unerwünschten Wirkungen eines Medikaments erweckt manchmal den Eindruck, man solle schädliches Gift und keine heilende Medizin schlucken. Skeptiker nehmen dann unter Umständen die vom Arzt verordneten Präparate gar nicht erst ein, weil sie sich nicht vorstellen können, dass sie dies unbeschadet überstehen. Vornehmlich lindern Medikamente jedoch Beschwerden!

Wohlbefinden mit Medikamenten – geht das?

»Bis zu 25000 Todesfälle durch Medikamente« lautete am 27.5.2010 eine Überschrift in der Süddeutschen Zeitung. Nicht nur Nebenwirkungen von Medikamenten wurden dafür verantwortlich gemacht, sondern auch Wechselwirkungen zwischen verschiedenen Arzneistoffen. Genauere Zahlen gibt es dazu bis heute nicht. Daher sollte man bei schweren Nebenwirkungen immer sofort den behandelnden Arzt informieren und niemals versuchen, seine Beschwerden im Selbstversuch zu lindern!

Selbsthilfe ist nur bei leichten unerwünschten Wirkungen empfehlenswert! Aus diesem Grund werden Sie einige mögliche Nebenwirkungen in diesem Buch vermissen und stellenweise Warnhinweise erhalten, die Sie darüber informieren, welche Symptome keine leichte Nebenwirkung sind.

Richtet man die Aufmerksamkeit auf die Nebenwirkungen von Medikamenten, übersieht man allerdings allzu leicht, dass Arzneimittel in der Regel die Lebensqualität vieler Patienten erheblich verbessern und ihre Lebenserwartung teilweise deutlich verlängern. Für alle Skeptiker der Schulmedizin oder Anwender von Medikamenten gleich noch eine gute Nachricht: Nicht jeder leidet unter Nebenwirkungen, und nicht alle beschriebenen Nebenwirkungen treten bei ein und demselben Patienten auf!

Nicht jeder leidet unter Nebenwirkungen von Medikamenten, weil Lebensstil, Ernährung, Krankheiten und Konstitution unterschiedliche Anfälligkeiten begünstigen können.

Doch wie kommt es eigentlich, dass Nebenwirkungen von Medikamenten nicht alle Menschen betreffen, die sie einnehmen? Im Grunde verhält es sich mit Medikamenten nicht anders als mit vielen anderen Einflüssen im Leben: Jeder Mensch ist ein Unikat mit einzigartigen Stärken und Schwächen.

Beispiele hierfür gibt es viele: Während der eine unter der Kälte im Winter leidet, belastet den anderen die Hitze im Sommer. Was den einen ärgert, lässt den anderen völlig kalt. Ähnlich können auch Lebensstil und Ernährung das Wohlbefinden ganz unterschiedlich beeinflussen. Ist es vor diesem Hintergrund noch verwunderlich, dass verschiedene Menschen auf die Einnahme von Medikamenten unterschiedlich reagieren? Konstitution, Krankheiten, Lebensstil und Ernährung haben neben vielem anderen dazu beigetragen, dass sich individuelle Anfälligkeiten entwickelt haben, die sich nicht nur bei der Einnahme von Arzneimitteln zeigen.

Es ist jedoch möglich, die Auswirkungen der unerwünschten Wirkungen von Medikamenten zu lindern! Denn auch wenn es sich teilweise nur um sogenannte Befindlichkeitsstörungen handelt, so können sie die Lebensqualität doch spürbar beeinträchtigen. Um sie zu lindern, eignen sich vor allem Kräuter und naturheilkundliche Präparate in Verbindung mit einigen gezielten Änderungen der Lebensführung und der Ernährung. Wenn Sie Ihren Körper auf diese Weise unterstützen, leiden Sie wahrscheinlich seltener oder weniger ausgeprägt unter Nebenwirkungen. Nutzen Sie das Wissen der Alternativmedizin, damit Sie sich während Ihrer schulmedizinischen Behandlung besser fühlen!

Sie erhalten Medikamente aufgrund einer Erkrankung. Wenn Sie weitermachen wie bisher, wird sich nichts ändern. Werden Sie aktiv!

Gesundheit ist kein statischer Zustand. Gesundheit und Krankheit verhalten sich vielmehr wie zwei entgegensetzte Pole zueinander – mit fließendem Übergang vom einen zum anderen Extrem. Schulmedizin und Naturheilkunde können gemeinsam manchmal stärker sein als jede Disziplin für sich allein. Davon profitieren Sie als Patient, indem Ihr Wohlbefinden mit Medikamenten zunimmt.

Keine Wirkung ohne Nebenwirkung

Unser Wohlbefinden ist ein Balanceakt – 24 Stunden am Tag, sieben Tage die Woche. Alles, was wir tun oder unterlassen, kann erwünschte wie unerwünschte Wirkungen haben. Jede Tätigkeit bis hin zum Nichtstun hinterlässt Spuren. Schläft man aus, fühlt man sich meist erholt, manchmal aber auch gerädert. Treibt man Sport, hat man im Anschluss vielleicht erst

einmal einen klaren Kopf, doch am nächsten Tag folgt bei dem einen oder anderen ein unangenehmer Muskelkater. Ähnlich verhält es sich mit der Nahrungsaufnahme. Lebensmittel sättigen nicht nur, sie können auch Auswirkungen haben, die mal mehr, mal weniger angenehm sind.
Es ist also kein Wunder, dass dies auch auf Medikamente zutrifft. Im Unterschied zu Produzenten von Nahrungsmitteln oder den Betreibern von Fitnessstudios müssen die Hersteller von Arzneimitteln allerdings die bekannten Nebenwirkungen im Beipackzettel angeben. Allerdings treten manche unerwünschte Wirkungen bei vielen mit einem Medikament behandelten Menschen auf, während andere nur bei wenigen beobachtet werden. Deshalb wird ihre Häufigkeit im Beipackzettel kategorisiert:

Sehr häufig: Mehr als zehn Prozent der behandelten Patienten leiden unter den beschriebenen Beschwerden; d. h. mindestens einer von zehn Anwendern.
Häufig: Weniger als zehn Prozent, aber mehr als ein Prozent der behandelten Patienten leiden unter den deklarierten Symptomen; d. h. einer bis zehn von 100 Anwendern.
Gelegentlich: 1–0,1 Prozent der behandelten Patienten leiden unter den erwähnten Beschwerden; d. h. einer bis zehn von 1000 Anwendern.
Selten: 0,1–0,01 Prozent der behandelten Patienten sind von den aufgeführten Symptomen betroffen; d. h. einer bis zehn von 10 000 Anwendern.
Sehr selten: Weniger 0,01 Prozent der behandelten Patienten erleiden die geschilderten Beschwerden; d. h. weniger als einer von 10 000 Anwendern.

Arzneistoffe regulieren Krankheitsprozesse, beeinflussen dadurch aber manchmal auch erwünschte Abläufe in anderen Bereichen des Körpers und verursachen so Nebenwirkungen.

Die moderne Wissenschaft bemüht sich sehr erfolgreich darum, immer besser zu verstehen, welche Abläufe an einem Krankheitsgeschehen beteiligt sind. Sie untersucht minutiös, wie die vielen Zahnräder im Getriebe des menschlichen Organismus beim Gesunden ineinandergreifen. Die erwünschte Wirkung von Arzneimitteln resultiert zum Teil daraus, dass Medikamente bestimmte Vorgänge im Körper unterdrücken. Diese Prozesse werden gezielt gedrosselt, um den Schaden zu minimieren, den ein aus dem Ruder laufendes, krank machendes Geschehen nach sich zieht. Andere Arzneimittel ersetzen fehlende Stoffe, um einen Mangel auszugleichen. Darüber hinaus gibt es Wirkstoffe, die geschwächte Vorgänge wieder in Schwung bringen. Der Nutzen eines Medikaments besteht also im Grunde darin, Krankheitsprozesse gezielt zu manipulieren bzw. zu regulieren.

Leider hat dies nebenbei auch Auswirkungen auf durchaus erwünschte Abläufe in anderen Bereichen des Körpers, weil die Zahnräder in dem fein abgestimmten Getriebe des Menschen nicht nur mit *einem* Rädchen in Verbindung stehen. Diese Nebenwirkungen sind also eine logische Konsequenz der Wirkung. Einige Nebenwirkungen sind aber auch unspezifischer Natur und eher Folge individueller Anfälligkeiten. Zudem hängt das Ausmaß der unerwünschten Wirkungen auch von der Dosierung, der Darreichungsform und der Anwendungsdauer eines Medikaments ab.

Viele Patienten verfügen über ausreichende Reserven und werden daher nicht oder nur wenig durch die Einnahme von Medikamenten beeinträchtigt. Sie profitieren vor allem vom Nutzen des Medikaments. Andere dagegen sind aufgrund von individuellen Schwächen besonders anfällig für Nebenwirkungen.

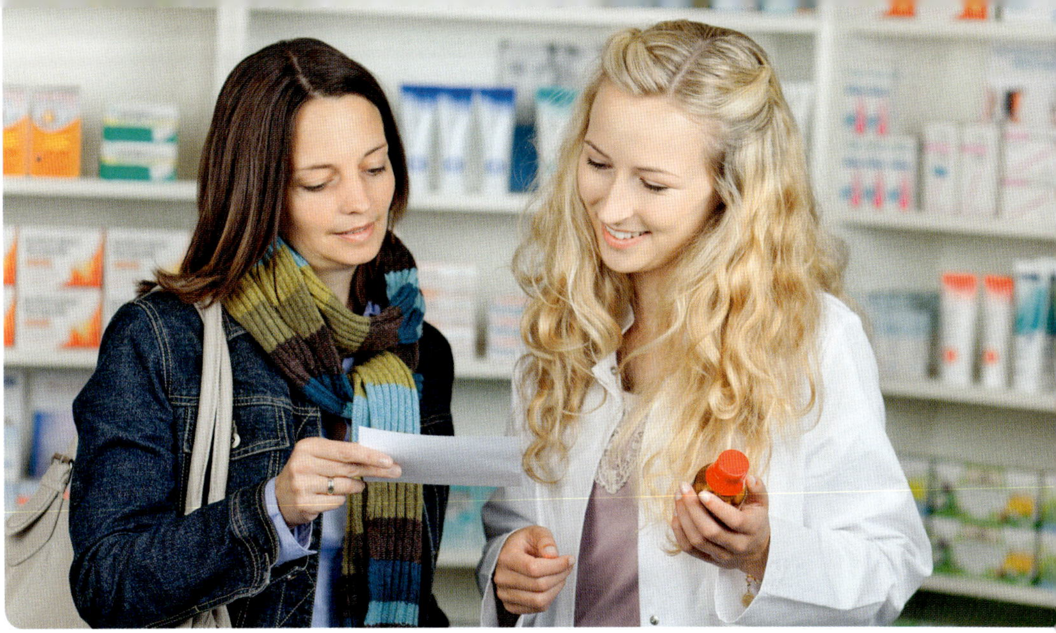

Zögern Sie nicht, bei Unklarheiten nachzufragen.

Einige Patienten beobachten sich wiederum argwöhnisch, wenn sie ein Medikament eingenommen haben, und warten förmlich darauf, dass ihre Beschwerden abgelöst werden durch all das, was der Beipackzettel an »Alternativen« zu bieten hat. Statt sich zu freuen, dass es ihnen besser geht, leiden sie unter den beschriebenen Nebenwirkungen einfach nur deshalb, weil sie darüber gelesen haben. Fachleute bezeichnen dieses Phänomen als »Nocebo-Effekt«.

Lesen Sie den Beipackzettel, informieren Sie sich, aber fürchten Sie sich nicht vor den möglichen Risiken! Diejenigen Patienten, die ein erhöhtes Risiko für Komplikationen haben, bekommen die entsprechenden Medikamente normalerweise nicht verordnet! Informieren Sie Ihren Arzt deshalb vollständig über Ihre Beschwerden, damit er für Sie geeignete Arzneistoffe auswählen kann. Sprechen Sie außerdem über Ihre Ängste und eventuelle Vorerfahrungen mit anderen Medikamenten, damit er auch diese bei seinen Verordnungen berücksichtigen kann.

So nehmen Sie Medikamente richtig ein

Lesen Sie den Beipackzettel immer genau durch. Sie finden dort wichtige Hinweise zur Einnahme Ihres Medikaments sowie Informationen zu Nahrungsmitteln, die Sie im Zusammenhang mit der Einnahme des Arzneistoffs meiden sollten. Zögern Sie bei Unklarheiten nicht, bei Ihrem Arzt oder Apotheker nachzufragen. So können Sie einen wichtigen Beitrag zur Verhinderung von Nebenwirkungen leisten.

Medikamente und Mahlzeiten – das sollten Sie beachten

Wann Sie Ihr Medikament am besten nehmen, können Sie im Beipackzettel nachlesen. Dabei gilt für Arzneimittel, die Sie schlucken müssen:

Halten Sie bei Unklarheiten oder Nebenwirkungen immer Rücksprache mit Ihrem Arzt.

- ⚠ Sollen Sie Ihr Medikament **nüchtern** einnehmen, dann bedeutet dies, dass Sie es ein bis zwei Stunden vor oder zwei bis drei Stunden nach dem Essen nehmen sollen, damit der Magen leer ist, wenn Sie das Medikament schlucken.
- ⚠ Wenn Sie Medikamente **vor dem Essen** nehmen sollen, bedeutet dies, dass Sie diese mindestens 30 Minuten – in Einzelfällen auch ein bis zwei Stunden – vor einer Mahlzeit einnehmen sollen, damit der Magen leer ist und die Aufnahme des Wirkstoffs im Magen-Darm-Trakt durch die Nahrung nicht behindert wird.
- ⚠ Medikamente, die Sie **zum Essen** nehmen sollen, können Sie direkt davor, während der Mahlzeit oder direkt im Anschluss nehmen.

⚠ Wenn Sie ein Medikament **nach dem Essen** einnehmen sollen, dann bedeutet dies, dass Sie mindestens zwei Stunden warten sollten, bis Sie es nehmen. Milch- und Vollkornprodukte sollten Sie in der Regel frühestens zwei Stunden nach einer Medikamenteneinnahme zu sich nehmen.

Hinweise speziell für Senioren

Zwei Medikamentenlisten befassen sich ausschließlich mit Arzneistoffen, die für Senioren geeignet bzw. nicht geeignet sind: Die »FORTA-Liste« klassifiziert Pharmaka nach Alterstauglichkeit. Sie ist ein Gemeinschaftsprojekt der Medizinischen Fakultäten der Universitäten Heidelberg und Mannheim (www.umm.uni-heidelberg.de/ag/forta/). In dieser Liste finden Sie diejenigen Arzneistoffe, die für Senioren in der Regel unbedenklich sind, sofern keine individuellen Gegenanzeigen vorliegen.

In der »Priscus-Liste« werden dagegen diejenigen Wirkstoffe aufgeführt, die Senioren nicht einnehmen sollten (www.priscus.net), weil sie beispielsweise häufiger von unerwünschten Wirkungen betroffen sind. Partner des Forschungsverbunds »Priscus« sind die Lehrstühle der Universitäten in Bielefeld, Bochum, Hannover, Münster und Witten/Herdecke. Im Internet bietet die Deutsche Seniorenliga e. V. auf der Webseite http://medikamente-im-alter.de ausführliche Erläuterungen zu diesem Thema.

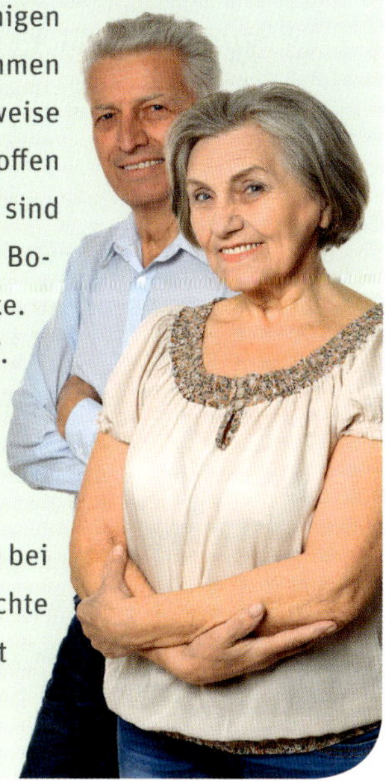

Gleichen Sie die von Ihnen eingenommenen Medikamente mit diesen Listen ab, und sprechen Sie bei Fragen mit Ihrem Arzt oder Apotheker. Unerwünschte Wirkungen von Medikamenten, die für Sie nicht geeignet sind, sollten Sie nicht selbst behandeln!

Schlucken Sie Tabletten, Kapseln oder Dragees mit aufrechtem Oberkörper immer mit einem Glas Leitungswasser – nie mit einem alkoholischen Getränk, mit Milch, Tee, Kaffee oder Fruchtsaft, es sei denn, Ihr Arzt hat Sie ausdrücklich dazu aufgefordert. Diese Getränke können die Wirksamkeit vieler Arzneistoffe oder deren Aufnahme aus dem Darm ebenso verändern wie Mineralwasser. Das gilt auch für einzunehmende Säfte oder Tropfen. Warten Sie daher je nach Wirkstoff und Getränk 30 Minuten bis zwei Stunden nach der Einnahme eines Medikaments, bis Sie diese zu sich nehmen, oder verzichten Sie im Einzelfall ganz darauf.

Beachten Sie die Hinweise zu möglichen Wechselwirkungen zwischen Lebensmitteln und Medikamenten (→ Seite 155 ff.).

Der richtige Einnahmerhythmus

Achten Sie darauf, dass Sie Ihre Medikamente in gleichmäßigen Abständen einnehmen. Wenn Sie diese

- ⚠ **einmal täglich** einnehmen, sollten Sie etwa einen 24-Stunden-Abstand einhalten,
- ⚠ **zweimal täglich** einnehmen, sollten Sie einen 12-Stunden-Abstand einhalten,
- ⚠ **dreimal täglich** einnehmen, sollten Sie einen 8-Stunden-Abstand einhalten,
- ⚠ **viermal täglich** einnehmen, sollten Sie idealerweise einen 6-Stunden-Abstand einhalten.

Sie verhindern so starke Schwankungen der Wirkstoffkonzentration im Blut. Durch zu kurze Zeitabstände kann die Wirkstoffkonzentration vorübergehend zu hoch sein, wodurch das Risiko für Nebenwirkungen ansteigt. Sind die Abstände zu lang, wird die erwünschte Wirkung unterbrochen.

Arzneimittelwechselwirkungen

Je größer die Zahl der verschiedenen Wirkstoffe ist, die Sie einnehmen, desto größer ist auch das Risiko von Wechselwirkungen zwischen den einzelnen Stoffen – und natürlich auch mit Nahrungsmitteln, Kräutern oder Nahrungsergänzungsmitteln. Wirkungen können sich dann unter Umständen gegenseitig aufheben oder verstärken. Leider können sich auch unerwünschte Wirkungen gegenseitig verstärken.

Informieren Sie daher jeden Arzt und Heilpraktiker, den Sie aufsuchen, über alle Medikamente, die Sie einnehmen! Außerdem sollten Sie beim Erwerb von rezeptfreien Wirkstoffen, von Nahrungsergänzungsmitteln oder Kräutern den Apotheker über Ihre Medikamente in Kenntnis setzen, damit Sie ein Präparat erhalten, das in Ihrem Fall geeignet ist. Legen Sie einen Medikamentenpass mit allen Arzneistoffen, Kräutern und Nahrungsergänzungsmitteln an, den Sie immer mit sich führen, dann vergessen Sie keinen Wirkstoff bei Ihrem Arzt zu erwähnen.

Beachten Sie ferner alle diesbezüglichen Hinweise im Beipackzettel, und meiden Sie alle dort erwähnten Nahrungsmittel, Kräuter oder andere Präparate!

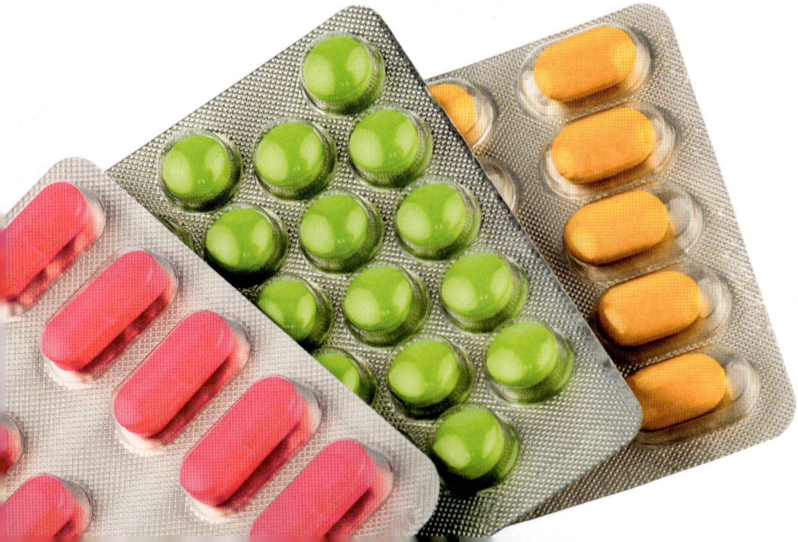

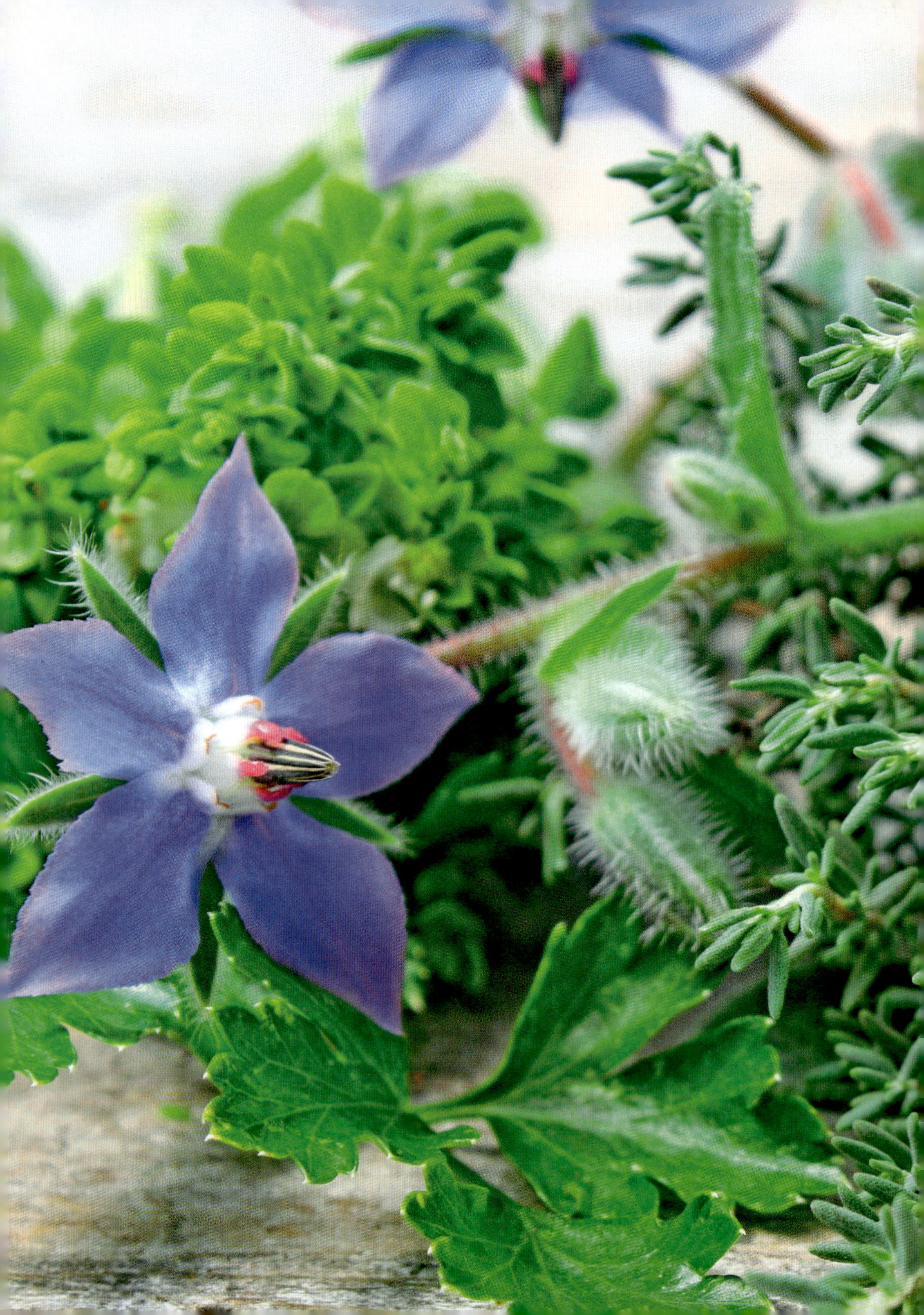

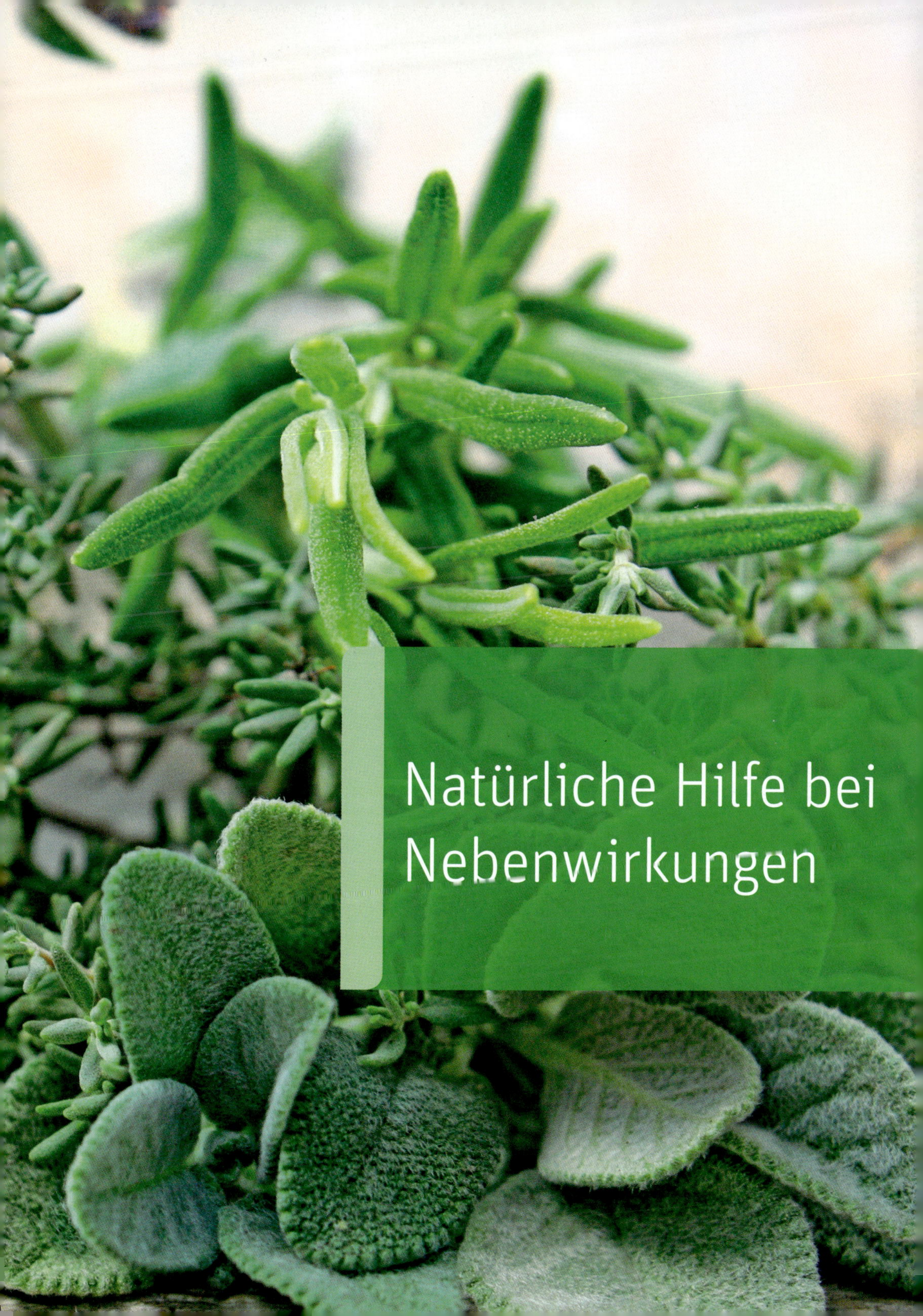

Natürliche Hilfe bei Nebenwirkungen

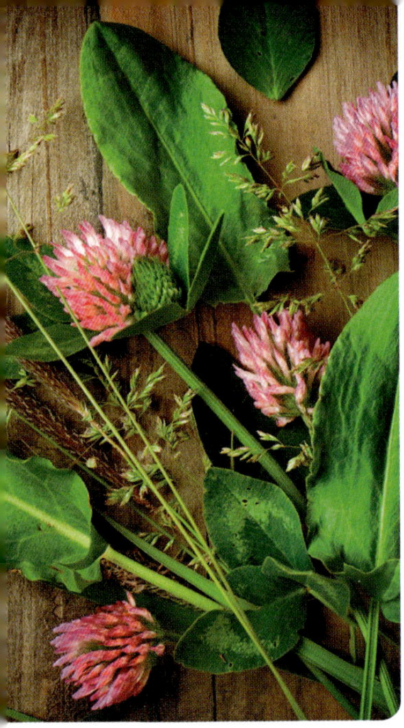

Selbsthilfe leicht gemacht

Informieren Sie immer zuerst Ihren behandelnden Arzt, wenn Sie Nebenwirkungen im Zusammenhang mit einer Medikamenteneinnahme beobachten. Nur wenn Ihr Arzt keine Bedenken bezüglich der Fortsetzung der Behandlung hat, spricht nichts dagegen, dass Sie versuchen, Ihre Beschwerden selbst zu lindern. Setzen Sie Ihren Arzt jedoch immer von Kräutern oder anderen Produkten, die Sie einnehmen, in Kenntnis, damit er Ihnen fachlich zur Seite stehen kann!

Die Empfehlungen auf den folgenden Seiten dienen, sofern nicht anders angegeben, der Linderung bereits eingetretener unerwünschter Wirkungen von Arzneimitteln. Aber natürlich eignen sie sich auch zur Vorbeugung bzw. zur Behandlung dieser Beschwerden unabhängig von einer Medikamenteneinnahme. Bitte erwarten Sie von diesen Ratschlägen aber keine Wunder! Der Erfolg wird sich nicht über Nacht einstellen, sondern nach und nach. Haben Sie also etwas Geduld!

Wichtig!

Im Falle einer Verschlechterung Ihres Befindens suchen Sie bitte immer umgehend Ihren Arzt auf und stimmen Ihr weiteres Vorgehen mit ihm ab!

Bausteine individuell zusammenstellen

Die Vorschläge sind im folgenden Abschnitt jeweils in Rubriken aufgeteilt:

- Lebensführung
- Ernährung
- Kräuter
- Nahrungsergänzungsmittel und Co.
- Tipps
- Hilfe aus dem Internet

Die verschiedenen Ratschläge sind Bausteine, die Sie beliebig miteinander kombinieren können. So können Sie Ihre Hilfe zur Selbsthilfe individuell zusammenstellen.
Beginnen Sie mit je drei bis fünf Maßnahmen aus den Bereichen Lebensführung und Ernährung. Kombinieren Sie diese nach Rücksprache mit Ihrem Arzt oder Apotheker mit einzelnen Kräutern und/oder einem der naturheilkundlichen Präparate. Sollten Sie keine Kräuter oder andere Produkte nehmen können oder wollen, erhalten Sie unter den Kategorien »Tipps« und »Hilfe aus dem Internet« weitere Ratschläge. Alternativ können Sie auch erst einmal nur Ihre Lebensführung und Ernährung ändern und vornehmlich mehrere Anregungen aus diesen beiden Rubriken aufgreifen. Wenn Sie mehrere Beschwerden abdecken wollen, greifen Sie Empfehlungen aus allen Bereichen auf. Bevorzugen Sie in diesem Fall Ratschläge, die sowohl das eine als auch das andere Leiden lindern können.

Zeitlich befristete Medikamenteneinnahme

Bei einer vorübergehenden medikamentösen Behandlung können Sie die Bausteine nach und nach absetzen, wenn es Ihnen wieder gut geht und die Therapie beendet ist. Idealerweise behalten Sie Ihr Selbsthilfeprogramm jedoch ein bis zwei Wochen über die Medikamenteneinnahme hinaus bei, um eventuellen Nachwirkungen vorzubeugen. Wenn Sie die Hinweise unter Lebensführung und Ernährung dauerhaft beachten, erhöhen Sie die Chancen, dass Sie beim nächsten Mal von den entsprechenden Nebenwirkungen verschont bleiben.

Unbefristete Behandlung

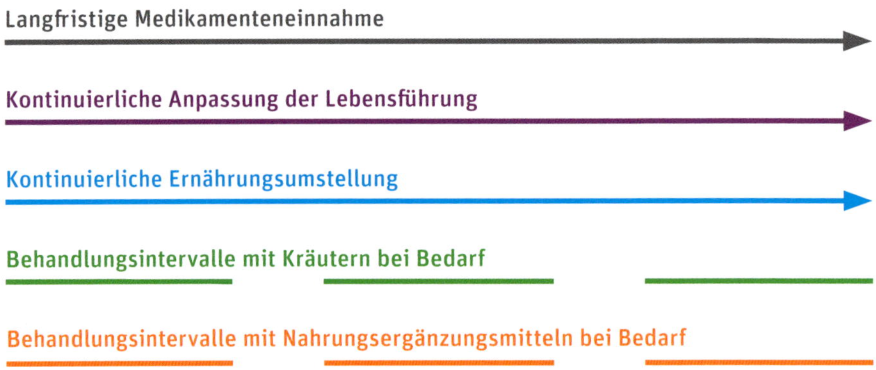

Sollten Sie Medikamente langfristig einnehmen, beachten Sie bitte folgende Hinweise: Den Schwerpunkt der von Ihnen ausgewählten Maßnahmen sollten Änderung der Lebensführung und der Ernährung bilden. Befolgen Sie diese Ratschläge langfristig – mindestens solange Sie die entsprechenden Medikamente einnehmen.

Bleibt der gewünschte Erfolg zwei bis vier Wochen nach dem Start Ihres Programms aus, stellen Sie sich andere Bausteine zusammen, oder nehmen Sie weitere hinzu – vornehmlich aus den Rubriken Lebensführung und Ernährung. Halten Sie außerdem Rücksprache mit Ihrem Arzt. Kräuter und Nahrungsergänzungsmittel können Sie zusätzlich für zeitlich begrenzte Behandlungsintervalle einnehmen.
Haben Sie Zweifel, ob Ihr Bemühen sich lohnt? Dann kehren Sie doch versuchsweise zu Ihren alten Gewohnheiten zurück: Sie werden sich vielleicht wundern, wie schnell sich Ihr Befinden verschlechtert, obwohl es sich so langsam verbessert hat!

Bleiben Sie zuversichtlich!

Bevor Sie sich nun mit den möglichen unerwünschten Wirkungen von Medikamenten und den verschiedenen Bausteinen zu ihrer Linderung befassen, machen Sie sich bitte eines bewusst: Wenn Sie einen Beipackzettel lesen und schon bei der Lektüre denken, dass Sie diese Nebenwirkung ganz sicher bekommen werden, erhöhen Sie die Chancen, dass es so kommt!

Drehen Sie dieses Prinzip der selbsterfüllenden Prophezeiung um, und machen Sie es sich zunutze! Seien Sie optimistisch, dass die verordneten Medikamente und die von Ihnen ausgewählten Bausteine helfen werden!

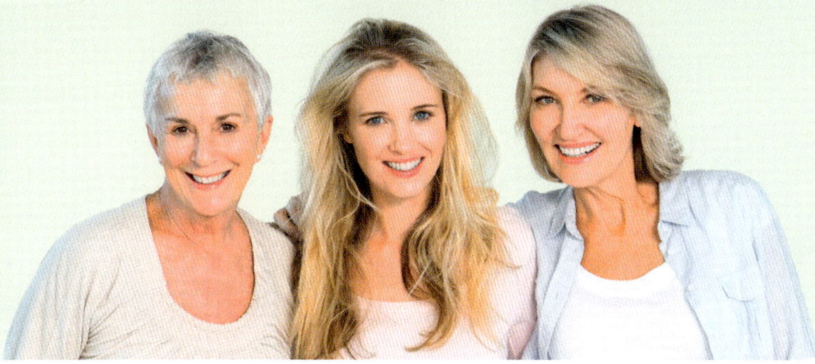

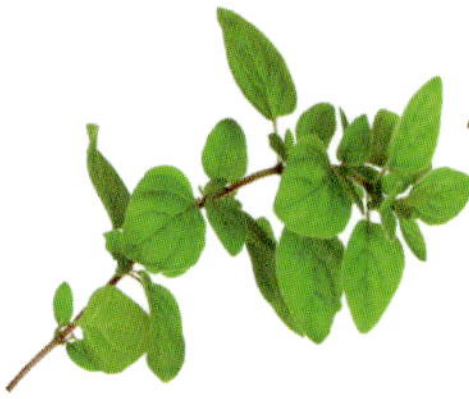
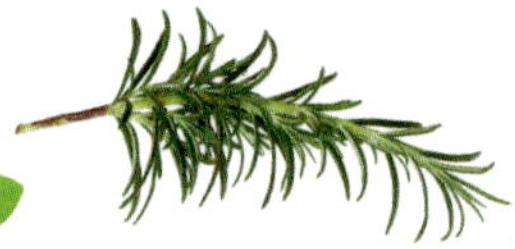
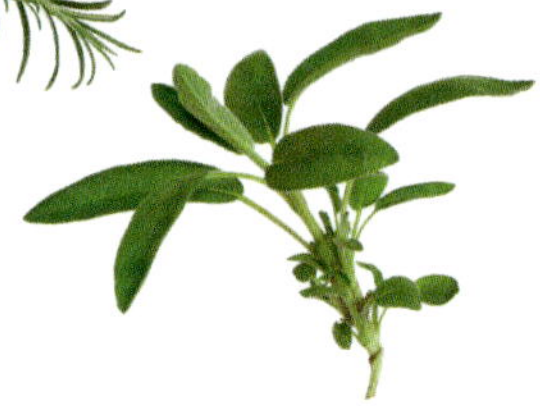
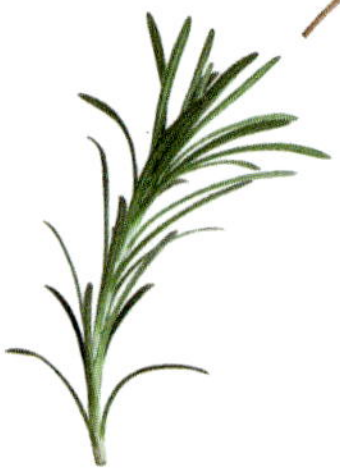

Die Kräuter

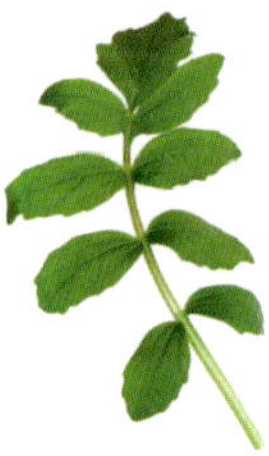
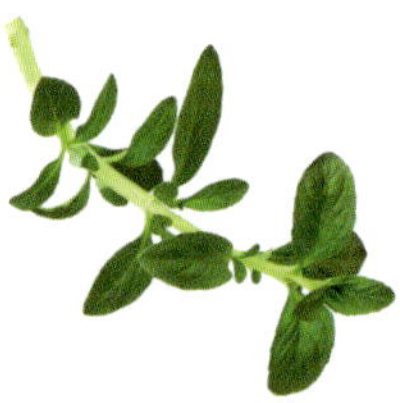

Hinweise zur Zubereitung der Kräuter sowie Anwendungsbeschränkungen und Wechselwirkungen mit Medikamenten finden Sie in den jeweiligen Pflanzenporträts im Abschnitt »Kräuter von A bis Z« (→ Seite 194 ff.). Beachten Sie bei der Auswahl der Kräuter mögliche Nebenwirkungen, und meiden Sie Kräuter, die den Magen belasten, wenn Sie beispielsweise ohnehin zu Magenproblemen neigen.

Starten Sie mit maximal drei Kräutern, und trinken Sie mal den einen, mal den anderen Tee, oder mischen Sie die Kräuter. Wenn Sie sich anfangs nur für ein Kraut entscheiden, wechseln Sie dieses nach sechs Wochen. Setzen Sie bei Unverträglichkeit die Kräuter sofort ab, und beachten Sie die Hinweise auf Seite 188 ff.

Nach etwa zwölf Wochen können Sie die Kräuter versuchsweise ganz weglassen. Setzen Sie sie phasenweise erneut für bis zu zwölf Wochen ein, wenn sich Ihre Beschwerden wieder verschlechtern. Es gibt Kräuter, die man grundsätzlich nur für einen begrenzten Zeitraum anwenden sollte. Informationen hierzu finden Sie zusammen mit Anwendungsbeschränkungen in den Pflanzenporträts (→ Seite 194 ff.). Tauschen Sie diese Kräuter rechtzeitig gegen ein anderes Kraut aus der jeweiligen Liste aus. Wenn Sie länger als zwölf Wochen Kräuter anwenden wollen, sollten Sie diese regelmäßig durchwechseln.

Vielleicht vermissen Sie hier die eine oder andere Heilpflanze. Das bedeutet nicht, dass sie weniger effektiv ist. Mögliche Wechselwirkungen mit Medikamenten oder andere Anwendungsbeschränkungen können jedoch ein Grund sein, weshalb sie hier nicht aufgenommen wurden.

Nahrungsergänzungsmittel und Co.

Unter diesem Stichwort sind naturheilkundliche Präparate zusammengefasst. Nahrungsergänzungsmittel sind Substanzen, die man auch mit einer ausgewogenen Ernährung aufnehmen kann. Dennoch besteht bei dem ein oder anderen unter Umständen ein Mangel. Dies kann im Einzelfall beispielsweise Folge einer einseitigen Ernährung, der Lebensweise, einer Erkrankung oder der medikamentösen Behandlung sein. Nahrungsergänzungsmittel werden zwar als Tabletten, Dragees oder Pulver angeboten, sind aber keine Medikamente und daher nicht zur Behandlung von Krankheiten zugelassen. Deshalb unterliegen sie auch keinem so strengen Zulassungsverfahren.

Reformhaus, Drogerie oder Apotheke?

Häufig werden verschiedene Präparate auch in Reformhäusern oder Drogeriemärkten angeboten. Bitte bedenken Sie: In der Apotheke bekommen Sie Medikamente (auch solche, die nicht verschreibungspflichtig sind) und Nahrungsergänzungsmittel, außerhalb der Apotheke nur Nahrungsergänzungsmittel. Medikamente dienen der Verhütung oder Heilung von Erkrankungen und unterliegen viel strengeren Kontrollen als Nahrungsergänzungsmittel. Diese richten sich nach den Bestimmungen des Arzneimittelrechts. Bei Nahrungsergänzungsmitteln handelt es sich definitionsgemäß um Lebensmittel.

Der gleiche Wirkstoff kann aber auch als Medikament in der Apotheke verfügbar sein – je nach Hersteller, Dosierung und Zulassungsverfahren.

Nahrungsergänzungsmittel und andere naturheilkundliche Präparate eignen sich meist für eine Anwendung als Kur.

Einzelheiten zur Dosierung, zu Nebenwirkungen und Gegenanzeigen sowie möglichen Wechselwirkungen mit Medikamenten entnehmen Sie bitte den Angaben im Beipackzettel. Beachten Sie zudem die Hinweise auf Seite 27 f.

Informationen im Internet

Am Ende eines jeden inhaltlich in sich abgeschlossenen Abschnitts finden Sie Links zu Internetseiten, auf denen Sie sich ausführlicher (aus Sicht der Schulmedizin) zum Thema informieren können. Häufig erhalten Sie dort auch kostenlose Broschüren oder Flyer zu Arzneimitteln, Nahrungsergänzungsmitteln und Kräutern mit weiteren Ratschlägen zum Herunterladen.

Unabhängig von bestimmten Beschwerden erhalten Sie detaillierte Informationen zu Arzneimitteln, Nahrungsergänzungsmitteln und Kräutern auch hier:

+ Deutsches Institut für Medizinische Dokumentation und Information: www.pharmnet-bund.de
+ Kooperation Phytopharmaka: www.koop-phyto.org/arzneipflanzenlexikon
+ Unabhängiges Medikamenten- und Gesundheitslexikon der Schweiz: www.pharmawiki.ch
+ European Medicines Agency (EMA): www.ema.europa.eu/ema
+ Gesellschaft für Biologische Krebsabwehr e. V.: www.biokrebs.de

Wechselwirkungen mit Medikamenten

Sofern den Autorinnen Wechselwirkungen der Kräuter mit Arzneistoffen bekannt sind, wurden sie in den Pflanzenporträts erwähnt. Es gibt jedoch regelmäßig neue Erkenntnisse zu diesem Thema. Je mehr Medikamente Sie bereits nehmen, desto größer ist auch das Risiko für Wechselwirkungen zwischen den verschiedenen Arzneistoffen, aber auch mit Nahrungsmitteln, Kräutern oder Nahrungsergänzungsmitteln. Fragen Sie daher bitte immer vor der Anwendung von Kräutern oder naturheilkundlichen Präparaten bzw. Nahrungsergänzungsmitteln begleitend zu Medikamenten zuerst Ihren Arzt oder Apotheker nach möglichen Wechselwirkungen. Das gilt bei einer Chemotherapie, immunsuppressiven oder antimikrobiellen Behandlung ebenso wie bei jeder anderen medikamentösen Behandlung, da viele Kräuter, Naturprodukte und sogar Vitamine – auch wenn dies hier nicht erwähnt ist – die Wirkung einer schulmedizinischen Therapie beeinträchtigen können! Auch im Beipackzettel der Medikamente und der naturheilkundlichen Präparate bzw. Fertigarzneimittel von Kräutern sind mögliche Wechselwirkungen aufgelistet (→ Seite 155 ff.)

Lesen Sie Packungsbeilagen immer gründlich! Befolgen Sie auch alle Hinweise zu möglichen Wechselwirkungen mit Nahrungsmitteln, die Sie im Beipackzettel erhalten!

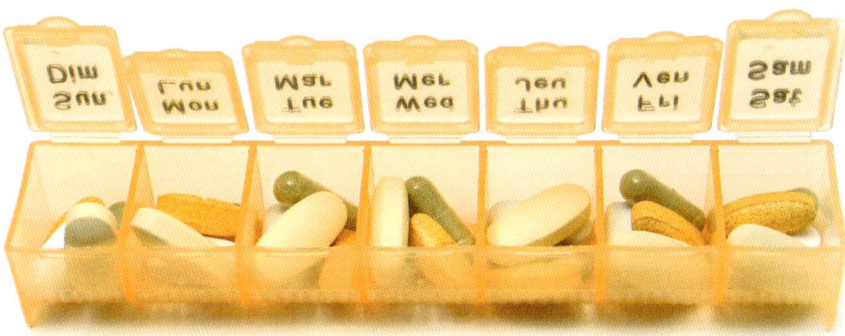

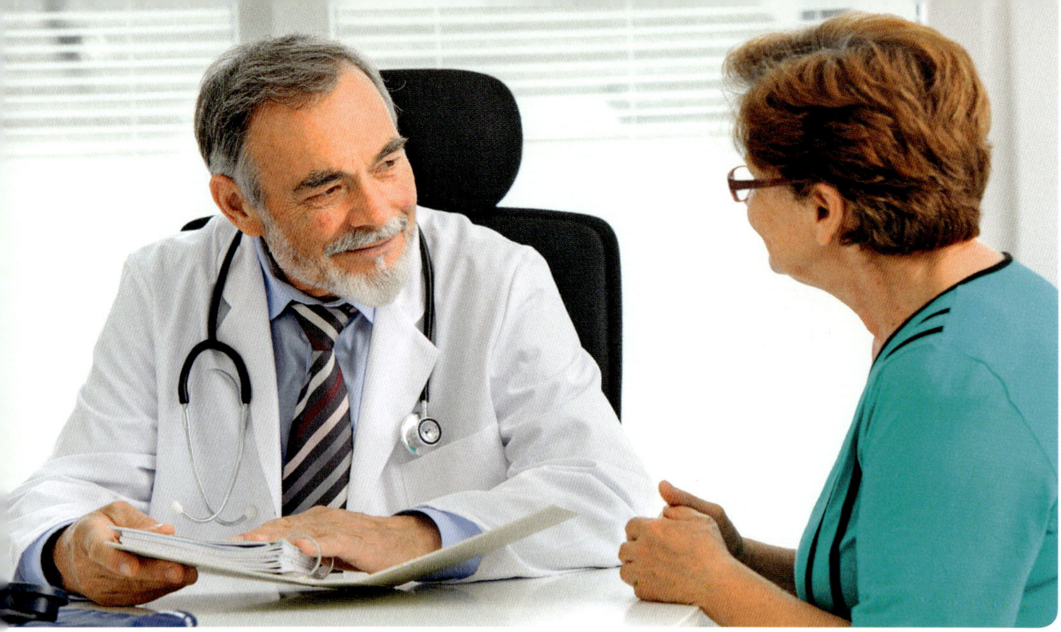

Wenden Sie sich bei Beschwerden immer zuerst an Ihren Arzt!

Wann sollten Sie zum Arzt gehen?

Beim ersten Auftreten von Nebenwirkungen, anhaltenden Beschwerden oder einer Verschlechterung Ihres Befindens wenden Sie sich bitte immer umgehend an Ihren behandelnden Arzt!

Unter diesen Telefonnummern bekommen Sie Hilfe, wenn Arztpraxen geschlossen sind.

+ Telefonnummer für medizinische Notfälle: 112
+ Telefonnummer des ärztlichen Bereitschaftsdienstes: 116 117

Viele Ärzte stehen der Naturheilkunde heutzutage sehr aufgeschlossen gegenüber. Informieren Sie Ihren Arzt daher, wenn Sie Ihre Beschwerden eigenständig behandeln. Nur so können Schulmedizin und Naturheilkunde zu Ihrem Wohl miteinander kooperieren!

Checkliste

Diese Checkliste fasst die wichtigsten Themen noch einmal zusammen und hilft Ihnen, sich selbst Klarheit über Ihren gesundheitlichen Zustand und Ihren Weg der Selbsthilfe zu verschaffen. Sie unterstützt Sie ferner bei deren Vorbereitung und der Kontrolle der Erfolge.

Stellen Sie Ihr persönliches Selbsthilfeprogramm zusammen!

- ✔ Welche Beschwerden wollen Sie behandeln?
- ✔ Wählen Sie mindestens drei bis fünf Vorschläge aus der Rubrik »Lebensführung« aus. Überlegen Sie dabei, welche Sie gut in Ihren Alltag einbauen können!
- ✔ Welche Ratschläge aus der Rubrik »Ernährung« wollen Sie aufgreifen? Drei bis fünf sollten es wenigstens sein! Beachten Sie dabei, dass Genuss die beste Verdauungshilfe ist! Meiden Sie Nahrungsmittel, die Sie nicht vertragen, und solche, die Sie nicht zusammen mit Ihren Medikamenten einnehmen sollen (→ Seite 155 ff.). Informationen hierzu erhalten Sie im Beipackzettel sowie bei Ihrem Arzt oder Apotheker.
- ✔ Entscheiden Sie sich entweder für ein bis drei Kräuter und/oder ein naturheilkundliches Präparat und/oder einen »Tipp«. Gibt es Kräuter oder naturheilkundliche Präparate, mit denen Sie mehrere Beschwerden gleichzeitig behandeln können? Dann bevorzugen Sie diese!
- ✔ Gibt es Anwendungsbeschränkungen für die Kräuter (→ Seite 27/188 ff.), naturheilkundlichen Präparate oder Nahrungsergänzungsmittel, die Sie beachten müssen?

Sprechen Sie mit Ihrem behandelnden Arzt!

- Handelt es sich bei Ihren Beschwerden um unbedenkliche Nebenwirkungen Ihres Medikaments? Oder ist es vielleicht doch eine eigenständige Erkrankung?
- Sollen Sie die Einnahme des Arzneistoffs fortsetzen oder das Medikament wechseln?
- Teilen Sie Ihrem Arzt mit, wie Sie Ihre Beschwerden lindern wollen, und fragen Sie nach:
  - Sollten Sie bestimmte Maßnahmen – insbesondere Kräuter, naturheilkundliche Präparate oder Nahrungsergänzungsmittel – aus medizinischen Gründen meiden?
  - Hat Ihr Arzt zusätzliche Ratschläge?
- Vereinbaren Sie einen Kontrolltermin!

Besorgen Sie Ihre Kräuter, naturheilkundlichen Präparate und/oder Nahrungsergänzungsmittel. Legen Sie sich einen kleinen Vorrat an.

Erledigen Sie die notwendigen Einkäufe!

- Benötigen Sie Zutaten für die Küche oder für Badezusätze?
- Wollen Sie regelmäßig einen Tee kochen, oder wäre es Ihnen anfangs lieber, ein fertiges Präparat zu kaufen?
- Wollen Sie vielleicht sogar eine Teemischung (→ Seite 191 ff.) herstellen lassen, weil Sie mehrere Beschwerden abdecken wollen? Dann suchen Sie sich eine Apotheke, die Kräuter mischt, und lassen Sie sich dort beraten!

Starten Sie mit Ihrem Programm an einem ruhigen Wochenende!

- Planen Sie die Änderungen der Lebensführung fest in den Tagesablauf ein!
- Welche Kochgewohnheiten müssen Sie ändern?

- ✔ Räumen Sie weg, was Sie in alte Muster zurückfallen lässt!
- ✔ Ein Tipp für Teetrinker: Sie können morgens gleich zwei Portionen von Ihrem Kräutertee kochen. Trinken Sie eine Portion vor dem Frühstück, und bewahren Sie die Portion für den Mittag in einer Thermoskanne auf.

Zwischen-Check nach zwei bis vier Wochen

- ✔ Geht es Ihnen besser?
  - ✔ Ja! Prima, setzen Sie Ihr Programm noch acht Wochen unverändert fort!
  - ✔ Ein bisschen? Dann können Sie wahlweise noch einmal zwei Wochen abwarten oder weitere Bausteine dazunehmen!
  - ✔ Nein! Aber es geht Ihnen auch nicht schlechter?! Suchen Sie sich andere oder weitere Maßnahmen aus, oder lassen Sie sich von einem Arzt oder Heilpraktiker beraten, der Erfahrung in der Anwendung von Kräutern hat.
- ✔ Geht es Ihnen schlechter? Dann suchen Sie bitte umgehend einen Arzt auf.

Das Langzeitprogramm

Kräuter, Nahrungsergänzungsmittel und andere Naturprodukte sollten Sie nur unter Anleitung Ihres Arztes oder eines Heilpraktikers, der Erfahrung in der Kräutertherapie hat, länger als drei Monate am Stück anwenden. Sie dürfen sie jedoch bei Bedarf immer wieder zeitlich befristet für etwa sechs Wochen zu sich nehmen. Außerdem können Sie jederzeit die Kräuter wechseln, um Ihre Kräuterbehandlung länger als drei Monate fortzusetzen. Die Ratschläge zu Lebensführung und Ernährung können Sie dauerhaft übernehmen!

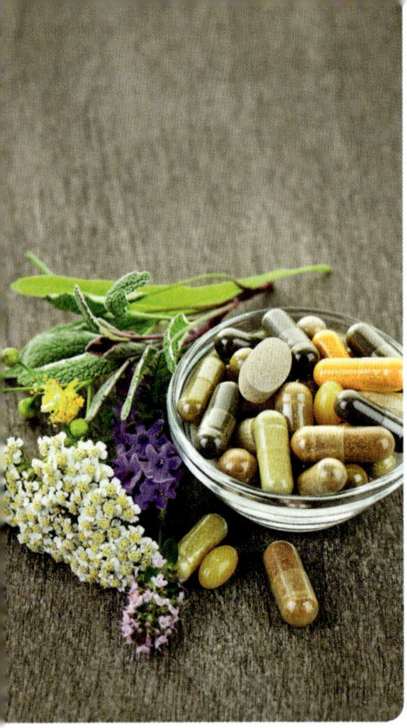

Nebenwirkungen lindern

Manche Nebenwirkungen stellen sich schleichend ein, andere treten unmittelbar nach Einnahme des Medikaments auf. Lernen Sie auf den folgenden Seiten mögliche Nebenwirkungen kennen, und erfahren Sie, was Sie dagegen tun können.

Wichtig: Nur Sie allein kennen Ihre individuellen Nahrungsmittelunverträglichkeiten und Allergien! Verzichten Sie auf alle Ratschläge, die für Sie aus medizinischen oder anderen Gründen ungeeignet sind, auch wenn Sie hierzu keinen entsprechenden Hinweis im Text finden!

So finden Sie sich im Buch zurecht

Alles über die Kräuter können Sie im Kapitel »Kräuter von A bis Z« auf den Seiten 194 ff. nachlesen. Nähere Informationen über verschiedene Methoden, die immer wieder empfohlen werden, finden Sie auf folgenden Seiten: autogenes Training (→ Seite 144), Biofeedback (→ Seite 145), Feldenkrais (→ Seite 141), Meditationstechniken (→ Seite 145), Muskelentspannung nach Jacobson (→ Seite 146), Power-Napping (→ Seite 146), Qi Gong (→ Seite 141), Tai Chi (→ Seite 141) oder Yoga (→ Seite 141 f.). Bei anderen wichtigen Hilfsmitteln, Anwendungen oder Tipps finden Sie den Seitenverweis direkt im Text. Die Rezepte können Sie nachlesen auf den Seiten 162 ff.

Schwäche, Müdigkeit und Schläfrigkeit

Immer wieder berichten Patienten darüber, dass sie sich während und nach der Einnahme bestimmter Medikamente müde, erschöpft oder kraftlos fühlen. Dies kann eine direkte Folge des Wirkungsmechanismus eines Arzneistoffs oder eine unspezifische Folge der Medikamenteneinnahme sein und die Lebensqualität erheblich beeinträchtigen, aber auch das Unfallrisiko erhöhen!

Lebensführung

- Erstellen Sie eine Liste Ihrer täglichen Pflichten. Tragen Sie in eine Spalte die Dinge ein, die Sie gerne machen, und in die andere Spalte diejenigen, bei denen Sie Unterstützung brauchen. Überlegen Sie im Anschluss, wer Ihnen wie behilflich sein kann, und sprechen Sie die Betreffenden an. Die meisten Menschen helfen gerne!
- Legen Sie im Alltag Pausen ein, um zu entspannen und neue Kraft zu schöpfen. Oder brauchen Sie vielleicht ein bisschen mehr Schlaf (→ Schlafstörungen Seite 127 ff.)? Das Schlafbedürfnis von Erwachsenen ist individuell verschieden, kann sich im Laufe des Lebens aber verändern. Wie wäre es mit Power Napping, also einem kurzen Schläfchen nach dem Mittagessen?
- Fordern Sie zu viel von sich? Dann lassen Sie öfter mal alle fünf gerade sein, und nehmen Sie es weniger genau. Die Arbeit läuft Ihnen ohnehin nicht davon, kann aber geduldig warten.
- Lüften Sie regelmäßig den Raum, in dem Sie sich aufhalten.
- Erlernen Sie Entspannungstechniken wie autogenes Training oder Meditationen, und bauen Sie diese fest in Ihren Alltag ein. Vielleicht spielen Sie auch lieber ein Instrument, lesen ein Buch oder malen, um zu entspannen!
- Starten Sie mit der Yoga-Atmung »Kapalabhati« (→ Seite 139) in den Tag. Wenn man sie täglich morgens praktiziert, kann sie sehr aktivierend wirken.
- Bewegung kann die Müdigkeit vertreiben – insbesondere an der frischen Luft. Wenn Sie einer überwiegend sitzenden Tätigkeit nachgehen, dann fahren Sie Fahrrad, oder gehen Sie öfter spazieren. Auch Yoga, Qi Gong, Tai Chi oder Gartenarbeit sind geeignet.

Die Belastung sollte anregend wirken, sie sollte Sie jedoch nicht zusätzlich schwächen.

- Gelegentliche Rosmarinbäder (→ Seite 262) am Vormittag wirken anregend und belebend. Ähnlich wirken Wechselduschen (→ Seite 149 f.) oder kühle Wassergüsse über die Arme.
- Verzichten Sie auf geistig anspruchsvolle Tätigkeiten, Fernsehen oder Bildschirmtätigkeiten am Abend. Treffen Sie stattdessen Freunde, oder hören Sie schöne Musik.

Ernährung

- Trinken Sie ausreichend, sofern medizinische Gründe nicht dagegensprechen – vor allem, wenn Sie entwässernde Medikamente einnehmen.
- Achten Sie auf eine ausreichende Versorgung mit Mineralstoffen. Hierzu eignen sich z. B. eingeweichte, getrocknete Früchte wie Aprikosen, Feigen oder Pflaumen. Auch frische Feigen, Rohkost, Nüsse und Vollkorngetreide sind geeignet. Halten Sie jedoch sicherheitshalber einen Mindestabstand von zwei Stunden zur Einnahme von Medikamenten ein, da einige Mineralstoffe die Aufnahme bestimmter Arzneistoffe aus dem Darm hemmen können (→ Seite 155 ff.).
- Ein Tipp aus der chinesischen Medizin: Nehmen Sie am Tag mindestens zwei warme Mahlzeiten zu sich. Wie wäre es mit einem warmen Frühstücksbrei? Bereiten Sie sich beispielsweise einen Haferbrei mit Hafermilch, Öl, Obst und gemahlenen Nüssen zu.
- Essen Sie idealerweise gegen 13 Uhr zu Mittag: Besonders empfehlenswert sind Gerichte mit langen Garzeiten, wie Aufläufe, Eintöpfe und Suppen, sowie Geschmortes, Gebratenes oder Gegrilltes.
- Es kann ein Zusammenhang zwischen der Zusammensetzung der Darmflora und einer chronischen Erschöpfung bestehen. Unverdauliche Bestandteile von Lebensmitteln, die sogenannten Präbiotika, nähren die gesunde Darmflora. Hierzu zählen z. B. Artischocken, Chicorée, Kohl (Sauerkraut!), Milchzucker, Schwarzwurzel, Spargel, Topinambur und Zwiebeln. Brottrunk (etwa 400 Milliliter pro Tag, verdünnt mit Wasser oder Saft) versorgt Sie nicht nur mit Enzymen, Aminosäuren, Mineralstoffen und Vitaminen, sondern auch mit Milchsäurebakterien. So kann er ebenfalls

zum Aufbau einer gesunden Darmflora beitragen. Stark Immungeschwächte und Zöliakie-Patienten sollten jedoch Rücksprache mit ihrem Arzt halten, bevor sie Brottrunk zu sich nehmen!

- »Kraftsuppen«, also lang gekochte Hühnersuppen, bauen geschwächte Menschen wieder auf – das wusste man schon im Mittelalter. Besorgen Sie sich für deren Zubereitung in einer Apotheke, die chinesische Kräuter führt, eine spezielle Kräutermischung für Kraftsuppen (im Internet erhältlich z. B. bei der Kronen Apotheke in Wuppertal oder Ziethen Apotheke in Berlin). Zur Abwechslung können Sie sich auch eine Rinderbrühe (→ Seite 170) mit Markknochen zubereiten. Eine vegetarische Brühe (→ Seite 169) können Sie aus Wurzelgemüse kochen.
- Würzen Sie mit aromatischen, scharfen Gewürzen wie frischem Ingwer, Muskat, Nelken, Rosmarin oder Zimt.
- Rösten Sie Getreide vor dem Kochen etwas an, oder fügen Sie Ihren Gerichten einen Schuss Alkohol zu, z. B. Rotwein oder Sake.
- Achten Sie täglich auf eine ausreichende Eiweißzufuhr (→ Seite 153): Streuen Sie z. B. über Gemüsegerichte schwarzen Sesam oder Nüsse – vor allem Walnüsse.
- Stellen Sie Ihre Versorgung mit Vitaminen sicher, indem Sie Obst und Gemüse essen, aber vermeiden Sie ein Übermaß an Rohkost und kalten Speisen.
- Ihr Abendessen sollte bis 19 Uhr beendet sein, damit Ihre Verdauungsorgane zur Ruhe gekommen sind, wenn Sie ins Bett gehen. Dann ist Ihr Schlaf erholsamer.

Kräuter

Diese Teekräuter bauen Sie wieder auf:

- Engelwurz *(Angelicae archan. radix)*
- Ginseng *(Ginseng radix)*
- Kalmus *(Calami rhizoma)*
- Mariendistel *(Silybi fructus)*

Bei Apathie oder Lethargie helfen auch:

- Lavendel *(Lavandulae flos)*
- Melisse *(Melissae folium)*
- Rosmarin *(Rosmarini folium)*
- Schwarzer oder grüner Tee *(Theae nigrae* oder *Theae viridis folium)*

Oftmals haben sich im Körper Stoffe angesammelt, die umgewandelt und ausgeleitet werden müssen, damit Sie wieder in Schwung kommen. Sollten die aufbauenden Kräuter nicht den gewünschten Erfolg bringen, kombinieren

Sie sie für etwa vier Wochen mit solchen, die die Ausscheidung aktivieren: Nehmen Sie hierzu Leinsamen, der anregend auf den Darm wirkt, sowie ein Fertigpräparat der Mariendistel oder der Artischocke, die sich günstig auf die Leberfunktion auswirken. Mischen Sie zusätzlich in einem Tee zu gleichen Teilen Löwenzahn, um Leber und Niere anzuregen, Brennnessel oder Liebstöckel, um das Durchspülen der Harnwege zu stimulieren, und die Linde, um die Poren der Haut zu öffnen. Diese Mischung wirkt harntreibend, daher sollten Sie begleitend viel trinken!

Nahrungsergänzungsmittel & Co.

Blütenpollen und Gelée Royale sind bewährte Kraftspender! Bei Blütenpollen handelt es sich um den von Bienen gesammelten Blütenstaub. Gelée Royale ist dagegen der Saft, mit dem die Bienen ihre Königin nähren. Neben Vitaminen und Mineralstoffen liefern beide viele Eiweiße und deren Bausteine, die Aminosäuren. Aus diesem Grund werden sie von erschöpften Menschen sehr geschätzt. Sie sollten diese Produkte nicht anwenden bei bekannten Allergien! Beachten Sie weitere Gegenanzeigen im Beipackzettel.

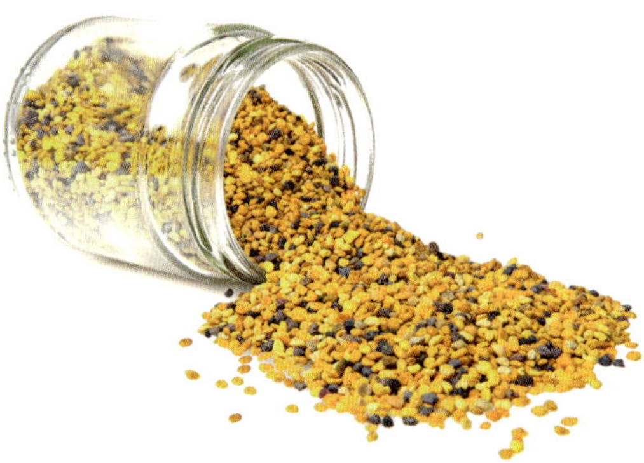

Insbesondere bei Vegetariern und Veganern kann ein Zinkmangel für Müdigkeit und Erschöpfung mit verantwortlich sein, wenn Medikamente die Aufnahme von Zink beeinträchtigen. Testen Sie, ob eine dreimonatige Kur mit einem Zinkpräparat Ihre Beschwerden lindert, und wiederholen Sie diese Kur gegebenenfalls ein- bis zweimal im Jahr. Dosieren Sie Zink nach Herstellerangaben, beachten Sie die Gegenanzeigen im Beipackzettel, und nehmen Sie Zink im Abstand von mindestens zwei Stunden zu einem anderen Medikament ein.

Informationen im Internet

- Deutsche Gesundheitshilfe e. V.: www.gesundheitshilfe.de
- Bundeszentrale für gesundheitliche Aufklärung: www.aelter-werden-in-balance.de

Beschwerden im Magen-Darm-Trakt

Die meisten Arzneimittel gelangen über den Mund in den Magen-Darm-Trakt und belasten diesen daher mehr oder weniger. Bei anfälligen Anwendern löst dies dann Beschwerden aus.

> **!** Treten im Magen-Darm-Trakt starke Schmerzen oder Blutungen (z. B. im Erbrochenen oder im Stuhl) auf, sollten Sie auf eine Selbstbehandlung verzichten und unverzüglich einen Arzt aufsuchen. Auch eine Schwarzfärbung von Stuhl oder Erbrochenem, das wie Kaffeesatz aussieht, sind Warnzeichen. Ebenso sollten Sie einen Arzt bei starkem Erbrechen oder Durchfällen sowie Kräfteverfall, Ohnmacht oder Einschränkung des Bewusstseins konsultieren.

Appetitlosigkeit, Übelkeit, Völlegefühl und Erbrechen

Gar nicht so selten ist die Verdauungs- und Transportfunktion der Bauchorgane unter dem Einfluss von Medikamenten erlahmt. Appetitlosigkeit, Übelkeit, Völlegefühl und Erbrechen sind mögliche Folgen. Geschmacks- und Geruchsstörungen können den Appetitverlust noch verstärken. Ein guter Appetit ist jedoch meist eine gute Basis für die Erholung von einer akuten Erkrankung. Zugleich stärkt er Patienten, die unter chronischen Krankheiten leiden. Auf Dauer können Appetitlosigkeit, Übelkeit und Erbrechen eine ausreichende Versorgung mit notwendigen Nährstoffen gefährden (→ Seite 54 f./151 ff.).

Lebensführung

- Möglicherweise vertragen Sie Ihr Medikament besser, wenn Sie es zu einem anderen Zeitpunkt einnehmen, z. B. zwei Stunden nach einer Mahlzeit statt 30 Minuten davor. Besprechen Sie dies bitte mit Ihrem Arzt oder Apotheker.
- Spaziergänge vor dem Essen oder Gartenarbeit können appetitanregend wirken.
- Nehmen Sie möglichst mindestens eine Mahlzeit am Tag zusammen mit anderen Menschen ein. Die positive

> **!** Wenn Sie sich nach der Einnahme eines Medikaments übergeben müssen, sollten Sie nicht automatisch erneut eine Dosis davon einnehmen. Je nachdem, wie viel Zeit seit der ersten Einnahme vergangen ist, wirkt es unter Umständen bereits. Informieren Sie in diesem Fall Ihren Arzt, und überlassen Sie ihm die Entscheidung, ob Sie die Einnahme wiederholen sollen.
> Kontrollieren Sie Ihr Gewicht mindestens einmal in der Woche, und wenden Sie sich an Ihren Arzt, wenn es kontinuierlich sinkt. Bei großen Flüssigkeitsverlusten durch anhaltendes Erbrechen besteht die Gefahr der Austrocknung und ernsthafter Beschwerden. Suchen Sie rechtzeitig ärztliche Hilfe.

Energie eines angenehmen Gesprächs kann Ihren Appetit fördern.

- Ein Tipp aus der daoistischen Medizin: Massieren Sie morgens und abends sanft für einige Minuten Ihren Bauch (→ Seite 147). So können Sie den Stoffwechsel und den Appetit anregen.
- Beachten Sie auch die Tipps zum Umgang mit Erschöpfung, Müdigkeit und Schwäche.

Ernährung

- Das Auge isst mit! Richten Sie Ihre Mahlzeiten daher hübsch an. Gönnen Sie sich bunte Farben auf dem Teller.
- Nehmen Sie vor allem das zu sich, worauf Sie wirklich Lust haben, und zwar immer dann, wenn Sie Appetit oder Hunger haben. Essen Sie jedoch nicht zu viel durcheinander.
- Essen Sie mehrere kleine Mahlzeiten anstelle von drei großen. Manche Betroffenen vertragen trockene Nahrungsmittel besser, wenn sie nichts dazu trinken, andere schwören dagegen auf Suppen oder Breie. Probieren Sie aus, was Ihnen bekommt!
- Nehmen Sie auch energiereiche Getränke wie z. B. Malzbier zu sich.
- Mediterrane Kräuter sowie Kümmel und Anis verbessern die Verträglichkeit von Speisen und regen die Verdauung an. Würzen Sie ferner mit Galgant, frischem Ingwer, Zimt oder Ume Su, einer enzymreichen, vergorenen Würzsoße aus japanischen Ume-Früchten.
- Kardamom, Pfefferminze und Petersilie lindern Mundgeruch.
- Idealerweise sollten auch einige bitter schmeckende Nahrungsmittel in Ih-

rem täglichen Speiseplan vorkommen wie Chicorée, Endivie, Pampelmuse, Radicchio oder Rucola.

- Ein Tipp aus der chinesischen Medizin: Bereiten Sie sich insbesondere bei Übelkeit, Erbrechen oder Völlegefühl ein Dekokt aus Stangensellerie zu: Lassen Sie hierzu eine Handvoll klein geschnittenen Staudensellerie 20 Minuten in 200 Milliliter Wasser köcheln, und trinken Sie den Sud vor dem Essen. Das Gemüse können Sie anderweitig weiter verwenden.
- Vermeiden Sie Nahrungsmittel mit einem hohen Fettanteil.

Kräuter

Appetitanregende Teekräuter:

- Anis *(Anisi fructus)*
- Artischocke *(Cynarae folium)*
- Engelwurz *(Angelicae archan. radix)*
- Fenchel *(Foeniculi fructus)*
- Kalmus *(Calami rhizoma)*
- Kümmel *(Carvi fructus)*
- Schafgarbe *(Millefolii herba)*
- Thymian *(Thymi herba)*

Bei Appetitlosigkeit mit Völlegefühl, Übelkeit und Erbrechen wirken diese Teekräuter effektiver:

- Ingwer *(Zingiberis rhizoma)*
- Kamille *(Matricariae flos)*
- Melisse *(Melissae folium)*
- Pfefferminze *(Menthae pip. folium)*

Trinken Sie Magen-Darm-Tees idealerweise 15–30 Minuten vor dem Essen! Bitterstoffe wirken appetitanregend und verdauungsfördernd. Fragen Sie in der Apotheke nach entsprechenden pflanzlichen Präparaten. Auf Tees können Sie dann verzichten. Wenden Sie stark bitter schmeckende Kräuter jedoch nicht länger als sechs Wochen an.

Tipp

Ein Akupressurband, das einen Punkt am Handgelenk stimuliert, kann Erbrechen lindern. Es wird insbesondere während der Chemotherapie geschätzt.

Hunger und Gewichtszunahme

Einige Medikamente steigern den Appetit, was mit einer unerwünschten Zunahme des Gewichts einhergehen kann. Letztendlich hängt es von Ihrer Ausgangssituation ab, ob eine Gewichtszunahme erwünscht ist oder nicht. Bei Übergewicht sollten Sie aktiv werden!

Lebensführung

- Bewegen Sie sich regelmäßig – mindestens 30 Minuten täglich. Laufen Sie eine Station, bevor Sie den Bus, die Straßenbahn oder die U-Bahn nehmen, und steigen Sie eine Station früher aus. Oder parken Sie Ihr Auto so, dass Sie noch einen Spaziergang von mindestens 15 Minuten haben, bevor Sie Ihr Ziel erreichen. Fahren Sie nicht überall mit dem Auto hin, sondern überlegen Sie sich, welche Ziele Sie auch zu Fuß oder mit dem Fahrrad erreichen können. Sie werden spüren, wie sich die zunehmende Bewegung auch positiv auf Ihr Allgemeinbefinden auswirkt.
- Steigen Sie Treppen zu Fuß, statt die Rolltreppe oder den Aufzug zu nehmen.
- Sport ist ein wichtiger Baustein bei der Gewichtsreduktion. Besonders geeignet sind Ausdauersportarten wie Radfahren, Schwimmen, Walking oder Wandern. Erkundigen Sie sich bei Ihrem Arzt, ob er Ihnen von einzelnen Sportarten abrät. Fangen Sie langsam an, und steigern Sie Ihr Sportprogramm auf zwei- bis dreimal dreißig Minuten pro Woche. Ziel ist es, Muskeln aufzubauen, die mehr Kalorien verbrauchen als anderes Gewebe.
- Ein Tipp aus der daoistischen Medizin: Massieren Sie morgens und abends sanft für einige Minuten Ihren Bauch (→ Seite 147), um den Stoffwechsel anzuregen.
- Müdigkeit macht hungrig – schlafen Sie also ausreichend!

Ernährung

Erfahrungsgemäß steigt das Gewicht nach einer Diät schnell wieder an – man spricht daher vom »Jo-Jo-Effekt«. Langfristige Erfolge bringt aus diesem Grund nur eine dauerhafte Ernährungsumstellung.

- Führen Sie für etwa 14 Tage ein Ernährungs- und Getränkeprotokoll, bevor Sie Ihre Ernährung ändern, um versteckten Kalorien auf die Spur zu kommen.
- Ermitteln Sie Ihren persönlichen Energiebedarf und nehmen Sie unge-

> **!** Wenn Sie Ihre Lebens- und Ernährungsgewohnheiten nicht geändert haben und dennoch plötzlich unter starker oder kontinuierlicher Gewichtszunahme leiden, sollten Sie Ihren Arzt aufsuchen!

fähr ein Viertel bis ein Drittel weniger Kalorien zu sich, als Sie benötigen. Halten Sie sich bei der Nahrungsaufnahme an die drei Hauptmahlzeiten. Essen Sie in Ruhe, und kauen Sie gut.

- Gehen Sie nicht hungrig einkaufen, und besorgen Sie nur das, was Sie kaufen wollten. Planen Sie deshalb im Voraus, was Sie essen wollen, und schreiben Sie einen Einkaufszettel.
- Trinken Sie reichlich Wasser – unter anderem immer ein Glas abgekochtes warmes Wasser vor den Mahlzeiten. Das füllt den Magen und regt die Bildung der Verdauungssäfte an. Morgens können Sie Ihren Stoffwechsel auch mit einem Esslöffel Apfelessig auf ein Glas Wasser auf Trab bringen.
- Essen Sie vor den Mahlzeiten einen Esslöffel Haferkleie, die Sie, in etwas Leitungswasser verrührt, zu sich nehmen können. Trinken Sie mindestens ein großes Glas stilles, idealerweise abgekochtes warmes Wasser im Anschluss. Essen Sie alternativ einen Teller Gemüsesuppe oder einen Salat als Vorspeise, um den Magen zu füllen. Sie werden auf diese Weise schneller satt.
- Würzen Sie mit mediterranen Kräutern wie Basilikum, Majoran, Oregano, Rosmarin und Thymian sowie mit Kurkuma, frischem Ingwer, Kardamom, Pfeffer oder Zitronenschalen, um die Verdauung anzuregen.
- Greifen Sie gegen den großen Hunger zwischendurch zu Obst und Gemüse, und ersetzen Sie bei Heißhunger auf Süßes die Süßigkeiten durch Studentenfutter. Der Granatapfel gehört neben Zitrusfrüchten zu den weniger bekannten Früchten, die bei Übergewicht geeignet sind. Das ist gut zu wissen, denn Zitrusfrüchte – insbesondere die Grapefruit – können die Wirkung einiger Arzneistoffe verändern. Informationen, ob Sie auf Zitrusfrüchte wegen der von Ihnen eingenommenen Medikamente verzichten sollten, erhalten Sie von Ihrem Arzt oder Apotheker und im Beipackzettel.
- Einige Tipps aus der chinesischen Medizin:
  - Essen Sie vor allem Getreidevollkornprodukte, jedoch weniger Weizen und dafür mehr Buchweizen, Dinkel oder Hirse sowie Gemüse – insbesondere Staudensellerie oder Yamswurzel.
  - Verwenden Sie kleine Mengen roher Champignons, Alfalfa-Sprossen und Meeresalgen (→ Seite 177) – vor allem Wakame – beim Kochen. Aller-

dings enthalten Meeresalgen Jod und sollten deshalb bei bestimmten Erkrankungen der Schilddrüse nicht bzw. nur in Absprache mit Ihrem Arzt verzehrt werden.

- Bereiten Sie sich Adzukibohnen zu, und rühren Sie davon jeweils zwei bis drei Esslöffel unter jede Mahlzeit (→ Seite 173 f.).
- Reduzieren Sie
  - die Zufuhr von Milchprodukten.
  - den Anteil an gesättigten, tierischen Fetten in Ihren Gerichten, indem Sie beispielsweise Sahne und Crème fraîche je nach Verträglichkeit durch entsprechende Getreide-, Mandel- oder Sojaprodukte ersetzen. Kalt gepresste Pflanzenöle sind erlaubt. Achten Sie auf versteckte Fette: Ersetzen Sie Wurst und Käse durch Gemüseaufstriche (→ Seite 183), und vermeiden Sie Fertiggerichte.

Kräuter

Teekräuter, die den Appetit regulieren:

- Artischocke *(Cynarae folium)*
- Grüner Tee *(Theae viridis folium)*
- Ingwer *(Zingiberis rhizoma)*
- Löwenzahn *(Taraxaci radix cum herba)*
- Mariendistel *(Silybi fructus)*

Trinken Sie Magen-Darm-Tees idealerweise 15–30 Minuten vor dem Essen!

Sodbrennen, Gastritis und Magenschmerzen

Bei anfälligen Patienten wird der Mageninhalt unter dem Einfluss von Medikamenten nach oben gedrückt, weil z. B. der Muskel, der den Magen nach oben verschließt, erschlafft. Der Magen legt gewissermaßen den Rückwärtsgang ein und befördert seinen Inhalt in die falsche Richtung. Dies kann sich in Form von Sodbrennen, Aufstoßen, Mundgeruch, aber auch von Erbrechen manifestieren. Außerdem aktivieren Medikamente manchmal auch die Säurebildung.

Steigt die Magensäure in die Speiseröhre, kann sie dort die Schleimhaut angreifen, die im Gegensatz zur Magenschleimhaut nicht über einen natürlichen Säureschutz verfügt. Schließlich kann bei Gastritis die Magenschleimhaut selbst angegriffen werden. Ursache können beispielsweise Medikamente sein, die die Bildung des schützenden Magenschleims hemmen.

> Bei anhaltenden oder zunehmenden Beschwerden suchen Sie bitte unbedingt Ihren Arzt auf!

Lebensführung

- Fordern Sie zu viel von sich? Dann lassen Sie öfter mal alle fünf gerade sein, und nehmen Sie es weniger genau. Die Arbeit läuft Ihnen ohnehin nicht davon, kann aber geduldig warten.
- Erlernen Sie Entspannungstechniken wie autogenes Training oder Meditationen, und bauen Sie diese fest in Ihren Alltag ein. Vielleicht spielen Sie auch lieber ein Instrument, lesen ein Buch oder malen, um zu entspannen! Auch Yoga, Tai Chi und Qi Gong können geeignet sein.
- Schlafen Sie nachts auf dem Rücken, und legen Sie bei Bedarf mehrere Kissen so unter Ihren Oberkörper, dass dieser etwas erhöht zu liegen kommt.
- Achten Sie darauf, dass Ihre Kleidung nicht zu eng ist und auf den Magen drückt.
- Die Wechselatmung (→ Seite 140) fördert die Entspannung – auch im Magen-Darm-Trakt.
- Möglicherweise vertragen Sie Ihr Medikament besser, wenn Sie es zu einem anderen Zeitpunkt einnehmen, z. B. zwei Stunden nach einer Mahlzeit statt 30 Minuten davor. Besprechen Sie dies mit Ihrem Arzt oder Apotheker.
- Wenn Sie ein Medikament gegen Gastritis einnehmen, nehmen Sie dieses nach Absprache mit Ihrem Arzt
  - abends eine Stunde vor dem Essen, also drei bis vier Stunden vor dem Schlafengehen, sofern Sie vornehmlich nachts Beschwerden haben.
  - eine Stunde vor der Mahlzeit, deren Nahrungsaufnahme tagsüber Ihre Beschwerden verschlechtert.
- Ein Tipp aus der daoistischen Medizin: Massieren Sie morgens und abends sanft für einige Minuten Ihren Bauch (→ Seite 147). So können Sie den Transport des Nahrungsbreis anregen.

Ernährung

- Mineralien binden die Magensäure. Trinken Sie reichlich stilles Wasser (mindestens 1,5–2 Liter pro Tag) mit einem hohen Gehalt an Mineralstoffen und Hydrogencarbonat (> 1300 mg/l), sofern medizinische Gründe nicht dagegensprechen. Halten Sie jedoch sicherheitshalber einen Mindestabstand von zwei Stunden zur Einnahme von Medikamenten ein, da einige Mineralstoffe die Aufnahme bestimmter Arzneistoffe aus dem Darm hemmen können.

- Gemahlene Nüsse, Sonnenblumenkerne, roher Kartoffelsaft und Weißkohlsaft binden ebenfalls die Säure. Ebenso können Sie Kohlgerichte in Ihren Speiseplan aufnehmen. Achten Sie aber auch bei diesen Nahrungsmitteln sicherheitshalber auf einen Abstand von zwei Stunden zur Medikamenteneinnahme.
- Mehrere kleine Mahlzeiten werden oftmals besser vertragen als drei Hauptmahlzeiten. Nehmen Sie außerdem Ihre letzte Mahlzeit spätestens drei Stunden, bevor Sie zu Bett gehen, zu sich.
- Ein Tipp aus der chinesischen Medizin: Kochen Sie sich einen Frühstücksbrei mit Weizenflocken und Birne in Reismilch oder ein Reis-Congee (→ Seite 167).
- Essen Sie vorzugsweise kurz gekochte Gemüse- oder Kartoffelgerichte sowie Gemüsesuppen, Kompotte, frische Blattsalate.
- Würzen Sie warme Mahlzeiten mit frischen Kräutern, Alfalfa-Sprossen oder Kresse. Kardamom, Pfefferminze und Petersilie lindern Mundgeruch.
- Achten Sie darauf, was Ihnen nicht bekommt, und lassen Sie diese Nahrungsmittel weg.
- Verzichten Sie insbesondere auf Alkohol (vor allem hochprozentigen), Getränke mit Kohlensäure, Kaffee, Nikotin, Schokolade und scharfe Gewürze wie Paprika oder Pfeffer. Auch Knoblauch, Meerrettich oder Senf bereiten häufig Probleme. Meiden Sie ferner Bitterstoffe, da diese die Bildung der Verdauungssäfte einschließlich der Magensäure anregen. Außerdem sollten Sie auf stark gesalzene oder geräucherte Speisen wie z. B. rohen Schinken, Pizza und Fertiggerichte verzichten. Darüber hinaus sind Gebratenes und Gerichte mit einem hohen Fettanteil ungeeignet.
- Wenn Sie übergewichtig sind, sollten Sie Ihr Gewicht reduzieren (→ Seite 39 ff.)!

Kräuter

Entzündungshemmende und schmerzlindernde Teekräuter:

- Johanniskraut *(Hyperici herba)*

- Kamille *(Matricariae flos)*
- Leinsamen *(Lini semen)*
- Melisse *(Melissae folium)*
- Pfefferminze *(Menthae folium)*
- Salbei *(Salviae folium)*

Bei Magenschmerzen und Gastritis kann eine Rollkur helfen: Trinken Sie dazu zwei Tassen Kamillentee mit 20 Tropfen Kamillentinktur nüchtern bzw. zwei Stunden nach dem Essen, und legen Sie sich anschließend jeweils fünf Minuten auf den Rücken, auf eine Körperseite, auf den Bauch und dann auf die andere Seite.

Omega-3-Fettsäuren regen die Bildung körpereigener Stoffe an, die den Magen schützen. Testen Sie daher, ob zwei- bis dreimal täglich ein Esslöffel Leinöl lindernd wirken. Halten Sie sicherheitshalber einen Abstand von mindestens zwei Stunden zur Einnahme von Medikamenten ein.

Teekräuter, die einen vorbeugenden Schleimhautschutz im Magen bilden:

- Eibisch *(Althaeae herba* oder *radix)*
- Isländisches Moos *(Lichen islandicus)*
- Leinsamen *(Lini semen)*
- Malve *(Malvae flos)*

Im Zusammenhang mit einer Gastritis oder einem Magengeschwür kann oftmals der Erreger Helicobacter pylori nachgewiesen werden. In diesem Fall werden meist Antibiotika verordnet. Sie können die Effektivität dieser Antibiotika z. B. durch folgende Teekräuter unterstützen: Isländisches Moos, Kardamom, Kümmel, Malve oder Thymian. Kardamom hemmt die Säurebildung im Magen.

Nahrungsergänzungsmittel & Co.

Heilerde kann überschüssige Säure im Magen binden. Allerdings kann sie auch die Aufnahme von Medikamenten aus dem Darm hemmen. Halten Sie daher einen Mindestabstand von zwei Stunden zur Einnahme Ihrer Medikamente ein, und beachten Sie die Herstellerinformationen im Beipackzettel.

Bauchschmerzen, Blähungen und Krämpfe

Bauchschmerzen, Blähungen oder Krämpfe entstehen zum Beispiel, wenn Medikamente die natürliche Bewegung der Muskulatur des Darms hemmen oder zu stark stimulieren. Darüber hinaus hat man kürzlich festgestellt, dass einige Wirkstoffe (nicht nur Antibiotika) die Zusammensetzung der im Darm angesiedelten Bakterien verändern. Diese Darmbakterien unterstützen die Verdauung aktiv. Eine Veränderung ihres natürlichen Gleichgewichts kann deshalb Verdauungsbeschwerden nach sich ziehen.

Lebensführung

- Fordern Sie zu viel von sich? Dann lassen Sie öfter mal alle fünf gerade sein, und nehmen Sie es weniger genau. Die Arbeit läuft Ihnen ohnehin nicht davon, kann aber geduldig warten.
- Erlernen Sie Entspannungstechniken wie autogenes Training, Muskelentspannung nach Jacobson oder Meditationen, und bauen Sie diese fest in Ihren Alltag ein. Vielleicht spielen Sie lieber ein Instrument, lesen ein Buch oder malen, um zu entspannen! Auch Yoga, Tai Chi und Qi Gong können geeignet sein.
- Die Yoga-Atemtechnik »Kapalabhati« (→ Seite 139) massiert den Darm und kann zur Entspannung der Darmmuskulatur beitragen, wenn sie regelmäßig durchgeführt wird. Praktizieren Sie außerdem mehrmals täglich die tiefe Bauchatmung (→ Seite 138 f.).
- Bewegung (z. B. Spaziergänge, Fahrrad fahren) erlaubt es den Winden, leichter zu entweichen, wenn diese gerade akut sind.
- Bei innerer Kälte kann ein warmes Kissen auf dem Bauch lindernd wirken.
- Ein Tipp aus der daoistischen Medizin: Massieren Sie morgens und abends sanft für einige Minuten Ihren Bauch (→ Seite 147) im Uhrzeigersinn. So können Sie den Transport des Nahrungsbreis und den Stoffwechsel anregen.

Ernährung

- Trinken Sie reichlich Wasser (mindestens 1,5 Liter pro Tag) mit einem hohen Gehalt an den Mineralstoffen Calcium (> 250 mg/l) und Magnesium (> 100 mg/l) sowie zusätzlich bis zu einem halben Liter Wasser mit einem hohen Gehalt an Sulfaten (> 1200 mg/l), insofern medizinische Gründe nicht

> **!** Bei anhaltenden oder zunehmenden Beschwerden suchen Sie bitte unbedingt Ihren Arzt auf!

dagegensprechen. So können Sie die Verdauung anregen und den Darm befeuchten. Halten Sie jedoch sicherheitshalber einen Mindestabstand von zwei Stunden zur Einnahme von Medikamenten ein, da Calcium und Magnesium die Aufnahme bestimmter Arzneistoffe aus dem Darm hemmen können (→ Seite 155 ff.).

- Trinken Sie dreimal täglich ein Glas Weißkohlsaft – allerdings müssen Sie Ihren Darm möglicherweise erst daran gewöhnen. Starten Sie mit ein- bis zweimal täglich einem Teelöffel, später einem Esslöffel. Wenn dies die Blähungen nicht verstärkt, erhöhen Sie schrittweise im Laufe von zwei bis drei Wochen die aufgenommene Menge. Weißkohl beruhigt die Schleimhäute und regt die Darmtätigkeit an.
- Essen Sie langsam, und kauen Sie gut!
- Ein Tipp aus der chinesischen Medizin: Wie wäre es mit einem warmen Frühstück aus Haferflocken oder Hirse? Auch lange gekochte Suppen und Eintöpfe sind leicht verdaulich.
- Würzen Sie eiweißreiche Gerichte immer mit frischem Ingwer. Weitere Gewürze, welche die Verdauung unterstützen, sind Anis, Fenchel, Kümmel, Kardamom, Kreuzkümmel, Koriander oder Zimt.
- Natürlich Fermentiertes ist reich an Enzymen und unterstützt die Verdauung. So stärkt Brottrunk (etwa 400 Milliliter pro Tag verdünnt mit Wasser oder Saft) die gesunde Darmflora und mit ihr die Verdauung. Stark Immungeschwächte und Zöliakie-Patienten sollten jedoch Rücksprache mit ihrem Arzt halten, bevor sie Brottrunk zu sich nehmen! Alternativ können Sie nach dem Essen ein Stück milchsauer vergorenes Gemüse oder eine Scheibe Sushi-Ingwer zu sich nehmen. Ferner können Sie vor dem Verzehr Ume Su, eine enzymreiche, vergorene Würzsoße aus japanischen Ume-Früchten an Ihre Speisen geben.
- Unverdauliche Bestandteile von Lebensmitteln, die sogenannten Präbiotika, nähren die gesunde Darmflora und können auf diese Weise die Neigung zu Blähungen und Bauchschmerzen reduzieren. Hierzu zählen z. B. Artischocken, Chicorée, Kohl (Sauerkraut!), Milchzucker, Schwarzwurzel, Spargel, Topinambur und Zwiebeln.
- Moderne Backmethoden haben zur Folge, dass einige Inhaltsstoffe des Ge-

treides noch nicht abgebaut sind, wenn gebacken wird. Es handelt sich um fermentierbare Oligo-, Di- und Monosaccharide sowie Polyole, die als FODMAP abgekürzt werden. Diese Stoffe werden im Darm nicht resorbiert und verursachen bei empfindlichen Personen Beschwerden. Testen Sie daher, ob Sie traditionell aus Urgetreide hergestellte Backwaren oder Brot aus vorgekeimtem Getreide besser vertragen.

- Hülsenfrüchte oder Milchprodukte können Blähungen und Krämpfe verstärken! Streichen Sie sie für zwei Wochen komplett vom Speiseplan, und testen Sie dann schrittweise, welche Mengen und welche Sorten Sie vertragen. Werden Hülsenfrüchte wie z.B. rote Linsen mit frischem Ingwer, Meeresalgen (→ Seite 177), Lorbeer und Rosmarin gekocht und anschließend püriert, sind sie bekömmlicher. Allerdings enthalten Meeresalgen Jod und sollten deshalb bei bestimmten Erkrankungen der Schilddrüse nicht bzw. nur in Absprache mit Ihrem Arzt verzehrt werden.
- Verzichten Sie möglichst auf schwer Verdauliches und Rohkost. Dünsten Sie Obst und Gemüse zumindest kurz an, bevor Sie es verzehren. Auch Nahrungsmittel mit einem hohen Fettgehalt sind schwer verdaulich und sollten daher vermieden werden.

Kräuter

Teekräuter gegen Blähungen und Krämpfe:

- Anis *(Anisi fructus)*
- Fenchel *(Foeniculi fructus)*
- Galgant *(Galangae rhizoma)*
- Kamille *(Matricariae flos)*

  Bei akuten Krämpfen und Bauchschmerzen kann eine Rollkur mit Kamillentee helfen (→ Gastritis, Seite 45).
- Kümmel *(Carvi fructus)*
- Melisse *(Melissae folium)*
- Pfefferminze *(Menthae pip. folium)*
- Schafgarbe *(Millefolii herba)*

Trinken Sie Magen-Darm-Tees idealerweise 15–30 Minuten vor dem Essen!

Durchfall und weicher Stuhlgang

Nicht selten leiden Patienten im Zusammenhang mit der Einnahme von Medikamenten unter Durchfall. Von Durchfall spricht man bei mehr als drei

> **!** Bei großen Flüssigkeitsverlusten durch anhaltenden Durchfall besteht die Gefahr der Austrocknung und ernsthafter Beschwerden. Suchen Sie ggf. rechtzeitig ärztliche Hilfe – dies gilt vor allem für Säuglinge, Kinder und Senioren sowie Patienten mit Herz-Kreislauf-Erkrankungen, die Herzglykoside einnehmen oder Medikamente, die entwässern.

Stuhlentleerungen pro Tag, einem täglichen Gewicht des Stuhls von mehr als 250 Gramm bzw. einem Stuhlvolumen von mehr als 200 Milliliter pro Stuhlgang bedingt durch einen erhöhten Wasseranteil. Wie im Zusammenhang mit Blähungen und Bauchschmerzen schon erwähnt, können Veränderungen der natürlichen Darmflora eine Ursache für Verdauungsstörungen sein. Chronischer Durchfall kann auf Dauer eine ausreichende Versorgung mit notwendigen Nährstoffen gefährden (→ Seite 54 ff. und 151 ff.).

Lebensführung

- Vermeiden Sie Stress! Erstellen Sie einen Zeitplan, in dem Sie festlegen, wann Sie Ihren Pflichten nachgehen wollen, und planen Sie dazwischen kleine Pausen ein, die Sie auch einhalten. Sorgen Sie zudem für Ruhe, wenn Sie sich konzentrieren müssen. Schalten Sie beispielsweise Handy und Telefon lautlos, und ignorieren Sie eingehende E-Mails.
- Fordern Sie zu viel von sich? Dann lassen Sie öfter mal alle fünf gerade sein, und nehmen Sie es weniger genau. Die Arbeit läuft Ihnen ohnehin nicht davon, kann aber geduldig warten.
- Erlernen Sie Meditations- oder Entspannungstechniken, und bauen Sie diese fest in Ihren Alltag ein. Vielleicht spielen Sie auch lieber ein Instrument, malen oder lesen ein gutes Buch und entspannen dabei!
- Ein Tipp aus der daoistischen Medizin: Massieren Sie morgens und abends sanft für einige Minuten Ihren Bauch (→ Seite 147).

Ernährung

- Trinken Sie reichlich, und achten Sie bei starken Durchfällen auf einen Ersatz der Mineralstoffe. Hierzu eignen sich zum Beispiel Zuckerrohrmelasse (ein Teelöffel in ein Glas abgekochtes warmes Wasser), Äpfel, Aprikosen, Bananen und Nüsse als Mus in Suppen und Soßen. Halten Sie jedoch einen Mindestabstand von zwei Stunden zur Einnahme von Medikamenten ein, da einige Mineralstoffe die Aufnahme bestimmter Arzneistoffe aus dem Darm hemmen können (→ Seite 54 ff. und 151 ff.).

- Unverdauliche Bestandteile von Lebensmitteln, die sogenannten Präbiotika, nähren die gesunde Darmflora und können auf diese Weise den Stuhlgang regulieren. Hierzu zählen z. B. Artischocken, Chicorée, Kohl (Sauerkraut!), Milchzucker, Schwarzwurzel, Spargel, Topinambur und Zwiebeln. Brottrunk (etwa 400 Milliliter pro Tag verdünnt mit Wasser oder Saft) versorgt Sie darüber hinaus nicht nur mit Enzymen, Aminosäuren, Mineralstoffen und Vitaminen, sondern auch mit Milchsäurebakterien. So kann er ebenfalls zum Aufbau einer gesunden Darmflora beitragen. Stark Immungeschwächte und Zöliakie-Patienten sollten jedoch Rücksprache mit ihrem Arzt halten, bevor sie Brottrunk zu sich nehmen!
- Bevorzugen Sie Zubereitungsmethoden mit langen Garzeiten wie Aufläufe, Eintöpfe und Suppen.
- Würzen Sie mit mediterranen Kräutern wie Basilikum, Majoran, Oregano, Rosmarin und Thymian, Weihnachtsgewürzen wie Kardamom und Zimt, Kräutern oder Gewürzen aus der asiatischen Küche wie Kurkuma, Galgant und Koriander sowie Bockshornklee, Bohnenkraut, Dill oder Schnittlauch.
- Reisgerichte können den Stuhlgang festigen, während Vollkornnahrung den Stuhlgang anregen kann und in diesem Fall vermieden werden sollte.
- Dünsten Sie Gemüse zumindest kurz an, bevor Sie es verzehren. Insbesondere für 1–1,5 Stunden in Gemüsebrühe gedünstete und anschließend pürierte Karotten können als Möhrensuppe den Stuhlgang regulieren.
- Ein Tipp aus der chinesischen Medizin: Rösten Sie Getreide vor dem Kochen an, z. B. wenn Sie einen warmen Frühstücksbrei aus Hafer- und Buchweizenflocken zubereiten (→ Seite 163). So unterstützen Sie den Darm effektiver.
- Verzichten Sie möglichst auf Nahrungsmittel mit einem hohen Fettanteil und auf Rohkost. Geriebene Äpfel enthalten jedoch Eiweiße, die die Schleimhäute schützen. Zitrusfrüchte werden dagegen häufig nicht vertragen!

Kräuter

Teekräuter, die den Stuhlgang festigen:

- Fenchel *(Foeniculi fructus)*
- Getrocknete Heidelbeeren *(Myrtilli fructus)*
  Anstelle von Tee aus getrockneten Heidelbeeren können Sie auch Heidelbeer-Muttersaft trinken oder das aus den Knospen hergestellte Gemmopräparat *»Vaccinum myrtillus«* einnehmen, um Durchfall zu lindern. Vorsicht: Frische Heidelbeeren regen den Stuhlgang zusätzlich an! Diese sollten Sie daher meiden!
- Muttersaft der schwarzen Johannisbeere *(Ribes nigrum)*
- Schwarzer Tee *(Theae nigrae folium)*

Trinken Sie Magen-Darm-Tees idealerweise 15–30 Minuten vor dem Essen, um die Verdauung zeitig zu aktivieren!

Nahrungsergänzungsmittel & Co.

Heilerde kann den Stuhlgang regulieren. Allerdings kann sie auch die Aufnahme von Medikamenten aus dem Darm hemmen. Halten Sie daher einen Mindestabstand von zwei Stunden zur Einnahme Ihrer Medikamente ein, und beachten Sie die Herstellerinformationen im Beipackzettel.

Verstopfung

Lösen Arzneistoffe eine Verstopfung aus, kann dies unterschiedliche Gründe haben. Einige Arzneimittel trocknen den Darm mit seinem Inhalt, sodass es reicht, den Darm zu befeuchten – wie das geht, erfahren Sie bei den Ernährungs- und Kräutertipps in diesem Kapitel.

Manche Wirkstoffe hemmen dagegen die natürliche Bewegung der Darmmuskulatur. Infolgedessen wird der Darminhalt langsamer befördert. Die unverdaulichen Nahrungsreste werden im Darm derweil stärker eingedickt. In diesen Fällen muss man den Darm nicht nur befeuchten, sondern auch die Motorik verbessern. Geeignet sind befeuchtende Kräuter, die im Darm aufquellen.

Lebensführung

- Bewegen Sie sich regelmäßig. Gehen Sie z. B. Treppen zu Fuß, anstatt die Rolltreppe zu nehmen, oder laufen Sie eine Haltestelle, bevor Sie öffentliche Verkehrsmittel benutzen. Stehen Sie, insbesondere wenn Sie eine überwiegend sitzende Bürotätigkeit ausüben, stündlich einmal auf und laufen Sie ein paar Schritte.

> Bei einem Verdacht auf Darmverschluss suchen Sie bitte umgehend einen Arzt auf! Diesen erkennen Sie nicht nur daran, dass der Stuhlgang ausbleibt. Zusätzlich ist die Bauchdecke verhärtet und Gasansammlungen im Darm bewegen sich nicht mehr. Außerdem kommt es zu starken Bauchschmerzen, die möglicherweise von Erbrechen begleitet werden.

- Die Yoga-Atemtechnik »Kapalabhati« (→ Seite 139) massiert den Darm und kann die Tätigkeit der Darmmuskulatur stimulieren.
- Planen Sie Gymnastikübungen in Ihren Tagesablauf ein, die den Darm massieren. Hierzu gehören vor allem Übungen, bei denen Sie sich nach vorn beugen oder in Rückenlage die Knie zum Oberkörper ziehen. Radfahren in Rückenlage kräftigt beispielsweise nicht nur die Bauchmuskulatur, es bringt auch den Darm in Schwung.
- Ein Tipp aus der daoistischen Medizin: Massieren Sie morgens und abends sanft für einige Minuten Ihren Bauch im Uhrzeigersinn (→ Seite 147) mit Schwarzkümmelöl. Damit regen Sie den Weitertransport des Darminhalts an.

Ernährung

- Trinken Sie reichlich (mindestens 1,5–2 Liter) – auch Saftschorlen mit Birnen- oder Rhabarbersaft sowie Gemüsebrühe, sofern medizinische Gründe nicht dagegensprechen. Geeignet ist Wasser mit einem hohen Gehalt an Sulfaten (> 1200 mg/l) – jedoch nicht mehr als ein halber Liter pro Tag.
- Regen Sie Ihren Stoffwechsel morgens mit einem Esslöffel Apfelessig auf ein Glas Wasser oder Rettichsaft an.
- Verwenden Sie kalt gepresste Pflanzenöle bei der Zubereitung Ihrer Speisen, z. B. Sesam-, Erdnuss- oder Rapsöl.
- Nehmen Sie bittere Nahrungsmittel in Ihren Speiseplan auf. Geeignet sind z. B. Chicorée, Endivie, Pampelmuse, Radicchio oder Rucola. Kochen Sie mit frischen Kräutern und frischem Ingwer.
- Achten Sie auf die Zufuhr von Ballaststoffen und eine ausreichende Versorgung mit Mineralstoffen. Hierzu eignen sich z. B. eingeweichte getrocknete Früchte wie Aprikosen, Feigen oder Pflaumen. Auch frische Feigen, Rohkost, Nüsse und Vollkorngetreide sind geeignet. Wie wäre es mit einem Apfel-

oder Birnenkompott mit Sesam- und Sonnenblumenkernen oder Walnüssen? Halten Sie sicherheitshalber einen Mindestabstand von zwei Stunden zur Einnahme von Medikamenten ein, da einige Mineralstoffe die Aufnahme von Arzneistoffen aus dem Darm hemmen können (→ Seite 54 ff. und 151 ff.).

- Unverdauliche Bestandteile von Lebensmitteln, die sogenannten Präbiotika, nähren die gesunde Darmflora und können auf diese Weise den Stuhlgang regulieren. Hierzu zählen z. B. Artischocken, Chicorée, Kohl (Sauerkraut!), Milchzucker, Schwarzwurzel, Spargel, Topinambur und Zwiebeln. Brottrunk (etwa 400 Milliliter pro Tag verdünnt mit Wasser oder Saft) versorgt Sie darüber hinaus nicht nur mit Enzymen, Aminosäuren, Mineralstoffen und Vitaminen, sondern auch mit Milchsäurebakterien. So kann er ebenfalls zum Aufbau einer gesunden Darmflora beitragen. Stark Immungeschwächte und Zöliakie-Patienten sollten jedoch Rücksprache mit ihrem Arzt halten, bevor sie Brottrunk zu sich nehmen!
- Verzichten Sie auf Bananen, Schokolade und scharfe Gewürze sowie Gegrilltes, Gepökeltes und Frittiertes.

Kräuter

Teekräuter, die die Motorik im Darm anregen:

- Fenchel *(Foeniculi fructus)*
- Ingwer *(Zingiberis rhizoma)*
- Kümmel *(Carvi fructus)*

Teekräuter, die den Darm befeuchten:

- Eibisch *(Althaeae herba* oder *radix)*
- Leinsamen *(Lini semen)*
- Malve *(Malvae flos)*
- Vogelmiere *(Stellariae herba)*

Nehmen Sie zwei- bis dreimal täglich einen Esslöffel Leinöl. Halten Sie sicherheitshalber einen Abstand von mindestens zwei Stunden zur Einnahme von Medikamenten ein.

Informationen im Internet

- Adipositasverband Deutschland e. V.: www.adipositasverband.de
- Patientenplattform des Berufsverbands Deutscher Internisten e. V.: www.internisten-im-netz.de
- Bundeszentrale für gesundheitliche Aufklärung: www.aelter-werden-in-balance.de
- Deutsche Gesundheitshilfe e. V.: www.gesundheitshilfe.de
- Deutsches Grünes Kreuz: www.dgk.de
- Gastro-Liga e. V.: www.gastro-liga.de

Mineralstoff- und Vitaminmangel

Arzneistoffe können den Blutspiegel einiger Vitamine und Mineralstoffe verändern. Ist bekannt, dass deren Blutspiegel unter dem Einfluss von Medikamenten sinken, wird teilweise die begleitende Einnahme der Stoffe empfohlen, um die Auswirkungen der Behandlung zu lindern. Oftmals kann eine bewusste Ernährung einem möglichen Mangel vorbeugen.
Manche Arzneistoffe hemmen die Ausscheidung von bestimmten Mineralstoffen. Mögliche Folge ist ein erhöhter Blutspiegel. Nehmen Sie daher Vitamin- oder Mineralstoffpräparate nur dann ein, wenn der Verdacht auf einen Mangel auch tatsächlich vom Arzt bestätigt wurde.

> **!** Einige Arzneistoffe erhöhen das Risiko für innere Blutungen. Diese gehen mit Eisenverlusten einher. Warnzeichen sind beispielsweise eine Schwarzfärbung des Stuhls (Teerstuhl), Erbrochenes, das wie Kaffeesatz aussieht, blutiger Auswurf aus den Atemwegen oder Blut im Urin. Wenden Sie sich in diesen Fällen umgehend an Ihren Arzt! Nehmen Sie Kontrolluntersuchungen bei Ihrem Arzt regelmäßig wahr, damit eine Tendenz zu Eisenmangel frühzeitig erkannt wird. So können Sie rechtzeitig gegensteuern.

Eisen

Einige Medikamente können die Aufnahme von Eisen im Darm hemmen, andere dessen Ausscheidung beschleunigen. Ferner können sie den Eisenbedarf steigern. Das gilt insbesondere für Frauen, die während der Menstruation unter dem Einfluss von Medikamenten stärker bluten. Darüber hinaus kann die Bildung der roten Blutkörperchen beeinträchtigt sein. Diese Veränderungen können auf Dauer eine Eisenmangelanämie begünstigen. Auch Nebenwirkungen von Medikamenten wie Appetitlosigkeit, Übelkeit, Erbrechen oder Durchfall können die Eisenversorgung beeinträchtigen. Lesen Sie daher in den entsprechenden Abschnitten nach, wie Sie diese Beschwerden lindern können.

Lange dachte man, Vegetarier hätten ein höheres Risiko für Eisenmangel als Menschen, die Fleisch essen. Statistische Erhebungen haben jedoch ergeben, dass sich unter beiden Bevölkerungsgruppen etwa gleich häufig Menschen mit Eisenmangel finden. Man weiß inzwischen auch, dass Eisen aus tierischen Produkten anders vom Körper aufgenommen wird als aus pflanzlichen.

Ernährung

- Ein Tipp aus der chinesischen Medizin: Trinken Sie mehrmals täglich eine Tasse Tee aus Goji-Beeren. Übergießen Sie hierzu zwei bis drei Teelöffel Beeren in einer Tasse mit kochendem Wasser. Lassen Sie die Beeren kurz ziehen, und nehmen Sie sie zusammen mit dem Tee zu sich.
- Trinken Sie regelmäßig Schorlen aus roten Säften wie Kirschsaft, rotem Traubensaft oder schwarzem Johannisbeersaft auch zu den Mahlzeiten. Nach dem Essen ist auch ein Glas frisch gepresster Gemüsesaft geeignet, z. B. aus Roten Beten, Karotten und grünen Gemüsesorten.
- Nehmen Sie täglich drei Hauptmahlzeiten zu sich. Bereiten Sie den Magen mit einer Portion Suppe auf die Nahrungsaufnahme vor. So regen Sie die Bildung der Verdauungssäfte an. Kauen Sie die Speisen gut, und essen Sie in Ruhe. Bewegung im Anschluss an die Nahrungsaufnahme an der frischen Luft hilft zusätzlich beim Verdauungsprozess.
- Unterstützen Sie die Aufnahme von Eisen durch eine Vitamin-C-reiche Ernährung. Bewährt haben sich diesbe-

> **!** Goji-Beeren sind in der Traditionellen Chinesischen Medizin ein beliebtes Mittel, um das Blut zu nähren. Sie enthalten unter anderem sekundäre Pflanzenstoffe, Eiweiße und Zucker sowie viele Vitamine und Mineralstoffe, darunter Eisen sowie die Vitamine B und C. Die Inhaltsstoffe unterstützen unter anderem das Immunsystem, nähren die gesunde Darmflora und stimulieren den Stoffwechsel. Inzwischen werden Goji-Beeren auch hierzulande angebaut. Achten Sie beim Erwerb der getrockneten Beeren auf rückstandkontrollierte Ware.

züglich neben den bereits erwähnten Säften unter anderem dreimal täglich ein Esslöffel Hagebuttenmus oder Sanddornsaft. Mit Zitrusfrüchten, vor allem Grapefruit, sollten Sie dagegen bei bestimmten Medikamenten zurückhaltend sein (→ Seite 158).

- Achten Sie auf eine ausreichende Zufuhr von Eiweiß (→ Seite 153).
- Essen Sie einmal die Woche Leber, vorzugsweise in Kombination mit grünem Gemüse. Auch eine kräftige Hühnerbrühe mit Gemüse und Ei kann die Blutbildung unterstützen. Sofern Sie sich nicht vegetarisch ernähren, kann auch mal ein Steak oder anderes rotes Fleisch auf dem Speiseplan stehen. Ferner sind Meeresfrüchte oder Hering gute Eisenlieferanten.
- Essen Sie reichlich rote Früchte wie zum Beispiel Aprikosen, Brombeeren, getrocknete Feigen, Heidelbeeren, Himbeeren, Kirschen, Pflaumen, Trauben und Rosinen sowie rote und grüne Gemüsesorten wie Rote Bete (am besten mit Stiel und Blättern), Brokkoli, roten oder grünen Mangold, Möhren, Spinat und andere Wurzelgemüse wie z.B. Schwarzwurzeln. Auch Blattsalate wie Portulak und Feldsalat, Fenchel, Pfifferlinge und Hülsenfrüchte (vor allem Erbsen, Kichererbsen, Linsen und weiße Bohnen) sollten regelmäßig auf dem Speiseplan stehen.

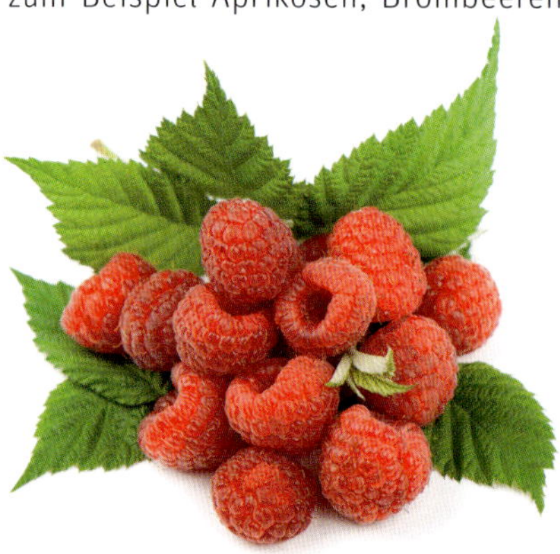

- Unter den Getreidesorten gehören Amaranth, Buchweizen, Grünkern, Haferflocken, Hirse, Quinoa, Roggen und Weizenkleie sowie Gerstengras und Weizenkeime zu guten Eisenlieferanten.
- Würzen Sie Ihre Speisen mit frischem Ingwer und Kardamom sowie grünen Kräutern, vor allem mit Basilikum, Dill, Kresse, Petersilie und Thymian. Bereiten Sie sich als Beilage zu einem Nudelgericht doch einmal eine Petersiliensoße zu (→ Seite 181). Streuen Sie ferner je nach Geschmack Sesam oder Mohn über Ihre Gerichte.
- Verwenden Sie regelmäßig Meeresalgen bei der Zubereitung Ihrer warmen Speisen. Allerdings enthalten Meeres-

algen Jod und sollten deshalb bei bestimmten Erkrankungen der Schilddrüse nicht bzw. nur in Absprache mit Ihrem Arzt verzehrt werden (→ Seite 177).

- Für den Hunger zwischendurch eignen sich Haselnüsse, Kürbis-, Pinien- und Sonnenblumenkerne, Pistazien sowie getrocknete Aprikosen, Goji-Beeren, Pfirsiche oder Rosinen.
- Für die Bildung der roten Blutkörperchen benötigen Sie auch eine gute Versorgung mit den Vitaminen B_6 und B_{12} sowie der Folsäure (→ Seite 58).
- Diese Getränke sollten Sie frühestens zwei Stunden nach der Nahrungsaufnahme zu sich nehmen: Kaffee, grüner oder schwarzer Tee sowie Milch. Auch Milchprodukte sollten Sie für zwei Stunden reduzieren, um die Eisenaufnahme nicht zu behindern.

Kräuter

Ergänzend zu einer gezielten Auswahl von Nahrungsmitteln mit einem hohen Eisengehalt können Sie sich dreimal täglich einen Tee aus Brennnesselblättern *(Urticae folium)* zubereiten. Machen Sie nach vier Wochen eine zweiwöchige Pause, bevor Sie diesen erneut für vier Wochen trinken. In der Zwischenzeit können Sie Tee aus Petersilienwurzel *(Petroselini radix)* zu sich nehmen.

Nahrungsergänzungsmittel & Co.

Ergänzend zu einer Änderung Ihrer Ernährungsgewohnheiten können Sie versuchen, einen leichten Eisenmangel durch die Zufuhr von Eisenpräparaten auf Kräuterbasis auszugleichen. In der Apotheke und im Reformhaus erhalten Sie hierzu unterschiedliche Zubereitungen mit Kräutermischungen oder auf Basis von Curryblättern.

Eisenpräparate können die Aufnahme einiger Medikamente beeinträchtigen. Informationen hierzu erhalten Sie im Beipackzettel sowie vom Arzt oder Apotheker. Achten Sie gegebenenfalls auf einen Mindestabstand von zwei Stunden zwischen der Einnahme dieser Medikamente und dem Eisenpräparat.

Blütenpollen liefern neben vielen Aminosäuren, Enzymen und Mineralstoffen wie Eisen auch B-Vitamine. Achten Sie beim Kauf von Blütenpollen auf rückstandkontrollierte Ware. Bei entsprechender Unverträglichkeit sollten Sie auf Blütenpollen verzichten. Beachten Sie weitere Gegenanzeigen im Beipackzettel.

Andere Mineralstoffe und Vitamine

Am besten schützen Sie sich vor einem möglichen Mangelzustand durch eine ausgewogene Ernährung, beispielsweise mit den folgenden Nahrungsmitteln. Vegetarier und Veganer haben ein erhöhtes Risiko für eine Mangelversorgung mit Vitamin B_{12}, Calcium, Eisen, Selen und Zink. Bei einer Chemotherapie sollten Sie nur nach Rücksprache mit dem Arzt entsprechende Nahrungsergänzungsmittel einnehmen.

Ernährung

Vitamine

- Vitamin A: Leber, Aprikosen, Brokkoli, Chicorée, Feldsalat, Kohl, Möhren, Spinat, Süßkartoffeln
- B-Vitamine:
  - Vitamin B_1 (Thiamin): Fleisch, Leber, Vollkorngetreide, Hülsenfrüchte, Kartoffeln, Zucchini sowie Nüsse
  - Vitamin B_2 (Riboflavin): Fisch, Fleisch, Milchprodukte, Vollkorngetreide, Brokkoli, Pfifferlinge, Sojabohnen, Spinat, Steinpilze und Nüsse
  - Vitamin B_3 (Niacin): Fisch, Fleisch, Innereien, Milchprodukte, Eier, Vollkorngetreide, Hülsenfrüchte, Pilze und Aprikosen
  - Vitamin B_5 (Pantothensäure): Fisch, Fleisch, Leber, Vollmilch, Eier, Vollkorngetreide, Avocado, Brokkoli, Blumenkohl, Hülsenfrüchte sowie Nüsse, Pinienkerne, Sonnenblumenkerne, Weizenkeime und Bäcker- bzw. Bierhefe
  - Vitamin B_6 (Pyridoxin): Fisch, Meeresfrüchte, Fleisch, Vollkorngetreide, Avocado, Bananen, Brokkoli, Feldsalat, Hülsenfrüchte, Kartoffeln, verschiedene Kohlsorten, Möhren, Nüsse, Sojabohnen, Sonnenblumenkerne sowie Keimlinge
  - Vitamin B_7 (Biotin): Leber, Eier, Vollmilch, Hafer, Weizenkleie, Bananen, Avocado, Mais, Pilze, Sojabohnen, Spinat und Nüsse sowie Bäcker- und Bierhefe
  - Vitamin B_9 (Folsäure): Fleisch, Leber, Eier, Vollmilch, Käse, Äpfel, Avocado, Bananen, Brokkoli, Feldsalat, Hülsenfrüchte, Kartoffeln, verschiedene Kohlsorten, Mangold, Tomaten sowie Bäcker- und Bierhefe
  - Vitamin B_{12} (Cobalamin): Fisch, Fleisch, Eier, Milchprodukte sowie in geringen Mengen fermentiertes Ge-

> Die Vitamine A, D, E und K gehören zu den fettlöslichen Vitaminen und werden daher nicht wie die anderen Vitamine mit dem Harn ausgeschieden. Sie werden vielmehr gespeichert, sodass Überdosierungen möglich sind. Patienten mit bestimmten Erkrankungen der Schilddrüse sollten jodhaltige Nahrungsmittel nicht bzw. nur in Absprache mit ihrem Arzt zu sich nehmen.

müse wie zum Beispiel Sauerkraut. Auch Nori-Meeresalgen enthalten Vitamin B_{12}, doch noch ist unklar, ob sie geeignet sind, den Vitamin-B_{12}-Bedarf zu decken.

- Vitamin C: Äpfel, Beerenfrüchte, Granatapfel, Zitrusfrüchte, Brokkoli, Chicorée, Mangold, Paprika, Rucola, Spinat, Tomaten sowie Petersilie und Kresse
- Vitamin D: fetter Fisch, Leber, Ei und Pilze – vor allem aber durch Aufenthalt in der Sonne
- Vitamin E: Nüsse, Pflanzenöle, Weizenkeime
- Vitamin K: Fleisch, Eier, Milchprodukte, Vollkorngetreide, grünes Gemüse

Mineralstoffe & Spurenelemente

- Calcium: Artischocken, Brokkoli, Gerstengras, Fenchel, Hülsenfrüchte, Kohlrabi, Kohlsorten, Lauch, Staudensellerie, Nüsse, Milchprodukte und Mineralwasser mit hohem Calciumgehalt
- Jod: Meeresalgen, Fisch und Meeresfrüchte
- Kalium: Vollkorngetreide, Bananen, getrocknete Früchte, Avocado, Brokkoli, Fenchel, Hülsenfrüchte, Kartoffeln, die verschiedenen Kohlsorten, Pilze, Schwarzwurzeln, Tomaten, Nüsse, Löwenzahn
- Magnesium: Getreide wie Amaranth, Hafer, Hirse, Quinoa, Reis und Vollkornweizen, aber auch Meeresalgen, Eier, Hülsenfrüchte, Blattgemüse, Cashewnüsse, Erdnüsse und Mandeln sowie Bananen und Mineralwasser mit hohem Magnesiumgehalt
- Selen: Fisch, Fleisch, Eier, Getreide, vor allem Hirse, Kokosmilch, Kürbiskerne, Linsen, Nüsse, Hülsenfrüchte, Pilze und Spargel
- Zink: Fleisch, Milchprodukte, Eier, Vollkorngetreide, Hülsenfrüchte, darunter vor allem Linsen und Bohnen einschließlich Sojabohnen, Mais, Käse und Nüsse

Anstieg der Blutfettwerte

Leider steigen im Zusammenhang mit der Einnahme von Medikamenten bei manchen Patienten die Blutfettwerte an. Bedenklich sind erhöhte Cholesterin-, LDL- oder Triglyceridwerte insbesondere dann, wenn weitere Risikofaktoren dazukommen. Meist handelt es sich bei diesen Fetten nicht nur um solche, die man mit der Nahrung aufnimmt, sondern auch um Stoffe, die der Körper selbst aufbaut. Dennoch kann man durch gezielte Maßnahmen dazu beitragen, dass die Werte nicht weiter ansteigen und bei entsprechender Konsequenz auch wieder sinken. Günstig sind dagegen hohe HDL-Werte, da diese Blutfette die Gefäße schützen. Auch wenn immer wieder Zweifel an der Theorie geäußert werden, dass erhöhte Blutfettwerte ein Risikofaktor für Arteriosklerose und Herz-Kreislauf-Erkrankungen sind – derzeit geht die Mehrheit der Ärzte davon aus, dass sie zutrifft. Lassen Sie Ihre Blutfettwerte daher regelmäßig kontrollieren.

Lebensführung

- Bewegen Sie sich regelmäßig. Laufen Sie eine Station, bevor Sie Bus, Straßenbahn oder U-Bahn nehmen, und steigen Sie eine Station zu früh wieder aus. Oder parken Sie Ihr Auto so, dass Sie noch einen Spaziergang von 15 Minuten haben, bevor Sie Ihr Ziel erreichen. Fahren Sie nicht überall mit dem Auto hin, sondern überlegen Sie sich, welche Ziele Sie auch zu Fuß oder mit dem Fahrrad erreichen können. Sie werden spüren, wie sich die zunehmende Bewegung auch positiv auf Ihr Allgemeinbefinden auswirkt.
- Studien zeigten, dass Ausdauertraining von 20–30 Minuten den Cholesterinspiegel senken kann. Allerdings sollte dieses mehrmals pro Woche durchgeführt werden. Die Deutsche Gesellschaft zur Bekämpfung von Fettstoffwechselstörungen empfiehlt körperliche Anstrengung über mindestens dreimal dreißig Minuten pro Woche. Die Belastung sollte so sein, dass man sich dabei noch unterhalten kann, aber leicht ins Schwitzen kommt. Geeignet ist neben Laufen, Radfahren, Schwimmen und Wandern beispielsweise auch das Tanzen oder Gartenarbeit.

- Wenn Sie übergewichtig sind, sollten Sie Ihr Gewicht reduzieren (→ Seite 39 ff.)!
- Rauchen belastet zusätzlich zu erhöhten Blutfettwerten die Gefäße. Drosseln Sie daher Ihren Tabakkonsum, oder hören Sie am besten ganz mit dem Rauchen auf.

Ernährung

- Trinken Sie regelmäßig grünen Tee und Rooibostee, um Ihre Blutfettwerte zu senken.
- Essen Sie vor allem weniger gesättigte Fette. Reduzieren Sie daher Lebensmittel tierischen Ursprungs in Ihrem Speiseplan. Ersetzen Sie beispielsweise Sahne und Crème fraîche je nach Verträglichkeit durch entsprechende Getreide- oder Sojaprodukte sowie Wurst und Käse durch Gemüseaufstriche (→ Seite 183 f.). Vermeiden Sie zudem Fertiggerichte, die häufig einen hohen Anteil an ungünstigen Transfetten haben. Geeignet sind dagegen pflanzliche Öle (vor allem Oliven-, Raps- oder Schwarzkümmelöl), Nüsse und Hochseefisch, den Sie mindestens zweimal pro Woche essen können. Wenn Sie nicht regelmäßig Fisch essen wollen, können Sie stattdessen auch täglich einen Esslöffel Fischöl oder 5 Milliliter Algenöl zu sich nehmen, um Ihre HDL-Werte zu verbessern.
- Bevorzugen Sie ballaststoffreiche Lebensmittel, da diese eine Senkung des Cholesterinspiegels unterstützen. Insbesondere die Beta-Glucane wirken sich positiv auf den Cholesterinspiegel aus. Haferkleie (täglicher Bedarf: 40 Gramm) und Gerste haben einen höheren Gehalt dieser Polysaccharide als Weizen oder Roggen. Trinken Sie mindestens ein großes Glas stilles, idealerweise abgekochtes warmes Wasser zusammen mit der Haferkleie. Wie wäre es mit einem Frühstücksbrei (→ Seite 163) aus Gersten-, Buchweizen- und Hirseflocken, Birne, Kardamom und Zimt?
- Hülsenfrüchte wie zum Beispiel Erbsen oder Bohnen wirken ebenfalls cholesterinsenkend. Ein Tipp aus der chinesischen Medizin: Kochen Sie sich eine Paste aus Adzukibohnen, und geben Sie davon zwei bis drei Esslöffel ans Essen (→ Seite 174). Shiitake-Pilze hemmen die Bildung von Cholesterin und sollten daher ebenfalls regelmäßig in den Speiseplan aufgenommen werden.

- Der bittere Geschmack kurbelt die Fettverdauung an und trägt zur Senkung der Blutfettwerte bei. Geeignet sind z. B. Chicorée, Endivie, Pampelmuse, Radicchio oder Rucola.
- Essig kann die Senkung der Blutfettwerte unterstützen, wenn Sie beispielsweise regelmäßig einen Salat mit unpasteurisiertem Essig und Öl als Beilage zu den Mahlzeiten essen. Auch ein Glas Wasser mit einem Esslöffel Apfelessig, 15 Minuten vor dem Frühstück eingenommen, regt den Fettstoffwechsel an.
- Verwenden Sie täglich Kurkuma, Bärlauch, Ingwer, Knoblauch und Zwiebeln beim Kochen. Knoblauch sollten Sie allerdings erst am Ende der Garzeit zugeben und nicht länger als fünf Minuten mitkochen, da er sonst seine cholesterinsenkende Wirkung verliert. Würzen Sie ferner mit Kardamom oder Zimt.
- Brottrunk (etwa 400 Milliliter pro Tag verdünnt mit Wasser oder Saft) stärkt die Verdauung und kann so die Cholesterinwerte senken. Stark Immungeschwächte und Zöliakie-Patienten sollten jedoch Rücksprache mit ihrem Arzt halten, bevor sie Brottrunk zu sich nehmen!
- Täglich ein Apfel – das ergab eine britische Studie – kann den Cholesterinspiegel fast so effektiv wie manch ein Medikament senken, das zu diesem Zweck entwickelt wurde. Auch der Verzehr von Avocado, Granatapfel und Zitrusfrüchten kann zur Senkung der Cholesterinwerte beitragen. Allerdings können Zitrusfrüchte – insbesondere die Grapefruit – die Wirkung einiger Arzneistoffe verändern. Informationen, ob Sie auf Zitrusfrüchte wegen der von Ihnen eingenommenen Medikamente verzichten sollten, erhalten Sie von Ihrem Arzt oder Apotheker und im Beipackzettel.
- Die Inhaltsstoffe der Tomate schützen vor Ablagerung des Cholesterins in den Gefäßen. Essen Sie daher täglich Tomaten.

Kräuter

- Artischocke *(Cynarae folium)*
- Grüner Tee *(Theae viridis folium)*
- Ingwer *(Zingiberis rhizoma)*
- Löwenzahn *(Taraxaci radix cum herba)*
- Mariendistel *(Silybi fructus)*
- Rosmarin *(Rosmarini folium)*

Leinsamen können den LDL-Spiegel senken, wenn Sie davon dreimal täglich bis zu einem Esslöffel mit mindestens 200 Millilitern Flüssigkeit zu sich nehmen. Gleichzeitig stimulieren diese Samen die Verdauung. Studien zufolge profitieren Männer stärker von dieser Maßnahme als Frauen. Alternativ können Sie Flohsamen in gleicher Dosierung mit entsprechender Flüssigkeitsmenge zu sich nehmen. Aber Vorsicht: Wenn Sie zu wenig trinken, ist Verstopfung eine mögliche Folge.

Nahrungsergänzungsmittel & Co.

Knoblauchsaft und Heilerde können zur Senkung des Cholesterinspiegels beitragen. Allerdings kann Heilerde die Aufnahme von Arzneistoffen aus dem Darm hemmen. Halten Sie daher einen Mindestabstand von zwei Stunden zu einer Medikamenteneinnahme ein, und beachten Sie die Herstellerinformationen im Beipackzettel. Knoblauch kann wiederum die Wirkung von Blutdrucksenkern sowie von Medikamenten, die die Blutgerinnung hemmen, verstärken. Darüber hinaus beeinträchtigt Knoblauch die Wirkung von Medikamenten gegen Viren, unter anderem von einigen Arzneistoffen zur Behandlung einer HIV-Infektion. Verzichten Sie daher darauf, wenn Sie ein Medikament aus den genannten Gruppen einnehmen (→ Seite 155 ff.).

Darüber hinaus sind Präparate aus rot fermentiertem Reis verfügbar. Wirksame Substanz ist Monacholin K. Allerdings warnt das Bundesinstitut für Arzneimittel und Medizinprodukte (BfArM) vor dem Verzehr der Produkte aufgrund der möglichen Nebenwirkungen. Mitarbeiter der Carstens-Stiftung stufen ihn dagegen als »nebenwirkungsarme Alternative« ein (www.carstens-stiftung.de/artikel/roter-reis-cholesterin.html). Als Nahrungsergänzungsmittel sind nur noch Präparate mit einer Tagesdosis von weniger als fünf Milligramm Monacholin K erhältlich.

Informationen im Internet

- Patientenplattform des Berufsverbands Deutscher Internisten e. V.: www.internisten-im-netz.de
- Bundeszentrale für gesundheitliche Aufklärung: www.aelter-werden-in-balance.de
- Deutsches Grünes Kreuz: www.dgk.de
- Deutsche Gesellschaft zur Bekämpfung von Fettstoffwechselstörungen und ihren Folgeerkrankungen DGFF (Lipid-Liga) e. V.: www.lipid-liga.de

Anstieg des Blutzuckerspiegels

Einige Medikamente können dazu beitragen, dass der Blutzuckerspiegel ansteigt. Gründe hierfür können eine Veränderung des Abtransports der Glucose aus dem Blut bzw. eine Beeinträchtigung ihres Abbaus sein. Vorbelastete Patienten haben dann unter Umständen ein erhöhtes Risiko, an Diabetes mellitus zu erkranken. Studien haben gezeigt, dass die Lebensführung und die Ernährung einen großen Einfluss auf die Höhe des Blutzuckerspiegels haben. Zögern Sie daher nicht, die folgenden Ratschläge anzuwenden. Bei entsprechender Konsequenz können Sie den Anstieg zumindest teilweise rückgängig machen.

> **!** Besprechen Sie mit Ihrem Arzt, wie häufig die Blutwerte in Ihrem Fall kontrolliert werden sollten, und halten Sie diese Termine ein. Hat Ihr Arzt bei Ihnen bereits die Diagnose Diabetes mellitus gestellt, sollten Sie mit ihm abklären, welche der folgenden Maßnahmen Sie unterstützend aufgreifen können.

Lebensführung

- Bewegen Sie sich regelmäßig. Empfohlen wird Ausdauersport an drei bis fünf Tagen die Woche für 30 bis 60 Minuten – sowie Krafttraining an zwei bis drei Tagen pro Woche von je 45 bis 60 Minuten. Steigern Sie die Belastung langsam, wenn Sie ein solches Pensum nicht gewohnt sind. Schon ein flotter Spaziergang von einer halben Stunde am Tag wirkt. Ebenso können Gartenarbeit, Radfahren, Schwimmen, Tanzen oder Yoga zur Senkung der Blutzuckerwerte beitragen.
- Vermeiden Sie Stress, da dieser einen Anstieg der Blutzuckerwerte auslösen kann. Erlernen Sie Meditations- oder Entspannungstechniken (→ Seite 144 f.), und bauen Sie diese fest in Ihren Alltag ein. Vielleicht spielen Sie auch lieber ein Instrument, lesen ein Buch oder malen, um zur Ruhe zu kommen! Viele Menschen entspannen lieber beim Sport.
- Schlafen Sie ausreichend.
- Reduzieren Sie ein eventuell bestehendes Übergewicht (→ Seite 39 ff.).
- Verzichten Sie auf das Rauchen.

Ernährung

- Studien haben gezeigt, dass die Blutzuckerwerte stärker ansteigen, wenn Mahlzeiten bei hellem künstlichem Licht eingenommen werden. Genießen Sie Ihre Mahlzeiten daher vornehmlich bei natürlichem Tageslicht.
- Die asiatische Küche mit ihrem hohen Anteil an Ballaststoffen in Form von Gemüse schützt vor erhöhten Blutzuckerwerten.
- Zur Vorbeugung eines Anstiegs des Blutzuckerspiegels hat sich hierzulande auch die Mittelmeerdiät bewährt, mit einem hohen Anteil an Obst, Gemüse, Fisch, Olivenöl und Nüssen – vor allem Walnüsse. Kaufen Sie Ihre Zutaten frisch, und lagern Sie diese nur kurz, damit Sie gut mit Vitaminen und anderen Vitalstoffen versorgt werden. Die Fettaufnahme sollte moderat sein (etwa 30 Prozent) und hauptsächlich in Form von pflanzlichen Fetten wie Olivenöl oder Nüssen erfolgen. 30 Prozent des Energiebedarfs können über Eiweiße und 40 Prozent über Kohlenhydrate gedeckt werden.
- Wenn Sie eine Ernährung mit einem hohen Anteil an Kohlenhydraten bevorzugen, sollten Sie Weißmehlprodukte durch Vollkorngetreide ersetzen – bei Neigung zu Übergewicht sollten Sie anstelle von Weizen Hirse und Basmatireis bevorzugen.
- Inulinhaltige Nahrungsmittel liefern Kohlenhydrate, ohne den Blutzuckerspiegel zu erhöhen. Hierzu gehören Artischocken, Schwarzwurzel oder Topinambur, aber auch Sonnenblumenkerne.
- Essen Sie vor den Mahlzeiten einen Esslöffel Haferkleie, die Sie in etwas Wasser verrühren können. Sie enthält Beta-Glucane, die den Anstieg des Blutzuckerspiegels nach den Mahlzeiten abschwächen können. Trinken Sie mindestens ein großes Glas stilles, idealerweise abgekochtes warmes Wasser im Anschluss.
- Unverdauliche Bestandteile von Lebensmitteln, die sogenannten Präbiotika, nähren die gesunde Darmflora, die einen wichtigen Beitrag zur Höhe des Blutzuckerspiegels leisten kann. Hierzu zählen z. B. Artischocken, Chicorée, Kohl (Sauerkraut!), Milchzucker, Schwarzwurzel, Spargel, Topinambur und Zwiebeln. Brottrunk (etwa 400 Milliliter pro Tag verdünnt mit Wasser oder Saft) versorgt Sie darüber

hinaus nicht nur mit Enzymen, Aminosäuren, Mineralstoffen und Vitaminen, sondern auch mit Milchsäurebakterien. So kann er ebenfalls zum Aufbau einer gesunden Darmflora beitragen. Stark Immungeschwächte und Zöliakie-Patienten sollten jedoch Rücksprache mit ihrem Arzt halten, bevor sie Brottrunk zu sich nehmen!

- Verwenden Sie Guarmehl als Binde- und Dickungsmittel, sofern Sie es vertragen. Es quillt im Verdauungstrakt auf und verlangsamt die Aufnahme von Kohlenhydraten. Auf ähnliche Weise können Floh- oder Leinsamen den Anstieg des Blutzuckerspiegels hemmen.
- Essen Sie häufig Hülsenfrüchte wie Kichererbsen, Linsen oder Bohnen – vor allem Adzukibohnen.
- Würzen Sie regelmäßig mit Bockshornklee, Kurkuma, Ingwer, Kresse, Salbei oder Zimt.
- Omega-3-Fettsäuren schützen Ihre Gefäße. Ersetzen Sie daher gesättigte Fettsäuren, wie sie meist in tierischen Fett enthalten sind, durch ungesättigte, pflanzliche Fettsäuren. Geeignet ist neben Algen-, Oliven-, Lein- und Fischöl das Schwarzkümmelöl, das auch den Blutzuckerspiegel senken kann. Darüber hinaus kann Sie die Avocado mit Omega-3-Fettsäuren versorgen.
- Vermeiden Sie den Genuss von Softdrinks und Fruchtsaftgetränken sowie von Fertiggerichten, da diese meist viel Zucker enthalten. Ferner sollten Sie auf versteckte Fette achten und diese reduzieren. Hierzu gehören auch Fleisch, Wurst und Käse.
- Verzichten Sie auf Süßigkeiten und alternative Süßungsmittel wie Honig, Agavendicksaft, Rohr- oder Rübenzucker. Sie alle können zum Anstieg des Blutzuckerspiegels beitragen. Essen Sie stattdessen Gemüse – auch Rohkost – oder bei starkem Verlangen nach Süßem ballaststoffreiches Obst mit einem hohen Wasseranteil wie Äpfel oder Birnen.

Kräuter

Die folgenden Kräuter können den Blutzuckerspiegel nur leicht senken und sind daher nicht zur Behandlung eines manifesten Diabetes mellitus geeignet!

- Bohnenschalen *(Phaseoli pericarpium)*
- Ginseng *(Ginseng radix)*
- Ingwer *(Zingiberis rhizoma)*
- Kamille *(Matricariae flos)*
- Löwenzahn *(Taraxaci radix cum herba)*

- Mariendistel *(Silybi marianae fructus)*
- Rosmarin *(Rosmarini folium)*
- Grüner Tee *(Theae viridis folium)*

Auch das Gemmopräparat *»Juniperus communis«* kann den Blutzuckerspiegel senken.

Nahrungsergänzungsmittel & Co.

Präparate, die Kurkuma (→ Seite 181) enthalten, können den Blutzuckerspiegel senken. Beachten Sie die Herstellerinformationen im Beipackzettel. Vitamin-D-Mangel wird auch mit Diabetes in Zusammenhang gebracht. Lassen Sie daher beim Arzt Ihren Vitamin-D-Spiegel untersuchen, und nehmen Sie bei zu niedrigen Werten in den Monaten mit »r« – bei Bedarf auch ganzjährig – ein Vitamin-D-Präparat. Lassen Sie sich bezüglich der Dosierung und im Hinblick auf eine Kombination von Vitamin D mit Vitamin K_2 (MK-7), Calcium und Magnesium von Ihrem Arzt oder Apotheker beraten. Vorsicht: Vitamin K kann die Wirkung von Medikamenten aufheben, die die Blutgerinnung hemmen (Vitamin-K-Antagonisten vom Cumarin-Typ, → Seite 155 ff.). Patienten, die diese Arzneistoffe anwenden, dürfen Vitamin K_2 nur in Absprache mit dem Arzt einnehmen. Außerdem können Calcium und Magnesium die Aufnahme bestimmter Arzneistoffe im Darm hemmen. Halten Sie daher einen Mindestabstand von zwei Stunden zur Einnahme von Medikamenten ein.

Beachten Sie ferner die Hinweise zu Wechselwirkungen von bestimmten Arzneistoffen mit Vitamin D sowie alle Herstellerinformationen in den Beipackzetteln.

Informationen im Internet

- Internetseite des Helmholtz Zentrums in München: www.diabetesinformationsdienst-muenchen.de
- Internetseiten der Schweizerischen und Deutschen Diabetesstiftung: www.diabetesstiftung.org und www.diabetes-stiftung.de
- Internetseite des Deutschen Diabetes-Zentrums: www.diabetes-heute.uni-duesseldorf.de
- Internetseite des Instituts für Qualität und Wirtschaftlichkeit im Gesundheitswesen: www.gesundheitsinformation.de
- Bundeszentrale für gesundheitliche Aufklärung: www.aelter-werden-in-balance.de

Beschwerden von Mund und Atemwegen

Arzneistoffe können direkt oder indirekt zu einer Veränderung im Bereich der Atemwege führen. Sie können beispielsweise deren Durchblutung oder die Beschaffenheit des Gewebes verändern. Wird das Immunsystem unter dem Einfluss von Arzneistoffen geschwächt, steigt die Anfälligkeit für Infekte. Hinweise zur Selbsthilfe bei Infektanfälligkeit finden Sie ab Seite 104 ff. Schließlich können Medikamente allergische Reaktionen auslösen, die sich in den Atemwegen zeigen.

> ! Bei Kurzatmigkeit, Atemnot oder Schwellungen in den Atemwegen sollten Sie immer umgehend einen Arzt aufsuchen. Dies gilt auch für Schmerzen in der Brust, quälenden Husten oder andere anhaltende Beschwerden in den Atemwegen.

Entzündungen der Mundschleimhaut

Bei anfälligen Personen können Arzneistoffe die Schleimhäute reizen. Das kann sehr schmerzhaft sein. Aus dem Mund können sich Erreger zudem im Körper ausbreiten. Weitere mögliche Folgen sind Mundgeruch, Schwierigkeiten beim Sprechen oder gar Gewichtsverlust, weil die Nahrungsaufnahme nicht mehr möglich ist. Spätestens dann sollten Sie allerdings ärztliche Hilfe holen. Denn auf Dauer kann eine ausreichende Versorgung mit notwendigen Nährstoffen gefährdet sein.

Lebensführung

- Sorgen Sie für eine gute Mundhygiene, indem Sie mindestens zweimal täglich die Zähne putzen, sowie täglich die Zahnzwischenräume mit Zahnseide und/oder Interdentalbürsten reinigen. Ersetzen Sie die Zahnbürste einmal im Monat. Weiche Zahnbürsten schonen zudem das Zahnfleisch. Sprechen Sie auch mit Ihrem Zahnarzt – vielleicht rät er Ihnen zusätzlich zu einer professionellen Zahnreinigung oder saniert Ihre Zähne.
- Entfernen Sie Piercings aus dem Mund.

- Wenden Sie regelmäßig morgens nach dem Aufstehen – aber vor dem Frühstücken oder Zähneputzen – das Ölziehen an (→ Seite 148 f.).
- Lutschen Sie Eiswürfel, um Schmerzen zu lindern.
- Fragen Sie Ihren Arzt, ob es einen alternativen Arzneistoff gibt, der die Schleimhäute weniger belastet.

Ernährung

- Trinken Sie reichlich (mindestens 1,5–2 Liter pro Tag), sofern medizinische Gründe nicht dagegensprechen. Besonders geeignet ist Mineralwasser mit einer hohen Konzentration an Kieselsäure (> 25mg/l). Zusätzlich liefern Gerste und Hirse wertvolle Kieselsäure.
- Der Genuss von Gemüsesäften aus nitratreichem, Vitamin-C-haltigem Blattgemüse (z. B. Mangold, Rucola oder Spinat) kann einer Würzburger Studie zufolge Zahnfleischentzündungen lindern.
- Getränke sollten weder zu heiß noch zu kalt sein, um weitere Schäden zu vermeiden.
- Schwarzer und grüner Tee wirken entzündungshemmend.
- Honig kann die Mundschleimhaut schützen.
- Dünsten oder blanchieren Sie die Zutaten Ihrer Gerichte, statt sie zu grillen oder scharf anzubraten, und würzen Sie sie mit frischen Kräutern. Bereiten Sie sie ferner mit viel Soße unter Zugabe von kalt gepressten Ölen zu oder pürieren Sie die Speisen. Legieren Sie Suppen mit Eigelb.
- Verzichten Sie auf Alkohol, Kaffee, scharfe Gewürze und Tabakkonsum, und meiden Sie saure Nahrungsmittel wie z. B. Ananas, rote Johannisbeeren oder Tomaten. Sie reizen die Schleimhaut zusätzlich. Ein Kompott aus Birnen kann dagegen lindernd wirken.

Kräuter

Entzündungshemmende Kräuter zur lokalen Anwendung:
Diese Kräuter werden nicht als Tee getrunken, sondern als Mundspülung genutzt. Sie können handelsübliche Tinkturen, verdünnt mit Wasser, verwenden sowie selbst zubereitete Tees.

- Eibisch *(Althaeae radix)*
- Getrocknete Heidelbeeren *(Myrtilli fructus)*
- Kamille *(Matricariae flos)*

- Malve *(Malvae flos)*
- Ringelblume *(Calendulae flos)*
- Salbei *(Salviae folium)*
- Rosmarin *(Rosmarini folium)*
- Thymian *(Thymi herba)*

Sie können auch den Mund mit dem Direktsaft der schwarzen Johannisbeere spülen oder die betroffenen Stellen mit Myrrhentinktur betupfen. Letztere brennt allerdings sehr.

Teekräuter, die die Mundschleimhaut beruhigen:

- Eibisch *(Althaeae radix)*
- Isländisches Moos *(Lichen islandicus)*
- Löwenzahn *(Taraxaci radix cum herba)*
- Mariendistel *(Silybi marianae fructus)*
- Grüner Tee *(Theae viridis folium)*

Alternativ ist auch das aus den Knospen der Heidelbeerpflanze gewonnene Gemmopräparat *»Vaccinum myrtillus«* (→ Seite 221) zur innerlichen Anwendung geeignet.

Mundspülungen mit Aloe vera, Granatapfelsaft oder Propolis haben sich bei Entzündungen des Zahnfleischs bewährt. Granatapfelsaft und Propolis können, sofern keine Allergie dagegen besteht, zusätzlich eingenommen werden. Zur Pflege der Lippen eignen sich Aloe-vera-Stifte.

Nahrungsergänzungsmittel & Co.

Die Einnahme von Zink unterstützt die Wundheilung und schützt vor Entzündungen. Machen Sie ein- bis zweimal pro Jahr eine dreimonatige Kur. Dosieren Sie Zink nach Herstellerangaben, und halten Sie mindestens zwei Stunden Abstand zur Einnahme von Medikamenten.

Fragen Sie in der Apotheke auch nach schulmedizinischen Präparaten zur Behandlung Ihrer Beschwerden.

Heiserkeit, Hustenreiz und trockene Schleimhäute

Wird unter dem Einfluss von Medikamenten vom Körper nicht mehr genug Speichel bzw. Schleim gebildet, werden mit dem Mund oft auch die oberen Atemwege schneller trocken. Heiserkeit oder Reizhusten sind die möglichen Folgen. Speichel und Schleim enthalten normalerweise Stoffe, die zur Abwehr von Erregern beitragen. Diese Stoffe fehlen bei den betroffenen Personen. Neben einem Durstgefühl sind Erkältungen und Entzündungen mögliche Folgen (→ Seite 104 ff.).

Lebensführung

- Lüften Sie regelmäßig Ihre Räume, und befeuchten Sie während der Heizperiode den Raum. Stellen Sie beispielsweise eine Schale mit Wasser auf den Heizkörper. Alternativ können Sie einen elektrischen Luftbefeuchter verwenden, den Sie jedoch häufig reinigen müssen.
- Wenden Sie bei trockenen Lippen oder trockenem Mund morgens nach dem Aufstehen und vor dem Zähneputzen bzw. dem Frühstücken das Ölziehen an (→ Seite 148 f.). Sie werden schon nach der ersten Anwendung spüren, dass diese deutlich weicher sind.
- Schonen Sie bei Heiserkeit Ihre Stimme. Sprechen Sie so wenig wie möglich und leise.
- Wärmen Sie Ihren Hals mit einem Schal, um die Durchblutung zu verbessern.
- Lutschen Sie zuckerhaltige Lutschpastillen oder Honigbonbons, um den Mund zu befeuchten. Zwar schützen die zuckerfreien Varianten besser vor Karies, aber sie befeuchten den Mund nicht effektiv.
- Kauen Sie Kaugummis, um den Speichelfluss anzuregen.

Ernährung

- Trinken Sie reichlich (mindestens 1,5–2 Liter pro Tag) – auch säurearme Schorlen, z. B. mit Aprikosen- oder Pfirsichsaft, sofern medizinische Gründe nicht dagegensprechen!
- Essen Sie regelmäßig eine Suppe mit püriertem Gemüse als Vorspeise, und bevorzugen Sie als Zwischenmahlzeit säurearme Früchte und Gemüse mit einem hohen Wassergehalt wie Melone, Salatgurken oder Tomaten.
- Bereiten Sie sich kurz gekochte Gemüsegerichte mit kalt gepresstem Pflanzenöl zu.
- Würzen Sie mild, und verwenden Sie frische Kräuter.
- Ein Tipp aus der Traditionellen Chinesischen Medizin: Nahrungsmittel, die austrocknend wirken, können die Symptome verschlimmern. Verzichten Sie deshalb möglichst auf Chips, Reiswaffeln sowie auf größere Mengen Kaffee und Gewürztee (Yogitee). Reduzieren Sie ferner Brotmahlzeiten, Gegrilltes und scharf Angebratenes im Alltag.
- Meiden Sie grünen und schwarzen Tee sowie alkoholische Getränke, weil diese die Schleimhäute zusätzlich austrocknen können.

Kräuter

Teekräuter, die die Schleimhäute in den Atemwegen befeuchten:

- Eibisch *(Althaeae herba oder radix)*
- Isländisches Moos *(Lichen islandicus)*
- Königskerze *(Verbasci flos)*
- Malve *(Malvae flos)*
- Spitzwegerich *(Plantaginis lanceolatae herba)*

Gurgeln Sie mit dem Muttersaft der schwarzen Johannisbeere. Darüber hinaus hat sich Sanddornöl-Extrakt innerlich bei trockener Haut bewährt, den Sie in Kapseln erhalten. Salbei und Kamille wirken entzündungshemmend, können aber die Schleimhäute zusätzlich austrocknen.

Tipp

Sie können mit Salzwasser gurgeln, um die Schleimhäute zu befeuchten.

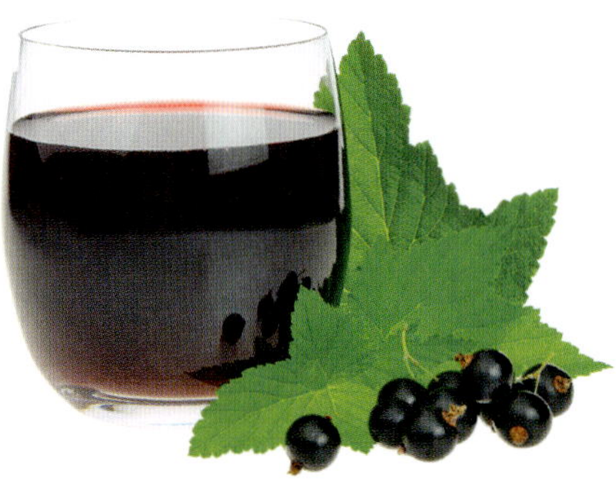

Verschleimte Atemwege

So wie die Schleimbildung unter dem Einfluss von Medikamenten herabgesetzt sein kann, kann sie auch zunehmen. Dann läuft die Nase, oder sie verstopft. Ebenso können die Bronchien betroffen sein. In diesem Schleim fühlt sich unter Umständen auch manch ein Erreger wohl und vermehrt sich – mit unangenehmen Folgen für die Betroffenen. Zudem kann Mundgeruch damit einhergehen.

Lebensführung

- Lüften Sie regelmäßig, und befeuchten Sie während der Heizperiode den Raum. Stellen Sie beispielsweise eine Schale mit Wasser auf den Heizkörper. Alternativ können Sie einen elektrischen Luftbefeuchter verwenden, den Sie jedoch regelmäßig reinigen müssen.
- Mit Nasenduschen kann festsitzender Schleim gelöst werden, sodass er abfließen kann. Geeignete Gefäße und Lösungen hierfür sind beispielsweise in Apotheken und Drogeriemärkten erhältlich. Auch frisches Leitungswasser kann für eine Nasendusche genutzt werden. Damit das Wasser nicht in den Rachen oder aus der Nase wieder he-

rausfließt, muss der Kopf dabei zur Seite geneigt werden. Die Stiftung Warentest hat einige Produkte getestet und veröffentlicht ihre Ergebnisse unter www.test.de

- Schleim muss bewegt werden. Daher sollten auch Sie sich regelmäßig bewegen. Gehen Sie spazieren, fahren Sie Rad oder treiben Sie Sport, aber überanstrengen Sie sich nicht.
- Die Ujjayi-Atmung und die Wechselatmung (→ Yoga-Atemtechniken, Seite 138 ff.) stärken Ihre Atemwege und unterstützen so die Linderung Ihrer Beschwerden. Regelmäßig angewandt, eignen sie sich auch gut zur Vorbeugung!

Ernährung

- Wie wäre es mit einem Frühstücksbrei (→ Seite 163) aus Gersten-, Buchweizen- und Hirseflocken mit Birne, Kardamom und Zimt?
- Ananasenzyme (Bromelaine) können bei hartnäckig verschleimten Nebenhöhlen die Entzündung lindern und zum Lösen des Schleims beitragen. Essen Sie also bei Bedarf getrocknete Ananas, oder kaufen Sie ein Fertigarzneimittel, das eine standardisierte Menge der Enzyme enthält. Nehmen Sie Ananasenzyme jedoch ohne Rücksprache mit Ihrem Arzt nicht zusammen mit bestimmten Antibiotika (Tetrazyklinen) oder Medikamenten ein, die die Blutgerinnung hemmen (→ Seite 155 ff.).
- Ein Tipp aus der chinesischen Medizin: Kochen Sie sich eine Paste aus Adzukibohnen, und geben Sie davon zwei bis drei Esslöffel ans Essen (→ Seite 174).
- Essen Sie zu den Mahlzeiten leicht bittere Kräuter wie z. B. Chicorée, Endivie, Löwenzahn, Radicchio oder Rucola.
- Reduzieren Sie den Konsum von Milchprodukten und Süßspeisen, wenn Sie stark verschleimt sind. Verwenden Sie zum Süßen naturbelassene Süßungsmittel wie z. B. Vollrohrzucker, Gerstenmalz oder Ahornsirup. Ein starkes Verlangen nach Süßem kann auch durch Trockenfrüchte mit Sonnenblumenkernen gelindert werden.

Kräuter

Teekräuter bei Schnupfen und Entzündung der Nebenhöhlen:

klarer Schleim

- Anis *(Anisi fructus)*
- Kalmus *(Calami rhizoma)*
- Rosmarin *(Rosmarini folium)*
- Thymian *(Thymi herba)*

zäher gelber Schleim

- Eibisch *(Althaeae radix)*
- Isländisches Moos *(Lichen islandicus)*
- Königskerze *(Verbasci flos)*
- Malve *(Malvae flos)*
- Vogelmiere *(Stellariae herba)*

Teekräuter bei Bronchitis:

klarer bis weißer Schleim

- Anis *(Anisi fructus)*
- Engelwurz *(Angelicae archan. radix)*
- Kalmus *(Calami rhizoma)*
- Fenchel *(Foeniculi fructus)*
- Pfefferminze *(Menthae pip. folium)*
- Thymian *(Thymi herba)*

zäher gelber Schleim

siehe oben und zusätzlich:

- Spitzwegerich *(Plantaginis lanceolatae herba)*

Mit Thymian, Rosmarin oder Kamille können Sie auch inhalieren. Geben Sie die Kräuter direkt in einen Topf mit heißem Wasser. Bedecken Sie Ihren Kopf mit einem Handtuch, und inhalieren Sie mehrmals täglich so, dass keine Luft von außen unter das Tuch gelangt.

Für unterwegs kann man einige Tropfen Eukalyptusöl oder Japanisches Minzöl im Bereich der Brust auf die Kleidung auftragen. Aber Vorsicht: Bringen Sie die Öle nicht ins Gesicht! Nicht anwenden bei bekannter Unverträglichkeit bzw. bei Säuglingen oder Kleinkindern!

Zwiebeln wirken krampf- und schleimlösend in den Atemwegen. Im Handel ist ein Presssaft der Zwiebeln erhältlich. Sie können auch eine Zwiebel klein würfeln und mit Honig verrühren. Es bildet sich ein Sirup, von dem Sie mehrmals täglich einen Teelöffel zu sich nehmen können. Alternativ können Sie die klein geschnittene Zwiebel mit 100 Millilitern Wasser aufkochen. Geben Sie die Brühe durch ein Sieb, süßen Sie sie mit Honig, und nehmen Sie drei- bis viermal täglich zwei Esslöffel zu sich.

Informationen im Internet

- Deutsche Atemwegsliga e. V.: www.atemwegsliga.de/infos-fuer-patienten.html
- Deutscher Berufsverband d. Hals-Nasen-Ohrenärzte e. V. – Patientenplattform: www.hno-aerzte-im-netz.de
- Deutsches Grünes Kreuz: www.dgk.de
- Deutsche Patientenliga Atemwegserkrankungen DPLA e. V.: www.pat-liga.de
- Lungeninformationsdienst des Helmholtz Zentrums München: www.lungeninformationsdienst.de

Glieder-, Muskel- und Gelenkschmerzen

Glieder-, Muskel-, Gelenk- oder Rückenschmerzen werden ebenso wie rheumatische Beschwerden immer wieder als Folge der Anwendung von Arzneimitteln beschrieben. Die Gründe hierfür sind sehr verschieden. So kann durch Medikamente die Durchblutung oder die Bildung körpereigener Substanzen, die Entzündungen begünstigen bzw. hemmen, verändert werden. Andere Arzneistoffe regen die Ausscheidung von Mineralstoffen an, insbesondere von Magnesium, und tragen auf diese Weise zu Verspannungen und Muskelschmerzen bei. Ungünstige Kombinationen von verschiedenen Arzneimitteln können dazu führen, dass sich diese Effekte gegenseitig verstärken. Diesbezüglich berät Sie Ihr Arzt oder Apotheker sicher gerne! Erstellen Sie für das Beratungsgespräch eine Liste aller Medikamente und Nahrungsergänzungsmittel, die Sie einnehmen.

Viele der folgenden Ratschläge sind, sofern nicht anders angegeben, bei Entzündungen der Gelenke ebenso geeignet wie bei Verspannungen oder Abnutzungen.

> **!** Wenden Sie sich an einen Orthopäden, wenn diese Maßnahmen nicht helfen oder Ihre Schmerzen zunehmen!

Lebensführung

- Auch wenn es wehtut: Bewegen Sie sich sanft, um Ihre Muskulatur zu kräftigen! Geeignet sind Spaziergänge, Schwimmen oder Radfahren. Feldenkrais, Yoga, Qi Gong und Tai Chi sind sehr schonende Varianten der Bewegungstherapie. Gehen Sie dabei nicht an Ihre Belastungsgrenze, sondern bewegen Sie sich nur so viel, wie es Ihnen guttut. Versuchen Sie jedoch, Woche für Woche Ihre Belastbarkeit etwas zu steigern. Meiden Sie aber Betätigungen, die die Sehnen und Gelenke stark belasten können, wie z. B. Fußball, Handball, Joggen oder schweres Heben.
- Lernen Sie Meditations- oder Entspannungstechniken, und bauen Sie diese fest in Ihren Alltag ein. Neben au-

togenem Training eignet sich auch die progressive Muskelentspannung nach Jacobson oder Biofeedback. Vielleicht spielen Sie auch lieber ein Instrument, lesen ein Buch oder malen, um zu entspannen!

- Singen entspannt nicht nur den Geist, sondern auch die Muskeln. Singen Sie daher regelmäßig, wenn Sie Freude daran haben, und suchen Sie sich Gleichgesinnte. Die positive Stimmung, die mit dem Singen verbunden ist, kann zudem schmerzlindernd wirken.
- Praktizieren Sie mehrmals täglich die tiefe Bauchatmung (→ Seite 138 f.).
- Fordern Sie zu viel von sich? Dann lassen Sie öfter mal alle fünf gerade sein, und nehmen Sie es weniger genau. Die Arbeit läuft Ihnen ohnehin nicht davon, kann aber geduldig warten.
- Gegen Verspannungen im Nacken finden Sie eine Übung auf Seite 142 f.
- Warme Bäder und Wechselduschen (→ Seite 149 f.) bringen häufig eine Erleichterung bei muskulären Verspannungen. Ebenso fördern Rosmarinbäder (maximal zweimal pro Woche vormittags → Seite 262) die Durchblutung und wirken so entkrampfend. Alternativ eignen sich Engelwurz, Heublumen, Schachtelhalm oder Thymian im Wechsel als Badezusatz.
- Gehen Sie einmal pro Woche in die Sauna, wenn Ihnen Wärme guttut und hilft.
- Sanfte Massagen können ebenfalls zu einer Linderung der Beschwerden beitragen. Stecken Sie zum Beispiel zwei Tennisbälle oder weichere, kleinere Bälle erst in eine Socke und diese dann in eine zweite, sodass die Bälle nicht herauskullern können. Mit diesen Bällen können Sie dann Ihre Fußsohlen oder Ihren Rücken entweder an der Wand oder auf dem Boden liegend selbst massieren. Oder legen Sie sich eine fest gerollte Decke quer unter den Rücken. Anschließend bewegen Sie die Füße locker auf und ab und lassen die Bewegung durch den ganzen Körper schwingen. Auf diese Weise wird die Durchblutung behutsam verbessert.
- Mischen Sie zwei bis drei Tropfen Pfefferminzöl unter eine Handvoll Mandelöl, und reiben Sie damit Ihre schmerzhafte Muskulatur ein. Aber Vorsicht: Reiben Sie das Pfefferminzöl nicht versehentlich in die Augen! Alternativ können Sie die entspannende Wirkung von Magnesiumöl testen.

Ernährung

- Trinken Sie reichlich stilles Wasser (mindestens 1,5–2 Liter), um die Ausscheidungsorgane anzuregen. Besonders geeignet sind Mineralwässer mit einer hohen Konzentration an Kieselsäure (> 25 mg/l), Calcium (> 250 mg/l) und Magnesium (> 100 mg/l), sofern medizinische Gründe nicht dagegensprechen. Halten Sie jedoch einen Mindestabstand von zwei Stunden zur Einnahme von Medikamenten ein, da Calcium und Magnesium die Aufnahme bestimmter Arzneistoffe aus dem Darm hemmen können (→ Seite 155 ff.).
- Der Konsum von Kaffee (bis zu fünf Tassen täglich) kann bei akuten Muskelschmerzen lindernd wirken.
- Bringen Sie Ihren Stoffwechsel auf Trab, damit schädliche Stoffe nicht im Körper verweilen. Bitterstoffe wie sie z. B. in Chicorée, Endivie, Pampelmuse, Radicchio oder Rucola enthalten sind, leisten hierzu einen guten Beitrag, indem sie die Verdauungsorgane anregen. Streuen Sie auch Sprossen wie Alfalfa-, Radieschen- oder Sojasprossen über Ihr Essen (→ Seite 185).
- Einige Untersuchungen haben gezeigt, dass eine vegetarische oder vegane Ernährung zu einer deutlichen Verbesserung entzündlicher Beschwerden beitragen kann. Wenn Sie sich nicht komplett vegetarisch ernähren wollen, bevorzugen Sie tierische Produkte mit einem niedrigen Arachidonsäure-Gehalt, da Arachidonsäure die Bildung körpereigener Stoffe fördert, die an Entzündungen beteiligt sind. Geeignet sind Eier, Milch, Omelett oder Rindfleisch. Huhn, Kalb- und Schweinefleisch sollten Sie meiden.
- Würzen Sie eiweißreiche Gerichte mit frischem Ingwer und Meeresalgen. Allerdings enthalten Meeresalgen Jod und sollten deshalb bei bestimmten Erkrankungen der Schilddrüse nicht bzw. nur in Absprache mit Ihrem Arzt verzehrt werden (→ Seite 177).
- Essen Sie reichlich Ananas und Papaya, die entzündungshemmende Enzyme liefern. In der ayurvedischen Medizin schätzt man auch die antientzündliche Wirkung des Granatapfels. Heidelbeeren fördern die Regeneration der Muskulatur und die Durchblutung.
- Kurkuma und Zimt wirken entzündungshemmend und schmerzlindernd, verwenden Sie diese Gewürze daher regelmäßig beim Kochen.

- Achten Sie auf eine gute Versorgung mit den Vitaminen A, C und E. Zuverlässige Vitamin-A-Lieferanten sind Aprikosen und Möhren. Zitrusfrüchte, Paprika, Tomaten oder Brokkoli versorgen Sie z. B. mit Vitamin C. Vitamin E können Sie mit Nüssen, schwarzem Sesam und Ölen zu sich nehmen (→ Seite 58 f.).
Zitrusfrüchte – insbesondere die Grapefruit – können allerdings die Wirkung einiger Arzneistoffe verändern. Informationen, ob Sie auf Zitrusfrüchte wegen der von Ihnen eingenommenen Medikamente verzichten sollten, erhalten Sie von Ihrem Arzt oder Apotheker und im Beipackzettel.
- Stellen Sie bei Verspannungen und erhöhter Krampfneigung unbedingt sicher, dass Sie ausreichend Mineralstoffe einschließlich Selen mit der Nahrung aufnehmen. Neben Nüssen und Vollkorngetreide eignen sich z. B. auch Brokkoli, Fenchel, Hülsenfrüchte, die verschiedenen Kohlsorten, Rote Bete, Rucola, Spargel und Spinat sowie Trockenfrüchte und Vollkorngetreide. Nüsse und Fisch sind gute Selen-Spender. Gerste und Hirse liefern wertvolle Kieselsäure (→ Seite 58 f.). Halten Sie jedoch sicherheitshalber einen Mindestabstand von zwei Stunden zur Einnahme von Medikamenten ein, da einige Mineralstoffe die Aufnahme bestimmter Arzneistoffe aus dem Darm hemmen können (→ Seite 155 ff.).
- Schränken Sie Ihren Konsum von Nikotin und Alkohol ein.

Kräuter

Bei entzündlichen Beschwerden sollten Sie Kräuter sowohl innerlich als auch äußerlich anwenden und zusätzlich die Ausscheidungsorgane aktivieren.

Entzündungshemmende Teekräuter:

- Brennnessel *(Urticae folium)*
- Hagebutten *(Cynosbati fructus)*
- schwarze Johannisbeere *(Ribis nigri folium)*
  Das Öl aus den Samen der schwarzen Johannisbeere hat sich bei rheumatoider Arthritis bewährt.
- Löwenzahn *(Taraxaci radix cum herba)*
- Schachtelhalm *(Equiseti herba)*
- Wacholder *(Juniperi fructus)*, Gemmopräparat *»Juniperus communis«*
- Weide *(Salicis cortex)*
  Fertigarzneimittel oder Tees der Weidenrinde und das aus den Knospen der schwarzen Johannisbeere hergestellte Gemmopräparat *»Ribes*

nigrum« lindern Schmerzen im Bewegungsapparat von innen.

Um die Ausscheidungsorgane zu stärken, nehmen Sie Leinsamen, der anregend auf den Darm wirkt, sowie ein Fertigpräparat der Mariendistel, die sich günstig auf die Leberfunktion und den Bewegungsapparat auswirkt. Mischen Sie zusätzlich in einem Tee zu gleichen Teilen Löwenzahn, um Leber und Niere zu aktivieren, Brennnessel oder Liebstöckel, um das Durchspülen der Harnwege zu verbessern, und die Linde, um die Poren der Haut zu öffnen. Diese Mischung wirkt harntreibend, daher sollten Sie zusätzlich viel trinken!

Kräuter für die äußerliche Anwendung: Diese Zubereitungen aus Kräutern eignen sich sowohl bei Muskel- als auch bei Gelenk- und Rückenschmerzen.

- Gänseblümchenöl
- Heublumensäckchen
- Johanniskrautöl
- Ringelblumenöl oder Umschläge mit Ringelblumentee
- Rosmarinöl
- Wacholderöl
- Weißkohlblatt- oder Quarkauflagen
  Blanchieren Sie ein bis zwei Weißkohlblätter, oder walken Sie sie mit dem Nudelholz kurz durch, nachdem Sie die dicke Rippe aus der Mitte herausgeschnitten haben. Legen Sie den Weißkohl anschließend über Nacht auf die betroffene Stelle (nicht direkt auf offene Wunden), und decken Sie das Areal mit einem Handtuch oder einem Verband ab. Der Weißkohl lindert Entzündungen. Ebenso wirkt der messerdick aufgetragene Quark. Entfernen Sie den Quark, wenn er trocken ist. Testen Sie, was Ihnen besser hilft. Cremen oder ölen Sie die betroffene Stelle im Anschluss ein.

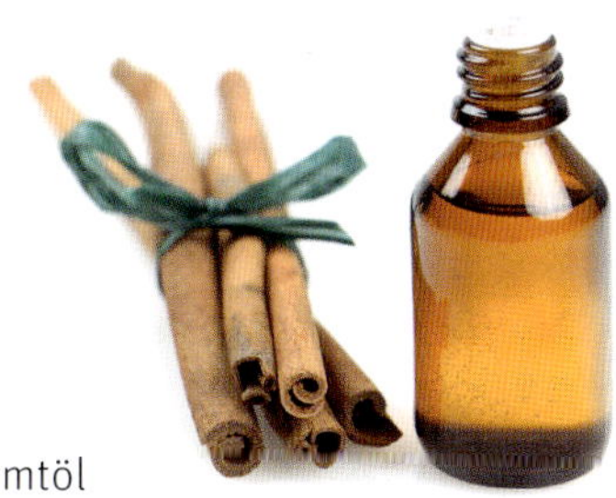

- Zimtöl

Auch Arnika- oder Beinwellsalbe sowie Retterspitz äußerlich können Schmerzen lindern. Wärmesalben, die einen Wirkstoff des Cayennepfeffers, das sogenannte Capsaicin, enthalten, fördern die Durchblutung und können daher schmerzhafte Verspannungen lindern. Waschen Sie jedoch anschließend gut die Hände, und bringen Sie Hautpartien, die mit der Salbe in Kontakt sind, nicht in die Augen!

Fertigarzneimittel der Teufelskralle wirken schmerzlindernd und entzündungshemmend. Ferner mindert die kontinuierliche Einnahme von Omega-3-Fettsäuren die Entzündungsneigung. Sie verbessert auch die Beweglichkeit von Muskeln und Gelenken. Neben Leinöl haben sich je nach Krankheitsbild z. B. Borretsch-, Nachtkerzen- und Schwarzkümmelöl bewährt. Sehr effektiv ist aufgrund des hohen Anteils an Eicosapentaen- und Docosahexensäure auch die Einnahme von einem Esslöffel Fischöl oder 5 Milliliter Algenöl pro Tag. Halten Sie sicherheitshalber einen Abstand von mindestens zwei Stunden zur Einnahme von Medikamenten ein.

Nahrungsergänzungsmittel & Co.

Entzündungen können Sie mit Ananasenzymen (Bromelain) behandeln, die Sie als Fertigarzneimittel erhalten. Nehmen Sie Ananasenzyme ohne Rücksprache mit Ihrem Arzt jedoch nicht zusammen mit bestimmten Antibiotika (Tetrazyklinen) oder Medikamenten, die die Blutgerinnung hemmen. Beachten Sie die Herstellerinformationen im Beipackzettel.

Die vorübergehende Einnahme von Magnesium kann Verspannungen lindern. Vorsicht, bei zu hoher Dosierung oder Daueranwendungen kann Magnesium auch Durchfall verursachen! Reduzieren Sie in diesem Fall Ihre Magnesiumaufnahme. Magnesium ist inzwischen auch zur äußerlichen Anwendung erhältlich und kann bei Bedarf in die verspannte Muskulatur einmassiert werden. Selen und die Vitamine A, B, C und E können wiederum bei entzündlichen Erkrankungen wie der rheumatoiden Arthritis hilfreich sein. Dosieren Sie die Präparate nach Herstellerangaben, beachten Sie die Herstellerinformationen im Beipackzettel, und nehmen Sie sie im Abstand von zwei Stunden zu anderen Medikamenten ein. Patienten unter Chemotherapie sollten vor der Einnahme von Vitaminen Rücksprache mit ihrem Arzt halten.

Schreitet unter der Anwendung von Medikamenten eine Osteoporose fort, sind Sport und die meist ganzjährige Einnahme eines Vitamin-D-Präparats bewährte Gegenmaßnahmen. Lassen Sie sich bezüglich der Dosierung und im

Hinblick auf eine Kombination von Vitamin D mit Vitamin K_2 (MK-7) und Magnesium von Ihrem Arzt oder Apotheker beraten. Vorsicht: Vitamin K kann die Wirkung von Medikamenten aufheben, die die Blutgerinnung hemmen (Vitamin-K-Antagonisten vom Cumarin-Typ, → Seite 155 ff.). Patienten, die diese Arzneistoffe anwenden, dürfen Vitamin K_2 nur in Absprache mit dem Arzt einnehmen.

Calcium kann allerdings wie Magnesium die Aufnahme bestimmter Arzneistoffe im Darm hemmen. Halten Sie daher einen Mindestabstand von zwei Stunden zur Einnahme von Medikamenten ein. Beachten Sie ferner die Hinweise zu Wechselwirkungen von bestimmten Arzneistoffen mit Vitamin D sowie die Herstellerinformationen in den Beipackzetteln.

Tipps

Muskel- und Rückenschmerzen werden oft durch Wärme gelindert, weil diese die Durchblutung verbessert und krampflösend wirkt. Geeignet sind Kirschkernkissen, die Sie in der Mikrowelle oder im Backofen aufwärmen oder Wärmflaschen. Im Handel sind auch Wärmepflaster mit und ohne Wirkstoffe sowie Fangopackungen verfügbar. Wirkstofffreie Pflaster enthalten Stoffe, die mit dem Sauerstoff der Luft reagieren. Dabei entsteht Wärme, die sie über einen definierten Zeitraum an den Körper abgeben. Testen Sie, welches Produkt Sie bevorzugen – beachten Sie aber die jeweiligen Anwendungsbeschränkungen. Wenden Sie Wärme jedoch nie bei Entzündungen oder Gefühlsstörungen an.

Kältepackungen aus dem Kühlschrank werden dagegen von Patienten mit entzündlichen Gelenkschmerzen häufig bevorzugt. Wenn Sie diese im Gefrierschrank aufbewahren, legen Sie ein Handtuch zwischen Haut und Kälteeinheit, um sich vor Erfrierungen zu schützen.

Bei Rücken- und Knieschmerzen übernehmen viele gesetzliche Krankenkassen die Kosten für etwa zehn Akupunkturbehandlungen pro Jahr.

Informationen im Internet

- Bundesverband Deutsche Schmerzhilfe e. V.: www.schmerzhilfe.de
- Deutsche Arthrose-Gesellschaft: www.arthrose-gesellschaft.de

- Deutsche Arthrose-Hilfe e. V.: www.arthrose.de
- Deutsche Fibromyalgie Vereinigung (DFV) e. V.: www.fibromyalgie-fms.de
- Deutsche Gesellschaft für Rheumatologie e. V.: www.dgrh.de
- Deutsche Gesundheitshilfe e. V.: www.gesundheitshilfe.de
- Deutsche Rheumaliga: www.rheuma-liga.de
- Lesen Sie insbesondere hier, welche naturheilkundliche Behandlung für Sie am besten geeignet ist: www.rheuma-liga.de/hilfe-bei-rheuma/leben-und-arbeiten-mit-rheuma/naturheilkunde/cat-report
- Deutsche Schmerzliga e. V.: www.schmerzliga.de
- SchmerzLOS e. V.: www.schmerzlos-ev.de
- Bundeszentrale für gesundheitliche Aufklärung: www.aelter-werden-in-balance.de

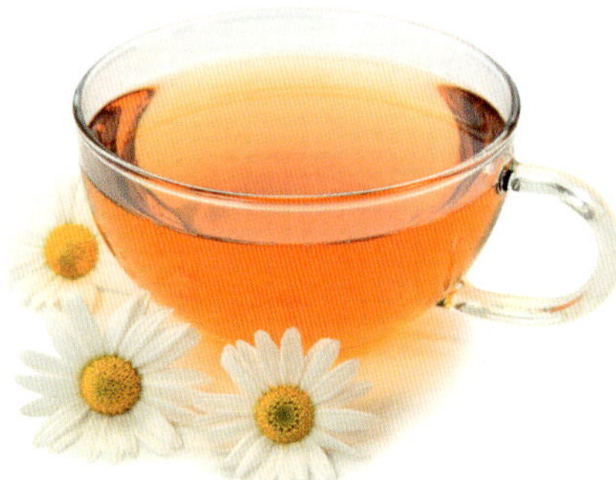

Hautveränderungen

Sichtbare Erfolge stellen sich bei der Behandlung von Hautveränderungen manchmal nicht ganz so schnell ein. Suchen Sie sich daher einen Arzt oder Heilpraktiker mit Erfahrung in der Kräutertherapie, wenn Sie mit diesen Bausteinen innerhalb von zwei bis drei Monaten keine Erfolge erzielen!

> **!** Ein Hautausschlag mit Juckreiz im Zusammenhang mit einer Medikamenteneinnahme kann ein Hinweis auf eine allergische Reaktion sein. In diesem Fall sollte immer der behandelnde Arzt aufgesucht werden. Wenn der Ausschlag von Atemnot oder Schwellungen in Gesicht, Mund oder Atemwegen begleitet wird, rufen Sie den Notarzt! Auch bei großflächigen oder hartnäckigen Hautveränderungen sollten Sie Ihren Arzt informieren.

Ernährung

Die Bausteine zur Ernährung bei Hauterkrankungen sind für alle hier beschriebenen Probleme gültig.

- Trinken Sie ausreichend (mindestens 1,5–2 Liter pro Tag) – auch abgekochtes, warmes Wasser, sofern medizinische Gründe nicht dagegensprechen! Besonders geeignet ist Mineralwasser mit einer hohen Konzentration an Kieselsäure (> 25 mg/l). Ein Glas warmes, abgekochtes Wasser vor jeder Mahlzeit regt den Stoffwechsel an. Vermeiden Sie jedoch Gewürztees, hochprozentigen Alkohol und ein Übermaß an Kaffee.
- Unverdauliche Bestandteile von Lebensmitteln, die sogenannten Präbiotika, nähren die natürliche Darmflora, die einen wichtigen Beitrag zu einer gesunden Haut leisten kann. Hierzu zählen z. B. Artischocken, Chicorée, Kohl (Sauerkraut!), Milchzucker, Schwarzwurzel, Spargel, Topinambur und Zwiebeln. Brottrunk (etwa 400 Milliliter pro Tag verdünnt mit Wasser oder Saft) versorgt Sie nicht nur mit Enzymen, Aminosäuren, Mineralstoffen und Vitaminen, sondern auch mit Milchsäurebakterien. So kann er ebenfalls zum Aufbau der Darmflora beitragen. Stark Immungeschwächte und Zöliakie-Patienten sollten jedoch Rücksprache mit ihrem Arzt halten, bevor sie Brottrunk zu sich nehmen!
- Bringen Sie Ihren Stoffwechsel auf Trab. Damit entlasten Sie Ihre Haut. Bitterstoffe, wie sie in Chicorée, Endivie, Pampelmuse, Radicchio oder Rucola enthalten sind, leisten hierzu einen wichtigen Beitrag. Würzen Sie regelmäßig mit frischen Kräutern.
- Achten Sie auf eine gute Versorgung mit Vitaminen und Mineralstoffen (→ Seite 58 f.). Halten Sie jedoch sicherheitshalber einen Mindestabstand von zwei Stunden zur Einnahme von Medikamenten ein, da einige Mineralstoffe die Aufnahme bestimmter Arzneistoffe aus dem Darm hemmen können (→ Seite 155 ff.). Geeignet sind Nüsse, Obst, Gemüse (vor allem Brokkoli, Fenchel, Hülsenfrüchte, die verschiedenen Kohlsorten, Rote Bete, Rucola, Spargel, Spinat), Trockenfrüchte und Vollkorngetreide. Gerste und Hirse liefern wertvolle Kieselsäure.
- Essen Sie Wildkräutersalate, wenn diese Kräuter verfügbar sind. Sammeln Sie hierzu fern vom Straßenverkehr

z. B. Brennnessel, Gänseblümchen, Löwenzahn oder Schafgarbe. Würzen Sie zudem mit frischen Kräutern anstelle von getrockneten.

- Tipps aus der chinesischen Medizin:
  - Kochen Sie in Suppen, Soßen und Eintöpfen etwas Meeresalgen mit, wie z. B. die Wakame-Alge. Meeresalgen enthalten allerdings Jod und sollten deshalb bei bestimmten Erkrankungen der Schilddrüse nicht bzw. nur in Absprache mit Ihrem Arzt verzehrt werden (→ Seite 177).
  - Verzichten Sie auf scharfe Gewürze, und reduzieren Sie trockene Speisen wie reine Brotmahlzeiten, Chips oder Reiswaffeln.
- Essen Sie zu den warmen Mahlzeiten einen kleinen Beilagensalat, und verwenden Sie für die Zubereitung der Salatsoße ein kalt gepresstes Pflanzenöl. Auch milchsauer eingelegtes Gemüse ist als Beilage geeignet, um den Stoffwechsel anzuregen.
- Reduzieren Sie Süßes und Nahrungsmittel mit einem hohen Fettanteil wie Frittiertes, Schokolade, Cremetorten, Pizza, Sahnesoßen oder Räucherlachs, wenn Sie zu Akne neigen. Meiden Sie auch Gegrilltes und Milchprodukte. Verwenden Sie zum Kochen stattdessen je nach Verträglichkeit Getreide-, Mandel- oder Sojaprodukte.
- Verzichten Sie auf das Rauchen!

Kräuter

Machen Sie ein- bis zweimal im Jahr eine Kur mit dem Presssaft der Artischocke, der Brennnessel oder des Löwenzahns, sofern medizinische Gründe nicht dagegensprechen. Wenn sich Ihre Haut dabei verschlechtert, sollten Sie die Dosierung langsam bis zur empfohlenen Tagesdosis steigern. Die Kräuter fördern die Ausscheidung von Schadstoffen, die sich im Körper angesammelt haben. Trinken Sie daher reichlich, um ihre Wirkung zu unterstützen.

Nahrungsergänzungsmittel & Co.

Viele Menschen in Deutschland haben einen Vitamin-D-Mangel und sind deshalb anfällig für Hauterkrankungen. Lassen Sie deshalb beim Arzt Ihren Vitamin-D-Spiegel untersuchen, und nehmen Sie bei zu niedrigen Werten in den Monaten mit »r« – bei Bedarf auch ganzjährig – ein Vitamin-D-Präparat. Lassen Sie sich bezüglich der Dosierung und im Hinblick auf eine Kombination von Vitamin D mit Vitamin K_2 (MK-7), Calcium und Magnesium, von Ihrem Arzt oder Apotheker beraten. Vorsicht: Vitamin K kann die Wirkung von Medikamenten aufheben, die die Blutgerinnung hemmen (Vitamin-K-Antagonisten vom Cumarin-Typ, → Seite 155 ff.). Patienten, die diese Arzneistoffe anwenden, dürfen Vitamin K_2 nur in Absprache mit dem Arzt einnehmen. Außerdem können Calcium und Magnesium die Aufnahme bestimmter Arzneistoffe im Darm hemmen. Halten Sie daher einen Mindestabstand von zwei Stunden zur Einnahme von Medikamenten ein. Beachten Sie ferner die Hinweise zu Wechselwirkungen von bestimmten Arzneistoffen mit Vitamin D sowie die Herstellerinformationen in den Beipackzetteln

Trockenheit und trockene Ekzeme

Einige Arzneimittel können bei anfälligen Patienten eine bereits bestehende Tendenz zu trockener Haut verstärken. Pflege von außen reicht dann oftmals nicht aus, um dies zu lindern.

Lebensführung

- Duschen und Bäder trocknen die Haut zusätzlich aus. Verzichten Sie deshalb darauf, täglich zu duschen.
- Verwenden Sie ausschließlich milde, pH-neutrale, rückfettende Seifen und Shampoos. Geeignet sind zudem kurze Bäder (etwa 20 Minuten) im Salz aus dem Toten Meer sowie Haferstroh- (→ Seite 218) oder Weizenkleiebäder. Ölbäder, Schafmilchseifen bzw. Duschöle fetten die Haut gut nach.
- Pflegen Sie Ihre Haut mit einer rückfettenden Lotion oder einem Öl (z. B. Mandel- oder Sanddornöl), das Sie auf die noch feuchte Haut auftragen.
- Verzichten Sie auf das Fönen – lassen Sie Ihre Haare an der Luft trocknen.
- Vermeiden Sie ausgiebige Sonnenbäder, sofern diese Ihre Beschwerden verschlechtern.
- Nicht kratzen! Kürzen Sie Ihre Nägel, wenn Ihre trockene Haut juckt und Sie deshalb kratzen. Suchen Sie sich Beschäftigungen für Ihre Finger, die Sie vom Juckreiz und vom Bedürfnis zu kratzen ablenken.
- Tragen Sie bei Juckreiz weder Wolle noch Kleidung aus synthetischen Stoffen.

- Reduzieren Sie Stress, wenn dieser Ihre Hautprobleme verstärkt. Erstellen Sie einen Zeitplan, in dem Sie festlegen, wann Sie Ihren Pflichten nachgehen wollen, und planen Sie dazwischen kleine Pausen ein, die Sie auch einhalten. Sorgen Sie zudem für Ruhe, wenn Sie sich konzentrieren müssen. Schalten Sie beispielsweise Handy und Telefon lautlos, und ignorieren Sie eingehende E-Mails.
- Erlernen Sie Meditations- oder Entspannungstechniken, und bauen Sie diese fest in Ihren Alltag ein. Vielleicht spielen Sie auch lieber ein Instrument, lesen ein Buch oder malen, um zur Ruhe zu kommen! Viele Menschen entspannen auch beim Sport.
- Achten Sie auf ausreichend Schlaf.

Kräuter

Teekräuter, die die Haut von innen befeuchten:

- Brennnesselsamen *(Urticae urens semen)*
- Hafer *(Avenae sativae fructus)*
- Isländisches Moos *(Lichen islandicus)*
- Malve *(Malvae flos)*
- Mariendistelfrüchte *(Cardui mariae fructus)*
- Rosenblüten *(Rosae caninae flos)*
- Taubnessel *(Lamii albi flos)*
- Vogelmiere *(Stellariae med. herba)*

Kräuter und Co. zur äußerlichen Anwendung:

- Aloe-vera-Gel oder -Creme auf die Haut auftragen
- Öl, z.B. Avocado-, Johanniskraut-, Mandel-, Nachtkerzen-, Rosen- oder Sanddornöl, in die feuchte Haut einmassieren.
- Shea-Butter auf die feuchte Haut auftragen. Rühren Sie sie mit dem Handmixer und etwas Mandelöl weich.

Nehmen Sie entweder zwei- bis dreimal täglich einen Esslöffel Leinöl, einmal täglich einen Esslöffel Nachtkerzenöl oder einen Teelöffel Borretschöl. Sie können diese Öle direkt bei einer Ölmühle oder als Kapseln kaufen. Darüber hinaus hat sich Sanddornöl-Extrakt innerlich bei trockener Haut bewährt, den Sie ebenfalls in Kapseln erhalten. Halten Sie einen Abstand von mindestens zwei Stunden zur Einnahme von Medikamenten ein.

Quecke *(Graminis rhizoma)* und Schachtelhalm *(Equiseti herba)* können die Haut und das Bindegewebe mit Kieselsäure versorgen.

Nahrungsergänzungsmittel & Co.

Kieselsäure kräftigt Haut und Bindegewebe. Allerdings müssen Sie sie längere Zeit zu sich nehmen, bis Sie eine Veränderung bemerken. Dosieren Sie Kieselsäure nach Herstellerangaben, beachten Sie die Herstellerinformationen im Beipackzettel, und nehmen Sie sie im Abstand von zwei Stunden zu Medikamenten ein.

Akne, Furunkel und andere Entzündungen der Haut

Durch Arzneimittel kann die Anfälligkeit für Entzündungen der Haut zunehmen, die auch mit Ansammlungen von Eiter einhergehen können.

Lebensführung

- Drücken Sie an Entzündungen, Pickeln oder Furunkeln nicht herum. Einige Kräuter sind in diesen Fällen für Bäder, Waschungen oder Umschläge geeignet (→ unten). Auch Teilbäder mit Kernseife weichen Entzündungen auf und ziehen den Eiter heraus. Sie eignen sich vor allen bei Entzündungen an Händen oder Füßen.
- Achten Sie auf eine gute Hygiene, aber vermeiden Sie übertriebene Formen. Bevorzugen Sie pH-neutrale Pflegeprodukte. Geeignet sind auch Haferstrohbäder (→ Seite 218).
- Verwenden Sie Cremes und Lotionen nur in Maßen, damit diese die Hautporen nicht verstopfen.
- Sport stärkt das Immunsystem und wirkt sich günstig auf Ihr Hautbild aus.

Kräuter

Die Behandlung entzündlicher Hauterkrankungen mit Tees beruht sowohl auf Kräutern, die ihre Wirkung von innen entfalten können, als auch auf einer Anregung der Ausscheidungsorgane.

Teekräuter zur Behandlung der Hautbeschwerden:

- Feldstiefmütterchen *(Violae tricoloris flos)*

> ! Suchen Sie umgehend einen Arzt auf, wenn entzündete Hautstellen schmerzen, heiß werden, anschwellen und eitern, insbesondere wenn dies von Fieber begleitet wird.

- Gänseblümchen *(Bellidis perennis flos)*
- Isländisches Moos *(Lichen islandicus)*
- Ringelblume *(Calendulae flos)*

Um die Ausscheidungsorgane zu stärken, nehmen Sie Leinsamen, der anregend auf den Darm wirkt, sowie ein Fertigpräparat der Mariendistel oder der Artischocke, um die Leberfunktion zu stimulieren. Mischen Sie zusätzlich in einem Tee zu gleichen Teilen Löwenzahn, um Leber und Niere zu aktivieren, und Brennnessel oder Liebstöckel, um das Durchspülen der Harnwege zu verbessern. Fügen Sie dieser Mischung noch das Feldstiefmütterchen und ein bis zwei weitere der oben genannten Teekräuter für die Haut zu. Diese Mischung wirkt harntreibend, daher sollten Sie zusätzlich viel trinken!

Kräuter und Tinkturen zur lokalen Anwendung :

- Feldstiefmütterchen *(Violae tricoloris herba)*
- Kamille *(Matricariae flos)*
- Ringelblume *(Calendulae flos)*
- Schachtelhalm *(Equiseti herba)*
- Schwarzer Tee *(Theae nigrae folium)*
- Spitzwegerich *(Plantaginis lanceolatae herba)*
- Weißkohlblatt- oder Quarkauflagen
  Blanchieren Sie ein Weißkohlblatt, oder walken Sie es mit dem Nudelholz kurz durch, und legen Sie es anschließend auf die betroffene Stelle (nicht direkt auf offene Wunden), nachdem Sie die dicke Rippe aus der Mitte herausgeschnitten haben. Decken Sie das Areal mit einem Handtuch oder einem Verband ab. Der Weißkohl zieht Eiter aus dem betroffenen Gewebe und lindert Entzündungen. Wiederholen Sie die Anwendung zweimal täglich, und waschen Sie das Areal mit einem der oben genannten Tees. Ebenso wirkt der messerdick aufgetragene Quark. Entfernen Sie den Quark, wenn er trocken ist. Testen Sie, was Ihnen besser hilft.

Machen Sie feuchte Auflagen mit einem der Kräutertees oder mit verdünnten Tinkturen (etwa ein Esslöffel auf eine Tasse). Wechseln Sie diese Auflagen, bevor sie trocken sind. Verwenden Sie auf akuten Entzündungen grundsätzlich keine fetten Salben! Apotheker Pahlow empfiehlt bei Akne Waschungen mit einem Wasser aus Gänseblümchen und Feldstiefmütterchen. Hierzu werden je ein Esslöffel der getrockneten Pflanzen über Nacht (8–10 Stunden) in einem Liter Wasser angesetzt und anschließend abgeseiht.

Nahrungsergänzungsmittel & Co.

Medizinische Hefe, B-Vitamine und Zink wirken lindernd bei Hautunreinheiten. Dosieren Sie die Präparate nach Herstellerangaben, beachten Sie die Herstellerinformationen im Beipackzettel, und nehmen Sie Zink im Abstand von mindestens zwei Stunden zu anderen Medikamenten ein. Zinksalbe kann auch äußerlich angewendet werden. Auf unreine Haut oder Akne können Sie alternativ auch Heilerde auftragen.

Informationen im Internet

- Bundesverband Neurodermitis e. V. – Selbsthilfeorganisation für Neurodermitis, Asthma, Allergie, Vitiligo und Psoriasis: www.neurodermitis.net
- Deutscher Allergie- und Asthmabund e. V. (DAAB): www.daab.de
- Deutsche Gesundheitshilfe e. V.: www.gesundheitshilfe.de
- Deutsches Grünes Kreuz: www.dgk.de
- Deutscher Psoriasis Bund e. V.: www.psoriasis-bund.de
- Psoriasis Selbsthilfe Arbeitsgemeinschaft e. V. (PSOAG): www.psoriasis-selbsthilfe.org
- Selbsthilfegemeinschaft Haut e. V.: www.shg-haut.de

Herz-Kreislauf-Beschwerden

Manchmal geht die Einnahme von Medikamenten mit einer Veränderungen des Blutdrucks einher. Während er bei manchen Patienten abfällt, steigt er bei anderen an. Auch der Herzschlag kann beschleunigt oder verlangsamt werden. Gefährdet sind

> ! Starke Veränderungen von Blutdruck oder Herzrhythmus sollten unbedingt vom behandelnden Arzt überwacht werden. Die folgenden Tipps sind daher eher allgemeiner Art und zeigen Ihnen auf, wie Sie entsprechenden Beschwerden vorbeugen und diese in leichten Fällen lindern können.

oft vorbelastete Patienten. Der erste Wert Ihres Blutdrucks sollte in der Regel kleiner als 140 mmHg sein, der zweite kleiner als 90 mmHg. Der Puls eines Erwachsenen liegt normalerweise zwischen 60 und 80 Schlägen pro Minute.

Lebensführung

- Bewegen Sie sich regelmäßig. Stehen Sie bei einer sitzenden Tätigkeit immer wieder auf, und gehen Sie ein paar Schritte. Laufen Sie eine Station, bevor Sie Bus, Straßenbahn oder die U-Bahn nehmen, und steigen Sie eine Station früher aus. Oder parken Sie Ihr Auto so, dass Sie noch einen Spaziergang von 15 Minuten haben, bevor Sie Ihr Ziel erreichen. Fahren Sie nicht überall mit dem Auto hin, sondern überlegen Sie sich, welche Ziele Sie auch zu Fuß oder mit dem Fahrrad erreichen können. Gehen Sie Treppen zu Fuß hoch, statt die Rolltreppe zu nehmen.
- Ausdauersport an drei bis fünf Tagen die Woche für 30 bis 60 Minuten ist ein wichtiger Bestandteil im Rahmen der Vorbeugung von Herz-Kreislauf-Erkrankungen. Geeignet sind z. B. Radfahren, Schwimmen, Tanzen, Walking oder Wandern. Steigern Sie die Belastung langsam, wenn Sie ein solches Pensum nicht gewohnt sind. Ausdauersport sollte durch Krafttraining an zwei bis drei Tagen pro Woche von je 45 bis 60 Minuten ergänzt werden, um Muskeln aufzubauen.
- Vermeiden Sie Stress! Erstellen Sie einen Zeitplan, in dem Sie festlegen, wann Sie Ihren Pflichten nachgehen wollen, und planen Sie dazwischen kleine Pausen ein, die Sie auch einhalten. Sorgen Sie zudem für Ruhe, wenn Sie sich konzentrieren müssen. Schalten Sie beispielsweise Handy und Telefon lautlos, und ignorieren Sie eingehende E-Mails.
- Erlernen Sie Meditations- oder Entspannungstechniken, und bauen Sie diese fest in Ihren Alltag ein. Vielleicht spielen Sie auch lieber ein Instrument, malen oder lesen ein gutes Buch und entspannen dabei! Wenn Sie sich gerne bewegen und dennoch entspannen wollen, versuchen Sie es einmal mit Yoga.
- Eine stabile positive Gemütslage ist eine gute Grundlage für die Gesundheit

Ihres Herzens. Was Sie bei Stimmungsschwankungen tun können, erfahren Sie auf Seite 125 ff.

- Wechselduschen verbessern die Durchblutung und tragen zur Regulation des Blutdrucks bei (→ Seite 89 ff.). Gehen Sie zusätzlich bei leicht erhöhtem Blutdruck regelmäßig alle ein bis zwei Wochen in die Sauna, sofern Ihr Arzt keine Einwände hat. Die Aufenthalte in der Sauna tragen dazu bei, dass die Gefäße sich weiten und der Blutdruck sinkt. Verzichten Sie jedoch auf das Tauchbad, denn im eiskalten Wasser werden die Gefäße eng gestellt. Duschen Sie den Körper stattdessen mit lauwarmem Wasser ab.
- Gehen Sie bei leicht erhöhtem Blutdruck Blut spenden.
- Schlafen Sie ausreichend.
- Verzichten Sie aufs Rauchen, und reduzieren Sie ein eventuell bestehendes Übergewicht (→ Seite 39 ff.).
- Vermeiden Sie bei erhöhtem Blutdruck oder Herzrhythmus-Störungen starke körperliche Anstrengungen und Hitze.
- Beachten Sie ggf. auch die Hinweise im Abschnitt zu Wasseransammlungen (→ Seite 133 ff.).

Ernährung

- Trinken Sie bei hohem Blutdruck reichlich Wasser (mindestens 1,5 Liter pro Tag) mit einem hohen Gehalt an Magnesium (> 100 mg/l). Halten Sie jedoch sicherheitshalber einen Mindestabstand von zwei Stunden zur Einnahme von Medikamenten ein, da Magnesium die Aufnahme bestimmter Arzneistoffe aus dem Darm hemmen kann (→ Seite 155 ff.).
- Erhöhen Sie Ihre Flüssigkeitszufuhr, wenn Sie unter einem niedrigen Blutdruck leiden.
- Nehmen Sie vornehmlich drei Hauptmahlzeiten zu sich. Versuchen Sie es auch mal mit einem warmen Frühstück wie z. B. einer Suppe, einem Omelett oder einem Frühstücksbrei (→ Seite 163).
- Essen Sie möglichst viel Obst, frisches Gemüse und Fisch, aber wenig Fleisch. Gut geeignet ist die sogenannte Mittelmeerdiät, um Herz-Kreislauf-Beschwerden vorzubeugen. Achten Sie auf eine moderate Fettaufnahme (etwa 30 Prozent der Kalorien, die Sie täglich zu sich nehmen) überwiegend in Form von pflanzlichen Fetten wie Olivenöl oder Nüssen. Aber auch Fischöl

ist empfehlenswert, das wertvolle Omega-3-Fettsäuren liefert. Auf diese Weise schützen Sie die Gefäßwände vor Ablagerungen und Entzündungen. Vegetarier und Veganer können stattdessen Avocado oder täglich 5 Milliliter Algenöl zu sich nehmen, um sich mit Omega-3-Fettsäuren zu versorgen.

- Achten Sie auf eine ausreichende Aufnahme von Vitaminen, Mineralstoffen und Spurenelementen – insbesondere von B-Vitaminen, Vitamin C, D und E sowie Coenzym Q_{10}, Kalium und Magnesium. Letzteres sorgt für eine Entspannung der Gefäßmuskulatur und trägt so zur Blutdrucksenkung bei.
  - B-Vitamine (→ Seite 155 ff.) stecken in einer Vielzahl tierischer und pflanzlicher Lebensmittel. Hierzu gehören neben Fisch und Fleisch auch Getreide, Nüsse, Gemüse und Obst sowie Milchprodukte.
  - Gute Vitamin-C-Lieferanten sind neben Tomaten und Paprika z. B. auch Chicorée, Mangold, Rucola oder Spinat sowie Petersilie, Kresse, Äpfel, Beeren und Zitrusfrüchte. Granatapfel liefert nicht nur Vitamin C, er kann auch aufgrund anderer Inhaltsstoffe vor leichten Herz-Kreislauf-Störungen schützen. Allerdings können Zitrusfrüchte – insbesondere die Grapefruit – die Wirkung einiger Arzneistoffe verändern. Informationen, ob Sie auf Zitrusfrüchte wegen der von Ihnen eingenommenen Medikamente verzichten sollten, erhalten Sie von Ihrem Arzt oder Apotheker und im Beipackzettel.
  - Vitamin D bildet der Körper selbst, sofern Sie ausreichend Zeit bei Tageslicht im Freien verbringen. Über die Nahrung kann Vitamin D in kleinen Mengen durch den Konsum von Pilzen aufgenommen werden.
  - Vitamin E ist in Nüssen, schwarzem Sesam und in verschiedenen Ölen enthalten (→ Seite 59).
  - Coenzym Q_{10} ist in Fleisch, aber auch in pflanzlichen Ölen, Nüssen, Brokkoli, Bohnen, Kohl, Mais oder Sojaprodukten enthalten. Darüber hinaus liefern Makrelen und Sardinen Coenzym Q_{10}.
  - Kalium können Sie mit Bananen und getrockneten Aprikosen zuführen, während Amaranth, Hafer, Hirse, Quinoa, Reis und Vollkornweizen sowie Hülsenfrüchte, Sesam, Sonnenblumenkerne oder Nüsse gute

Magnesium-Lieferanten sind (→ Seite 58). Halten Sie jedoch sicherheitshalber einen Abstand von zwei Stunden zu Medikamenten ein, da Magnesium die Aufnahme bestimmter Arzneistoffe aus dem Darm hemmen kann (→ Seite 155 ff.). Patienten, die Herzglykoside einnehmen, sollten zuvor Rücksprache mit ihrem Arzt halten.

- Verwenden Sie bei erhöhtem Blutdruck beim Kochen täglich Galgant, Knoblauch und Zwiebeln. Knoblauch sollten Sie allerdings erst am Ende der Garzeit zugeben und nicht länger als fünf Minuten mitkochen, da er sonst seine Wirkung verliert. Geben Sie außerdem frische Kräuter an Ihre Gerichte, und würzen Sie Ihre Salate mit Ume Su, einer enzymreichen, vergorenen Würzsoße aus japanischen Ume-Früchten.
- Reduzieren Sie Ihren Kochsalz- und Alkoholkonsum, wenn Ihr Blutdruck erhöht ist.
- Bei einer Neigung zu einem beschleunigten Herzschlag und Unruhe sollten Sie den Verzehr von anregenden Getränken wie Kaffee, Schwarztee oder Sekt einschränken. Ebenso können scharf gewürzte Speisen und hochprozentige Bitterschokolade diesen Zustand verschlimmern.
- Verzichten Sie auf den Verzehr von Lakritz (→ Seite 160).
- Bei erhöhten Blutfettwerten sollten Sie auch die dort beschriebenen Empfehlungen beachten (→ Seite 60 ff.) und bei Wasseransammlungen die Ratschläge ab Seite 133 ff.

Kräuter

Kräuter, die die Durchblutung anregen (→ auch Durchblutung des Gehirns, Seite 108 ff.):

- Buchweizen *(Fagopyri herba)*
- Galgant *(Galangae rhizoma)*
- Ginkgo *(Ginkgo folium)*, Gemmopräparat *»Ginkgo biloba«*
- Rosmarin *(Rosmarini folium)*, Gemmopräparat *»Rosmarini officinalis«*

Kräuter gegen Herzklopfen und Unruhe:

- Hafer *(Avenae herba)*
- Hopfen *(Lupuli strobulus)*
- Johanniskraut *(Hyperici herba)*
- Lavendel *(Lavandulae fructus)*
- Melisse *(Melissae folium)*
- Passionsblume *(Passiflora herba)*

Kräuter bei Herzrhythmus-Störungen:

- Herzgespann *(Leonuri herba)*

- Weißdorn *(Crataegi flos/folium)*, Gemmopräparat *»Crataegus«*

Kräuter bei niedrigem Blutdruck:

- Schwarzer oder grüner Tee *(Theae nigrae* oder *Theae viridis folium)*
- Ginseng *(Ginseng radix)*
- Rosmarin *(Rosmarini folium)*, Gemmopräparat *»Rosmarini officinalis«*

Kräuter bei leicht erhöhtem Blutdruck: Zur Blutdrucksenkung werden in der Volksheilkunde Zubereitungen aus den Blättern des Ölbaums eingesetzt. Es ist auch ein entsprechendes Gemmopräparat verfügbar. Die Blätter des Ölbaums wirken entwässernd und können so die Wirkung von vergleichbar wirksamen Medikamenten der Schulmedizin wie ACE-Hemmern, Sartanen oder Diuretika verstärken. Eine gemeinsame Anwendung sollte daher nicht erfolgen. Fragen Sie Ihren Arzt oder Apotheker, wenn Sie nicht sicher sind, ob Ihre Medikamente entwässern.

Nahrungsergänzungsmittel & Co.

Lassen Sie beim Arzt Ihren Vitamin-D-Spiegel untersuchen, und nehmen Sie bei zu niedrigen Werten in den Monaten mit »r« – bei Bedarf auch ganzjährig – ein Vitamin-D-Präparat. Lassen Sie sich bezüglich der Dosierung und im Hinblick auf eine Kombination von Vitamin D mit Vitamin K_2 (MK-7), Calcium und Magnesium, von Ihrem Arzt oder Apotheker beraten. Vorsicht: Vitamin K kann die Wirkung von Medikamenten aufheben, die die Blutgerinnung hemmen (Vitamin-K-Antagonisten vom Cumarin-Typ). Patienten, die diese Arzneistoffe anwenden, dürfen Vitamin K_2 nur in Absprache mit dem Arzt einnehmen. Außerdem können Calcium und Magnesium die Aufnahme bestimmter Arzneistoffe im Darm hemmen. Halten Sie daher einen Mindestabstand von zwei Stunden zur Einnahme von Medikamenten ein. Beachten Sie ferner die Hinweise zu Wechselwirkungen von bestimmten Arzneistoffen mit Vitamin D sowie die Herstellerinformationen in den Beipackzetteln.

Knoblauchkapseln können bei leichten Formen von erhöhtem Blutdruck zur Linderung beitragen. Knoblauch kann jedoch die Wirkung von Blutdrucksenkern sowie von Medikamenten, die die Blutgerinnung hemmen, verstärken. Darüber hinaus beeinträchtigt Knoblauch die Wirkung von Medikamenten gegen Viren, unter anderem von einigen Arzneistoffen zur Behandlung einer HIV-Infektion. Verzichten Sie daher auf Knoblauchsaft, wenn Sie ein Medikament aus den genannten Gruppen einnehmen, und beachten Sie weitere Herstellerinformationen im Beipackzettel (→ Seite 155 ff.).

Wenn Sie Ihren Magnesiumbedarf mit der Nahrung nicht decken können, nehmen Sie versuchsweise Magnesium ein, um den Blutdruck zu senken. Vorsicht, bei zu hoher Dosierung oder Daueranwendungen kann Magnesium auch Durchfall verursachen! Reduzieren Sie in diesem Fall Ihre Magnesiumaufnahme. Außerdem kann Magnesium die Aufnahme bestimmter Arzneistoffe im Darm hemmen. Halten Sie daher einen Mindestabstand von zwei Stunden zur Einnahme von Medikamenten ein, und beachten Sie weitere Herstellerinformationen im Beipackzettel.

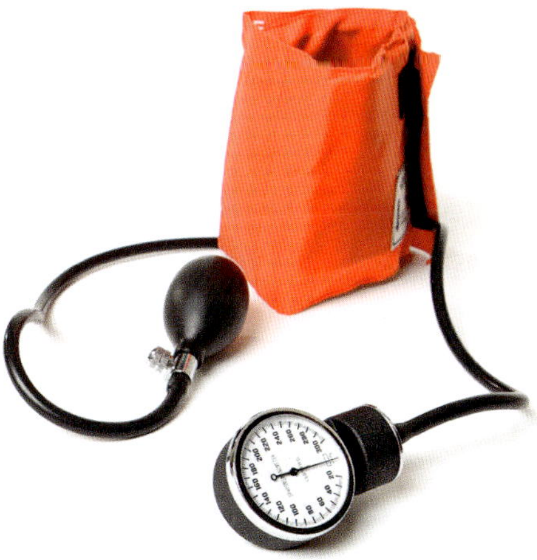

Tipps

Auch mit Hilfe der Akupunktur kann man den Blutdruck senken. Die Kosten werden jedoch nicht von den gesetzlichen Krankenkassen übernommen.

Informationen im Internet

- Internetseite der Carstens-Stiftung: www.carstens-stiftung.de
- Deutsches Grünes Kreuz: www.dgk.de
- Deutsche Herzstiftung: www.herzstiftung.de
- Hochdruckliga: www.hochdruckliga.de
- Internetseite des Instituts für Qualität und Wirtschaftlichkeit im Gesundheitswesen: www.gesundheitsinformation.de
- Patientenplattform des Berufsverbands Deutscher Internisten: www.internisten-im-netz.de
- Patientenleitlinie Bluthochdruck (arterielle Hypertonie) der Universität Witten/Herdecke: www.patientenleitlinien.de/Bluthochdruck/bluthochdruck.html

Krampfadern, Venenschwäche und Hämorrhoiden

Die Einnahme bestimmter Arzneistoffe kann bei bestehender Anfälligkeit das Risiko für Krampfadern oder eine Venenschwäche erhöhen. Beispielsweise können die Eigenschaften der Gefäßwände oder des Bindegewebes verändert werden. Hinweise können Schwellungen im Bereich der Knöchel oder schwere Beine mit Juckreiz oder Kribbeln sein. Möglicherweise nimmt die Anfälligkeit für Blutergüsse zu. Aber auch die Blutgerinnung oder die Durchblutung kann durch Medikamente beeinflusst werden. Im schlimmsten Fall droht dann ein Gefäßverschluss.

> **!** Gefäßverschlüsse können lebensbedrohliche Folgen haben. Wenden Sie sich daher bei Verdacht bitte sofort an einen Arzt! Warnzeichen sind etwa ein schmerzendes, kaltes und bläulich verfärbtes oder blasses Bein bzw. ein schmerzendes, geschwollenes, stellenweise heißes und gerötetes Bein. Die Beschwerden können von Gefühlsstörungen oder gar Lähmungen begleitet sein.
> Bei Blutungen im Bereich des Anus oder wenn sich im Bereich von Krampfadern Geschwüre bilden, sollten Sie ebenfalls einen Arzt aufsuchen!

Die folgenden Ratschläge dienen der Unterstützung bei Besenreisern, Krampfadern in den Beinen oder Hämorrhoiden. Gleichzeitig können Sie zur Vorbeugung und Nachsorge von Entzündungen oder Gefäßverschlüssen beitragen.

Lebensführung

- Wenden Sie regelmäßig morgens nach dem Aufstehen – aber vor dem Frühstücken oder Zähneputzen – das Ölziehen an (→ Seite 148 f.).
- Bewegen Sie sich regelmäßig. Stehen Sie bei einer sitzenden Tätigkeit immer wieder auf, und gehen Sie ein paar Schritte. Laufen Sie eine Station, bevor Sie in den Bus, die Straßenbahn oder die U-Bahn einsteigen, und verlassen Sie sie eine Station früher. Oder parken Sie Ihr Auto so, dass Sie noch einen Spaziergang von 15 Minuten haben,

bevor Sie Ihr Ziel erreichen. Fahren Sie nicht überall mit dem Auto hin, sondern überlegen Sie sich, welche Ziele Sie auch zu Fuß oder mit dem Fahrrad erreichen können. Gehen Sie Treppen zu Fuß hoch, statt die Rolltreppe zu nehmen.

- Geeignet sind auch Gymnastik, Schwimmen, Qi Gong, Tai Chi oder Yoga.
- Vermeiden Sie langes Sitzen oder Stehen. Tragen Sie bei stehenden Tätigkeiten und auf längeren Reisen, aber auch bei großer Hitze Stützstrümpfe. Wenn Sie einmal länger sitzen müssen, legen Sie die Beine hoch, oder heben Sie regelmäßig mehrmals hintereinander aktiv im Sitzen im Wechsel Ihre Fersen, während der Ballen auf den Boden drückt, und senken Sie die Ferse wieder zum Boden, sodass Sie scheinbar auf der Stelle gehen.
- Tragen Sie lockere Kleidung, die die Gefäße an Knöcheln und Knien nicht einschnürt; gut geeignet sind z. B. Diabetikersocken mit ihrem weiten und weichen Bund, der nicht einschneidet.
- Wechselduschen verbessern die Durchblutung (→ Seite 149). Mögliche Folgen von Durchblutungsstörungen können auch Herz-Kreislauf-Beschwerden (→ Seite 89 f.), kalte Hände und Füße (→ Seite 101 ff.) oder Konzentrationsstörungen (→ Seite 108 ff.) sein. Informieren Sie sich daher bei Bedarf auch in diesen Abschnitten über mögliche Gegenmaßnahmen.
- Venengymnastik
  - Stellen Sie sich mehrmals hintereinander auf die Zehenspitzen, und heben Sie anschließend die Fußspitzen an, während die Ferse am Boden bleibt.
  - Legen Sie sich auf den Rücken, spannen Sie die Bauchmuskulatur an, und heben Sie ein Bein nach oben an, sodass die Fersen zur Decke zeigen. Das andere Bein liegt ausgestreckt am Boden. Alternativ können Sie beide Beine gleichzeitig anheben. Strecken Sie einen Fuß, und ziehen Sie ihn dann an. Führen Sie diese Übung mehrmals hintereinander mit beiden Beinen durch. Diese Übung können Sie während einer sitzenden Tätigkeit ebenfalls zwischendurch einbauen.
  - Kreisen Sie die Füße in den Fußgelenken nacheinander in beide Richtun-

gen. Auch diese Übung kann alternativ im Sitzen durchgeführt werden.

- Fahren Sie in Rückenlage Fahrrad in der Luft.

- Fußrollen bzw. Fußmassagen: Rollen Sie eine Fußsohle nach der anderen mit sanftem Druck langsam über eine dicke Holzstange, die mindestens den Durchmesser eines Besenstiels hat. Der andere Fuß steht währenddessen stabil auf dem Boden. So fördern Sie nicht nur die Durchblutung Ihrer Füße, Sie massieren auch die Fußreflexzonen. Wenn Sie Verspannungen in den Fußsohlen haben, ist dies möglicherweise anfangs etwas schmerzhaft. Lassen Sie sich davon nicht beirren, das vergeht! Ihre Füße werden es Ihnen danken! Oder legen Sie sich hin und wieder Massagebälle unter die Füße und massieren Sie sie – auch am Schreibtisch.

- Bei Hämorrhoiden sollten Sie zusätzlich:
  - den Stuhl nicht herauspressen und auch beim Sport Druck auf den Anus vermeiden.
  - auf eine gute Hygiene achten und die Analregion nach jedem Stuhlgang feucht reinigen.
  - Fette Öle wie Johanniskraut-, Ringelblumen- oder Sanddorn-Fruchtfleischöl können eine Gleitschicht bilden und so die Entleerung des Darms erleichtern, wenn sie vor dem Stuhlgang auf die unverletzte Haut aufgetragen werden.

Ernährung

- Trinken Sie reichlich Wasser (mindestens 2 Liter pro Tag), insofern medizinische Gründe nicht dagegensprechen.
- Essen Sie täglich drei warme Mahlzeiten, und achten Sie auf eine bal-

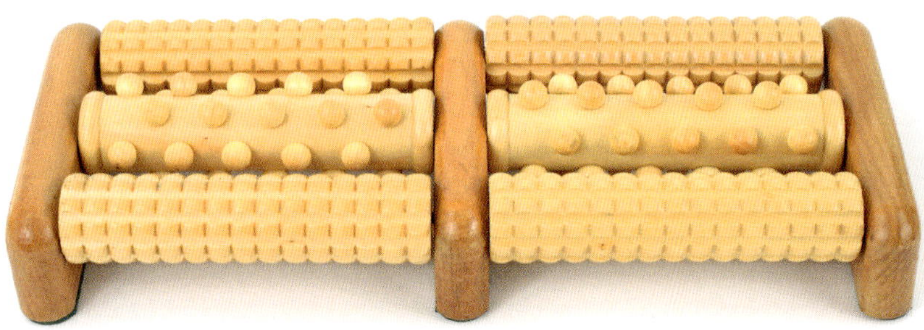

laststoffreiche Ernährung, um bei Hämorrhoiden Verstopfung vorzubeugen. Beachten Sie gegebenenfalls auch die entsprechenden Hinweise unter Verstopfung (→ Seite 51 ff.).

- Als Frühstück eignet sich ein Brei aus Buchweizen-, Dinkelflocken und gepufftem Amaranth mit Brombeeren oder Heidelbeeren.
- Verwenden Sie vornehmlich saisonales Gemüse und Obst aus Ihrer Region sowie frische Kräuter und Gewürze. Besonders stärkend sind in diesem Zusammenhang Auberginen, Bohnen (grüne, weiße oder schwarze), Karotten, Kartoffeln, Kirschen, Schnittlauch sowie Majoran, Muskatnuss und Zimt.
- Nehmen Sie Rohkost gemeinsam mit warmen, gekochten Speisen ein. Auf diese Weise wird die Bekömmlichkeit erhöht und die Nährstoffaufnahme erleichtert.
- Ersetzen Sie Schokolade und andere Süßigkeiten durch Trockenfrüchte mit Nüssen oder Sonnenblumenkernen.
- Omega-3-Fettsäuren wirken entzündungshemmend und schützen so Ihre Gefäße. Ersetzen Sie daher gesättigte Fettsäuren, wie sie meist in tierischen Fett enthalten sind, durch ungesättigte, pflanzliche Fettsäuren. Geeignet sind neben Algen-, Oliven-, Lein- und Fischöl auch Avocados.
- Die Inhaltsstoffe der Tomate schützen vor Ablagerung des Cholesterins in den Gefäßen. Essen Sie daher täglich Tomaten. Auch Haferkleie (täglicher Bedarf: 40 Gramm) und Gerste wirken sich aufgrund ihres Gehalts an Beta-Glucanen günstig auf die Gefäße aus. Beachten Sie auch die Hinweise zur Vorbeugung und Behandlung von erhöhten Blutfettwerten (→ Seite 60 ff.).
- Verzichten Sie auf das Rauchen, und trinken Sie nur wenig Alkohol.
- Achten Sie darauf, dass Sie nicht zu viele Milchprodukte zu sich nehmen, und probieren Sie anstelle von Nahrungsmitteln aus Weizenmehl öfter mal solche aus Dinkelmehl wie zum Beispiel Dinkelbrot oder Dinkelnudeln.

Kräuter

Kräuter, die in den Venen durchblutungsfördernd wirken:

- Buchweizen *(Fagopyri herba)*
- Mäusedorn *(Rusci aculeati rhizoma)*, bewährte Alternative für Patienten, die Rosskastanie nicht vertragen

- Rosskastanie *(Aesculi hippocastani semen)*
- Rotes Weinlaub *(Vitis viniferae rubrum folium)*
- Steinklee *(Melilotii herba)*

Kräuter, die die Durchblutung in den Arterien verbessern:

- Galgant *(Galangae rhizoma)*
- Ginkgo *(Ginkgo folium)*, Gemmopräparat *»Ginkgo biloba«*
- Rosmarin *(Rosmarini folium)*, Gemmopräparat *»Rosmarini officinalis«*
- Schafgarbe *(Millefolii herba)*

Das Bindegewebe stärken zusätzlich:

- Schafgarbe *(Millefolii herba)*
- Zaubernuss *(Hamamelidis folium* oder *cortex)*

Bei Hämorrhoiden wirken zusätzlich lindernd:

- Zäpfchen oder Salben der Zaubernuss *(Hamamelidis folium* oder *cortex)*
- Bei Entzündungen zusätzlich
  - Sitzbäder oder Waschungen mit Tee der Kamille *(Chamomillae /Matricariae flos)*, Zaubernusswasser *(Hamamelidis aqua)* oder Eichenrinde (Fertigbäder sind im Handel erhältlich).
  - Auflagen mit abgekühlten Teebeuteln von schwarzem Tee *(Theae nigrae folium)*

Tipp

Manche Patienten vertragen bestimmte Bestandteile der Salbengrundlagen (z. B. Wollwachs) nicht, die in zahlreichen Produkten zur Behandlung von Hämorrhoiden enthalten sind. Sprechen Sie daher mit Ihrem Arzt oder Apotheker, wenn Sie ein Präparat zur äußerlichen Behandlung nicht vertragen, damit Sie eines auf einer anderen Basis ausprobieren können.

Informationen im Internet

- Deutsches Grünes Kreuz: www.dgk.de
- Internetseite des Instituts für Qualität und Wirtschaftlichkeit im Gesundheitswesen: www.gesundheitsinformation.de
- Netzwerk Frauengesundheit: www.netzwerk-frauengesundheit.com
- Patientenplattform des Berufsverbands Deutscher Internisten: www.internisten-im-netz.de

Kältegefühl

Einige Medikamente lösen bei anfälligen Patienten ein Gefühl von innerer Kälte aus. Wenn sie die Durchblutung beeinträchtigen, werden bei den Betroffenen vor allem Hände oder Füße kalt. Manchmal werden kalte Füße aber auch von Hitzewallungen oder sogenannten Flushs begleitet. Die Betroffenen werden dann aus heiterem Himmel rot im Gesicht.

> **!** Durchblutungsstörungen von Füßen können auch die Folge ernsthafter Erkrankungen sein. Warnzeichen sind etwa ein stark schmerzendes, kaltes und bläulich verfärbtes oder blasses Bein sowie Gefühlsstörungen, Pulsverlust, Lähmung oder die Bildung von Geschwüren. Sprechen Sie in jedem Fall Ihren Arzt auf kalte Füße oder Gefühlsstörungen im Bereich der Füße an.

Lebensführung

- Sorgen Sie für eine angenehme Raumtemperatur.
- Halten Sie sich warm! Schützen Sie Ihre Füße mit warmen Socken und Schuhen vor Kälte. Nierenwärmer wärmen über den unteren Rücken den gesamten Organismus. Im Bett kann ein Lammfell gute Dienste leisten.
- Bewegen Sie sich regelmäßig! Geeignet sind z. B. Gartenarbeit, Fahrrad fahren, Gymnastik, Walking, Wandern, Yoga, Qi Gong oder Tai Chi.
- Wechselduschen verbessern die Durchblutung und wärmen so den ganzen Körper von innen (→ Seite 149).
- Gehen Sie in die Sauna, sofern medizinische Gründe nicht dagegensprechen. Wie wäre es, wenn Sie einen Tag in der Woche zu Ihrem persönlichen »Saunatag« erklären, an dem Sie sich aufwärmen, entspannen und sich selbst etwas Gutes tun?

Kalte Hände

- Wärmen Sie Ihre Hände mit Handgelenkswärmern, tragen Sie bei kaltem Wetter konsequent Handschuhe, und legen Sie bei Bedarf ein aufgewärmtes Gelkissen hinein.
- Verwenden Sie beim Putzen oder zum Abwaschen von Obst und Gemüse lauwarmes Wasser anstelle von kaltem.

- Gönnen Sie Ihren Händen und Unterarmen vormittags ein belebendes Rosmarinbad (→ Seite 262).
- Fingergymnastik gegen kalte Hände: Ballen Sie abwechselnd eine Faust, und strecken Sie die Finger wieder. Kreisen Sie anschließend die Hände und Arme in beide Richtungen.
- Massieren und reiben Sie Ihre Hände aneinander, um akut gegen kalte Hände vorzugehen. Es gibt ferner Massagebälle für die Hände, die Sie regelmäßig kneten können.

Kalte Füße

- Wärmen Sie Ihre Waden mit Stulpen!
- Warme Fußbäder mit geriebenem Rosmarin für 15 Minuten fördern die Durchblutung der Füße, regen aber auch an. Sie sind daher nur vormittags zu empfehlen. Alternativ eignet sich Johanniskraut als Badezusatz oder Öl für Einreibungen. Warme Fußbäder können auch mit Kochsalz durchgeführt werden. Sie helfen nicht nur gegen kalte Füße. Sie können auch begleitende Hitzewallungen oder Flushs lindern.
- Achten Sie darauf, Ihre Beine im Sitzen auszustrecken bzw. maximal 90 Grad anzuwinkeln.
- Übungen gegen kalte Füße:
  - Kreisen Sie Ihre Füße. Dabei sollten Sie Ihre Zehen abwechselnd strecken und anziehen. Diese Übung lässt sich auch jederzeit in den Arbeitsalltag integrieren.
  - Kniebeugen: Stellen Sie sich aufrecht hin, und richten Sie die Füße so aus, dass die großen Zehen aufeinander zu zeigen. Machen Sie in dieser Haltung eine Minute lang leichte Kniebeugen. Stellen Sie sich anschließend wieder aufrecht hin, und richten Sie die Füße nun so aus, dass die Fersen zueinander zeigen (Charlie-Chaplin-Haltung), bevor Sie erneut eine Minute lang Kniebeugen machen. Wiederholen Sie diesen Ablauf bei Bedarf zwei- bis dreimal, bis Ihre Füße warm sind.
  - Fußmassagen: Rollen Sie eine Fußsohle nach der anderen mit sanftem Druck langsam über eine dicke Holzstange, die ungefähr den Durchmesser eines Besenstiels hat. Der andere Fuß steht währenddessen stabil auf dem Boden. So fördern Sie nicht nur die Durchblutung Ihrer Füße, Sie massieren auch die Fußreflexzonen. Wenn Sie Verspannungen in den Fußsohlen haben, ist dies möglicher-

weise anfangs etwas schmerzhaft. Lassen Sie sich davon nicht beirren, das vergeht.

- Wenn Sie kalte Füße bei sitzender Tätigkeit bekommen, legen Sie sich hin und wieder Massagebälle unter die Füße und massieren Sie sie während der Arbeit.

Ernährung

- Nehmen Sie am Tag mindestens zwei warme Mahlzeiten zu sich, die Sie lange garen lassen: Aufläufe, Eintöpfe und Suppen. Sie können Ihre Speisen auch schmoren, braten oder grillen, um sich von innen zu wärmen.
- Ein Tipp aus der chinesischen Medizin: Wie wäre es mit einem warmen Frühstücksbrei (→ Seite 163), Polenta oder Milchreis mit gedünstetem Obst und Zimt? Rösten Sie das Getreide vor dem Kochen etwas an.
- Verwenden Sie scharfe Gewürze wie Cayennepfeffer, Chili, Ingwer, Knoblauch, Meerrettich oder Senf. Auch mediterrane Kräuter wie Basilikum, Majoran, Oregano, Rosmarin und Thymian, unsere Weihnachtsgewürze Kardamom und Zimt, die Kräuter und Gewürze aus der asiatischen Küche wie Kurkuma, Galgant und Koriander sowie Bockshornklee, Bohnenkraut, Dill und Schnittlauch wärmen von innen.
- Achten Sie auf ausreichend Zufuhr an Eiweiß. Eiweißreiche Nahrungsmittel sind beispielsweise Fleisch, Fisch, Eier, Amaranth, Buchweizen, Hülsenfrüchte, Nüsse, Quinoa, Samen oder Tofu.
- Vermeiden Sie Rohkost, Südfrüchte, Schalentiere und rohe Sprossen. Verzichten Sie auf eisgekühlte Speisen und Getränke.

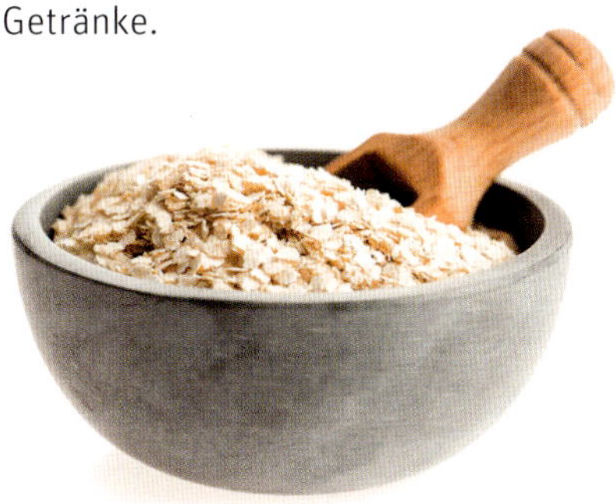

Kräuter

Teekräuter, die die Durchblutung von Händen und Füßen verbessern:

- Engelwurz *(Angelicae radix)*
- Fenchel *(Foeniculi fructus)*
- Galgant *(Galangae rhizoma)*
- Ingwer *(Zingiberis rhizoma)*
- Johanniskraut *(Hyperici herba)*
- Rosmarin *(Rosmarini folium)*

Infektanfälligkeit

Einige Medikamente schwächen das Immunsystem. Patienten unter Chemotherapie oder immunsuppressiver Behandlung sollten die hier genannten Kräuter dennoch nur nach vorheriger Absprache mit ihrem behandelnden Arzt anwenden, damit die schulmedizinische Behandlung nicht beeinträchtigt wird. Hinweise zu akuten Infekten mit viel Schleim finden Sie auch auf Seite 104 ff.

> **!** Suchen Sie bei hohem Fieber und Schwäche oder Schmerzen im Zusammenhang mit einem Infekt Ihren Arzt auf. Auch eine akute Verschlechterung Ihres Befindens oder anhaltende Beschwerden sollten Sie beim Arzt abklären lassen.

Lebensführung

- Halten Sie sich warm! Im Winter sind ein warmer Mantel und warme Schuhe unerlässlich. Sorgen Sie dafür, dass Ihre Füße möglichst nicht kalt werden. Nierenwärmer aus Angora halten über den unteren Rücken den ganzen Körper warm, während ein Schal zusätzlich den Hals und den Nacken schützen kann. Letzteres ist nicht nur bei Kälte, sondern auch bei Wind hilfreich. Darüber hinaus sollten Sie im Sommer vermeiden, dass Sie auskühlen, indem Sie sich angemessen kleiden.
- Gehen Sie täglich mindestens 30 Minuten an der frischen Luft spazieren. Ihr Körper bildet mithilfe des Sonnenlichts Vitamin D, das einen wichtigen Beitrag zur Immunabwehr leistet. Atmen Sie vor allem bei Kälte vorzugsweise durch die Nase. So wird die kalte Luft angewärmt, bevor sie in den Hals gelangt.
- Sauerstoff desinfiziert. Lüften Sie daher die Räume, in denen Sie sich aufhalten, mehrmals täglich mindestens fünf Minuten!
- Lernen Sie Yoga, Qi Gong oder Tai Chi. Yoga-Atemübungen stärken die Lunge und die Abwehrkräfte! Diese als Pranayama bezeichneten Atemtechniken können gut in den Alltag integriert und mehrmals täglich wiederholt werden. Auch durch Meditation können Sie Ihr Immunsystem stärken.
- Singen Sie gerne? Dann schließen Sie sich Gleichgesinnten an, und singen Sie

regelmäßig – das fördert die Durchblutung im Hals und regt die Immunabwehr an.

- Wenn Sie nicht gerade akut erkrankt sind, können Sie durch regelmäßige Besuche in der Sauna Ihre Abwehrkräfte steigern! Ebenso werden sie durch Wechselduschen angeregt (→ Seite 149).

Ernährung

- Trinken Sie regelmäßig grünen Tee (→ Seite 271 f.), um Ihre Abwehrkräfte zu unterstützen.
- Der Darm leistet einen wichtigen Beitrag zur Abwehr von Infekten. Stärken Sie daher Ihre Darmflora. Unverdauliche Bestandteile von Lebensmitteln, die sogenannten Präbiotika, nähren die gesunde Darmflora. Hierzu zählen z. B. Artischocken, Chicorée, Kohl (Sauerkraut!), Milchzucker, Schwarzwurzel, Spargel, Topinambur und Zwiebeln. Brottrunk (etwa 400 Milliliter pro Tag verdünnt mit Wasser oder Saft) versorgt Sie nicht nur mit Enzymen, Aminosäuren, Mineralstoffen und Vitaminen, sondern auch mit Milchsäurebakterien. So kann er ebenfalls zum Aufbau einer gesunden Darmflora beitragen. Stark Immungeschwächte und Zöliakie-Patienten sollten jedoch Rücksprache mit ihrem Arzt halten, bevor sie Brottrunk zu sich nehmen!
- Achten Sie auf eine vitaminreiche, vollwertige Kost! Vitamin-C-Lieferanten wie Beeren und Zitrusfrüchte sind Ihnen sicher bekannt, aber wussten Sie schon, dass auch Kresse, Petersilie, Brokkoli, Chicorée und Äpfel einen hohen Gehalt an Vitamin C haben? Je frischer das Obst und Gemüse, desto höher ist ihr Gehalt an Vitaminen und anderen gesundheitsfördernden Stoffen. Außerdem wirken Granatapfel und Knoblauch antimikrobiell. Allerdings können Zitrusfrüchte – insbesondere die Grapefruit – die Wirkung einiger Arzneistoffe verändern. Informationen, ob Sie auf Zitrusfrüchte wegen der von Ihnen eingenommenen Medikamente verzichten sollten, erhalten Sie von Ihrem Arzt oder Apotheker und im Beipackzettel.
- Ein paar Tipps aus der chinesischen Medizin:
  - »Kraftsuppen«, also lang gekochte Hühner- oder Rindersuppen (→ Seite 170), bauen nicht nur geschwächte Menschen wieder auf, sie bringen auch die Immunabwehr wieder in

Schwung. Besorgen Sie sich für deren Zubereitung in einer Apotheke, die chinesische Kräuter führt, eine spezielle Kräutermischung für Kraftsuppen (im Internet erhältlich z. B. bei der Kronen Apotheke in Wuppertal oder der Ziethen Apotheke in Berlin).

- Reagieren Sie bei Infekten meist mit erhöhter Temperatur und Schwitzen, dann bietet sich eine lange gekochte Gemüsesuppe aus Wurzelgemüse an (→ Seite 169).
- Hafer und Hirse stärken den Organismus. Vielleicht schmeckt Ihnen ein Frühstücksbrei aus gerösteten Haferflocken mit Weintraubenkompott und Zimt oder Hirse mit Gemüse der Saison und Frühlingszwiebeln.

Kräuter

Kräuter und deren Zubereitungen, die die Immunabwehr stärken:

Die vorgeschlagenen Maßnahmen sollten über einen Zeitraum von sechs Wochen bis zwei Monaten durchgeführt werden und können bei Bedarf nach einer Pause von mindestens vier Wochen wiederholt werden.

- Dreimal täglich ein Esslöffel Hagebuttenmus
- Täglich ein Glas (100 Milliliter) Holunderbeerensaft (Muttersaft)
- Ein- bis dreimal täglich ein Glas schwarzer Johannisbeersaft (Muttersaft)
- Propolis: Als Propolis bezeichnet man das Harz aus dem Bienenstock. Es enthält viele Mineral- und Pflanzenstoffe, die zum Teil antiviral wirken. Nicht anwenden bei bekannten Allergien. Dosieren Sie Propolis nach Herstellerangaben.
- Gemmopräparate der schwarzen Johannisbeere *(Ribes nigrum)*, des Holunders *(Sambucus nigra)* und/oder der Hundsrose *(Rosa canina)*

Teekräuter für akute Fälle:

- Holunderblüten *(Sambuci flos)*
- Ingwer *(Zingiberis rhizoma)*
- Lindenblüten *(Tiliae flos)* – auch als Gemmopräparat *»Tilia platiphyllos«*
- Bei einem beginnenden Infekt kann ein Tee mit je einem Teelöffel Kamillenblüten, Fenchel, Lindenblüten, Thymian und Pfefferminze auf 500 Milliliter kochendes Wasser (15 Minuten abgedeckt ziehen lassen) mehrmals täglich getrunken Linderung verschaffen. Bei Halsschmerzen kann man Salbei zufügen.

Nahrungsergänzungsmittel & Co.

Viele Menschen in Deutschland haben einen Vitamin-D-Mangel und sind deshalb anfällig für Infekte. Lassen Sie daher beim Arzt Ihren Vitamin-D-Spiegel untersuchen und nehmen Sie bei zu niedrigen Werten in den Monaten mit »r« – bei Bedarf auch ganzjährig – ein Vitamin-D-Präparat. Lassen Sie sich bezüglich der Dosierung und im Hinblick auf eine Kombination von Vitamin D mit Vitamin K_2 (MK-7), Calcium und Magnesium von Ihrem Arzt oder Apotheker beraten. Vorsicht: Vitamin K kann die Wirkung von Medikamenten aufheben, die die Blutgerinnung hemmen (Vitamin-K-Antagonisten vom Cumarin-Typ, → Seite 155 ff.). Patienten, die diese Arzneistoffe anwenden, dürfen Vitamin K_2 nur in Absprache mit dem Arzt einnehmen. Außerdem können Calcium und Magnesium die Aufnahme bestimmter Arzneistoffe im Darm hemmen. Halten Sie daher einen Mindestabstand von zwei Stunden zur Einnahme von Medikamenten ein. Beachten Sie ferner die Hinweise zu Wechselwirkungen von bestimmten Arzneistoffen mit Vitamin D sowie die Herstellerinformationen in den Beipackzetteln.

Auch die Einnahme von Zink stärkt die Immunabwehr. Machen Sie ein- bis zweimal pro Jahr eine dreimonatige Kur. Dosieren Sie Zink nach Herstellerangaben, beachten Sie die Herstellerinformationen im Beipackzettel und nehmen Sie Zink im Abstand von mindestens zwei Stunden zu einem anderen Medikament ein.

Wenn Sie in Folge einer Medikamenteneinnahme vermehrt an Harnwegsinfekten erkranken, nehmen Sie versuchsweise vorbeugend für bis zu drei Monate ein Cranberry-Präparat oder Methionin ein. Beide sorgen für einen sauren pH-Wert des Harns und hemmen so das Wachstum von Keimen. Beachten Sie die Herstellerinformationen im Beipackzettel. Trinken Sie zudem viel Wasser. Alternativ eignet sich das aus dem schwarzen Holunder gewonnene Gemmopräparat *»Sambucus nigra«* (→ Seite 223).

Informationen im Internet

- Deutsche Gesundheitshilfe e. V.: www.gesundheitshilfe.de
- Bundeszentrale für gesundheitliche Aufklärung: www.infektionsschutz.de/hygienetipps

Konzentrationsstörungen und Vergesslichkeit

Konzentrations- und Gedächtnisstörungen können nicht nur lästig, sondern auch unangenehm sein. Ursache kann z. B. eine verminderte Durchblutung des Gehirns sein.

> **!** Treten Konzentrations- oder Gedächtnisstörungen plötzlich zusammen mit Gleichgewichtsstörungen, Schwindel, Seh-, Hör- oder Sprachstörungen, Problemen beim Lesen, Schreiben oder Rechnen oder Taubheitsgefühlen in Armen oder Beinen bzw. Gehstörungen auf, sollten Sie sofort ärztliche Hilfe holen. Auch bei anhaltenden Wortfindungsstörungen, zunehmender »Schusseligkeit« oder »Zerstreutheit« im Alltag oder Beeinträchtigung der Orientierung sollten Sie mit Ihrem Arzt sprechen.

Lebensführung

- Bewegen Sie sich! Das verbessert die Durchblutung im ganzen Körper und macht den Kopf frei. Geeignet sind alle Sportarten, solange Sie sich nicht völlig verausgaben, aber auch Spaziergänge, Wanderungen, Radfahren, Yoga, Qi Gong oder Tai Chi.
- Lernen Sie Meditations- oder Entspannungstechniken, und bauen Sie diese fest in Ihren Alltag ein. Damit verschaffen Sie Ihrem Gehirn Pausen, die es benötigt, um hinterher wieder leistungsfähig zu sein.
- Starten Sie mit der Yoga-Atmung »Kapalabhati« und der Wechselatmung (→ Seite 139) in den Tag. Wenn man sie morgens täglich praktiziert, können sie sehr anregend wirken. Tagsüber können sie helfen, ein Leistungstief zu überwinden.
- Manchmal schaltet das Gehirn auch ab, weil der Alltag zu eintönig ist. Dann sollten Sie Ihr Gehirn etwas trainieren und ihm Abwechslung bieten. Wie wäre es mit einem täglichen Rätsel? Es muss nicht immer ein Kreuzworträtsel oder ein Sudoku sein. Es gibt eine Vielfalt an Übungen zum Erhalt und zur Steigerung der geistigen Leistungsfähigkeit für alle Altersgruppen. Erkundigen Sie sich beim Bundesverband für Gedächtnistraining oder der Gesellschaft für Gehirntraining.

- Informieren Sie sich über Themen, die Sie interessieren, und erzählen Sie anderen davon.
- Ein abwechslungsreiches Sozialleben hält das Gehirn fit. Treffen Sie sich abends mal wieder mit Freunden, anstatt vor dem Fernseher oder dem Computer zu sitzen.

Ernährung

- Trinken Sie ausreichend (mindestens 1,5–2 Liter pro Tag), sofern medizinische Gründe nicht dagegensprechen! Besonders geeignet ist Mineralwasser mit einer hohen Konzentration an Kieselsäure (> 25mg/l) und Magnesium (> 100 mg/l). Halten Sie sicherheitshalber einen Mindestabstand von zwei Stunden zur Einnahme von Medikamenten ein, da Magnesium die Aufnahme bestimmter Arzneistoffe aus dem Darm hemmen kann (→ Seite 155 ff.).
- Grüner Tee schützt langfristig vor Vergesslichkeit. Ebenso verbessern Kakao und Pfefferminztee die Konzentration und die Gedächtniskraft.
- Eine gesunde Ernährung mit viel frischem Obst, Gemüse und Salat, aber wenig rotem Fleisch und Wurst stärkt die Leistungsfähigkeit des Gehirns.
- Würzen Sie mit Basilikum, Kurkuma, Ingwer, Rosmarin, Salbei und Zimt.
- Das Gehirn verbraucht bei seiner Arbeit viel Glucose. Getreide ist ein guter Lieferant für Kohlenhydrate, aus denen der Körper Glucose gewinnt. Ideal sind z. B. Vollkornreis oder Hirse.
- Hering oder Lachs sind gute Lieferanten von Omega-3-Fettsäuren. Diese beugen der Arteriosklerose vor und gewährleisten so eine gute Durchblutung des Gehirns. Essen Sie daher mindestens zweimal die Woche Fisch. Vegetarier und Veganer können ihn z. B. durch Avocado ersetzen.
- Vielleicht gelten Walnüsse wegen ihrer Form schon lange als gedächtnisstärkend. Inzwischen ist bekannt, dass ihre Inhaltsstoffe hierfür verantwortlich sind. Essen Sie also täglich eine Handvoll Walnusskerne.

Kräuter

Diese Kräuter verbessern die Durchblutung des Gehirns und damit Ihre Konzentration:

- Ginkgo *(Ginkgo folium)*, Gemmopräparat *»Ginkgo biloba«*
- Ginseng *(Ginseng radix)*
- Hafer *(Avenae herba)*

- Kardamom *(Cardamomi fructus)*
- Lavendel *(Lavandulae flos)*
- Rosmarin *(Rosmarini folium)*, Gemmopräparat *»Rosmarini officinalis«*

Studien haben ergeben, dass Omega-3-Fettsäuren die Gedächtnisleistung von Senioren verbessern können. Sie müssen hierzu allerdings langfristig eingenommen werden. Sie können sie in Form von Leinöl (dreimal täglich ein Esslöffel), Algenöl (5 Milliliter pro Tag), Fischöl (ein Esslöffel täglich) oder Kapseln zu sich nehmen. Halten Sie sicherheitshalber einen Abstand von mindestens zwei Stunden zur Einnahme von Medikamenten ein.

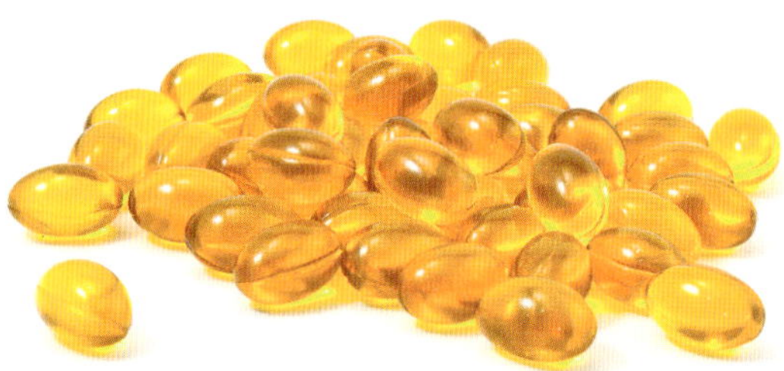

Nahrungsergänzungsmittel & Co.

Auch Knoblauchsaft kann die Durchblutung fördern und auf diese Weise Konzentrationsstörungen lindern. Knoblauch kann jedoch die Wirkung von Blutdrucksenkern sowie von Medikamenten, die die Blutgerinnung hemmen, verstärken. Darüber hinaus beeinträchtigt Knoblauch die Wirkung von Medikamenten gegen Viren, unter anderem von einigen Arzneistoffen zur Behandlung einer HIV-Infektion. Verzichten Sie daher auf Knoblauchsaft, wenn Sie ein Medikament aus den genannten Gruppen einnehmen, und beachten Sie die weiteren Herstellerinformationen im Beipackzettel (→ Seite 155 ff.).

Informationen im Internet

- Internetseite der Berufsverbände und Fachgesellschaften für Psychiatrie, Kinder- und Jugendpsychiatrie, Psychotherapie, Psychosomatik, Nervenheilkunde und Neurologie aus Deutschland und der Schweiz: www.neurologen-und-psychiater-im-netz.de
- Deutsches Grünes Kreuz: www.dgk.de
- Bundesverband Gedächtnistraining e. V.: www.bvgt.de
- Gesellschaft für Gehirntraining: www.gfg-online.de
- Bundeszentrale für gesundheitliche Aufklärung: www.aelter-werden-in-balance.de

Kopfschmerzen und Migräne

Kopfschmerzen oder Migräne als Folge einer Medikamenteneinnahme beeinträchtigen die Lebensqualität erheblich. Ursache können z. B. Veränderungen der Durchblutung oder die vermehrte Ausscheidung von Mineralstoffen sein. Man könnte ein ganzes Buch mit Ratschlägen zur Behandlung von Kopfschmerzen füllen. Diese Liste stellt daher nur eine kleine Auswahl möglicher Maßnahmen dar. Suchen Sie deshalb einen Arzt oder Heilpraktiker mit Erfahrung in Akupunktur und Kräutertherapie auf, wenn Sie mit diesen Bausteinen nicht erfolgreich sind.

Lebensführung

- Halten Sie einen regelmäßigen Tagesablauf ein. Dazu gehören feste Essenszeiten, Pausen und ein gleichmäßiger Tag-Nacht-Rhythmus – auch am Wochenende.
- Vermeiden Sie Stress und andere Ihnen bekannte Auslöser von Kopfschmerzen. Erstellen Sie einen Zeitplan, in dem Sie festlegen, wann Sie Ihren Pflichten nachgehen wollen, und planen Sie dazwischen kleine Pausen ein, die Sie auch einhalten. Sorgen Sie zudem für Ruhe, wenn Sie sich konzentrieren müssen. Schalten Sie beispielsweise Handy und Telefon lautlos, und ignorieren Sie eingehende E-Mails.
- Fordern Sie zu viel von sich? Dann lassen Sie öfter mal alle fünf gerade sein, und nehmen Sie es weniger genau. Die Arbeit läuft Ihnen ohnehin nicht davon, kann aber geduldig warten.
- Bewegen Sie sich: Gehen Sie regelmäßig spazieren. Auch Sport kann die

! Gehen Sie bitte umgehend zum Arzt, wenn Sie plötzlich so starke Kopfschmerzen wie nie zuvor haben, Ihre Kopfschmerzen länger als gewöhnlich andauern oder die Kopfschmerzen von Lähmungen, Gefühls- oder Sehstörungen, Gleichgewichtsproblemen oder Schwindel begleitet werden. Auch wenn Sie an mehr als zehn Tagen pro Monat unter Kopfschmerzen leiden oder wenn die Kopfschmerzen länger als eine Woche anhalten, sollten Sie dies abklären lassen.

Anfälligkeit für Kopfschmerzen reduzieren, wenn er Spaß macht! Versuchen Sie es mit Radfahren, Schwimmen, Tanzen, Wandern oder Gartenarbeit. Auch Feldenkrais, Yoga, Qi Gong oder Tai Chi sind geeignet.

- Entspannen Sie Ihr Kiefergelenk, indem Sie regelmäßig den Unterkiefer locker auf einer gedachten, liegenden Acht kreisen lassen. Dies kann ein wohltuender Zeitvertreib beim Warten oder während der Fahrt mit öffentlichen Verkehrsmitteln sein – sieht vielleicht nicht gut aus, hilft aber.
- Lernen Sie Meditations- oder Entspannungstechniken und bauen Sie diese fest in Ihren Alltag ein. Sprechen Sie mit Ihrem Arzt, ob die progressive Muskelentspannung nach Jacobson oder Biofeedback (→ Seite 145) in Ihrem Fall geeignet sind. Vielleicht spielen Sie auch lieber ein Instrument, lesen ein Buch oder malen, um zu entspannen!
- Praktizieren Sie regelmäßig die tiefe Bauchatmung (→ Seite 138 f.).
- Warme Bäder, Wechselduschen (→ Seite 149) und Massagen lockern die verspannte Muskulatur. Ebenso entspannt Singen nicht nur den Geist, sondern auch die Muskeln. Singen Sie daher regelmäßig, wenn Sie Freude daran haben, und schließen Sie sich Gleichgesinnten an.
- Haben Sie kalte Füße, aber einen heißen Kopf? Dann helfen Ihnen vermutlich warme Fußbäder, denen Sie vormittags Rosmarin (→ Seite 262) und zu anderen Tageszeiten Magnesium-Badesalz oder Meersalz zugeben können.
- Gegen Verspannungen im Nacken und Spannungskopfschmerzen finden Sie eine Übung auf Seite 142 f.
- Bei Stirnkopfschmerzen bringt oft ein kalter Waschlappen auf der Stirn Linderung.
- Vermeiden Sie ausgiebige Sonnenbäder und Lärm.

Ernährung

- Trinken Sie immer ausreichend (mindestens 1,5–2 Liter pro Tag), sofern medizinische Gründe nicht dagegensprechen! Besonders geeignet ist Mineralwasser mit einer hohen Konzentration an Magnesium (> 100 mg/l). Halten Sie jedoch sicherheitshalber einen Abstand von zwei Stunden zur Einnahme von Medikamenten ein, da Magnesium die Aufnahme bestimmter Arzneistoffe aus dem Darm hemmen kann (→ Seite 155 ff.).

- Regelmäßiger Kaffeekonsum (bis zu fünf Tassen täglich) kann bei Kopfschmerzen und Migräne schmerzlindernd wirken. Außerdem kann er Migräneattacken vorbeugen. Probieren Sie es aus!
- Achten Sie auf eine gute Versorgung mit Mineralstoffen (→ Seite 59). Geeignet sind neben Obst und Gemüse (z. B. Brokkoli, Fenchel, Hülsenfrüchte, die verschiedenen Kohlsorten, Rote Bete, Rucola, Spargel, Spinat), Mandeln, Nüsse und getrocknete Früchte sowie Vollkorngetreide oder Meeresalgen, z. B. Wakame. Meeresalgen enthalten allerdings Jod und sollten deshalb bei bestimmten Erkrankungen der Schilddrüse nicht bzw. nur in Absprache mit Ihrem Arzt verzehrt werden (→ Seite 177). Konsumieren Sie jedoch wenig Kochsalz. Beachten Sie zusätzlich die Hinweise zu möglichen Wechselwirkungen mit Medikamenten auf Seite 155 ff.
- Einige Tipps aus der chinesischen Medizin:
  - Nehmen Sie rote Früchte und Gemüsesorten in Ihren Speiseplan auf.
  - Essen Sie täglich kleine Mengen bitterer Nahrungsmittel wie z. B. Artischocken, Chicorée, Oliven, Radicchio oder Rucola.
  - Verzichten Sie auf Knoblauch, vor allem wenn er roh ist.
- Einige Kopfschmerz-Patienten vertragen keine Nahrungsmittel, die Histamin enthalten. Daher verschlechtern sich ihre Beschwerden, wenn Medikamente z. B. den Abbau von Histamin verzögern oder die Histamin-Freisetzung anregen. Eine Liste mit Ernährungstipps bei Histamin-Intoleranz veröffentlicht das Klinikum rechts der Isar in München im Internet: www.mri.tum.de/system/files/medizinische_einrichtungen/Histaminintoleranz.pdf.

Kräuter

Teekräuter bei akuten Kopfschmerzen, unabhängig vom Kopfschmerztyp:

- Pestwurz *(Petasites hybridus)*
- Weide *(Salicis cortex)*
- Stirn und Schläfen mit Pfefferminzöl einreiben.

Teekräuter bei Migräne:

Regelmäßig zur Vorbeugung:

- Hopfen *(Lupuli strobulus)*
- Kamille *(Matricariae flos)*

- Mutterkraut *(Parthenii herba)*
- Pestwurz *(Petasites hybridus)*
- Schafgarbe *(Millefolii herba)*

Bei akuten Migräneanfällen:

- Gemmopräparat *»Rosa canina«* zur Schmerzlinderung je nach Hersteller drei- bis sechsmal täglich bei akuten Beschwerden

Teekräuter bei Stirnkopfschmerzen und dumpfen Kopfschmerzen:

Regelmäßig zur Vorbeugung:

- Anis *(Anisi fructus)*
- Engelwurz *(Angelicae archan. radix)*
- Fenchel *(Foeniculi fructus)*
- Kalmus *(Calami rhizoma)*
- Rosmarin *(Rosmarini folium)*
- Schafgarbe *(Millefolii herba)*

Teekräuter bei Kopfschmerzen, die vom Nacken aufsteigen (Spannungskopfschmerzen):

Bei akuten Beschwerden:

- Reiben Sie die verspannte Muskulatur mit durchblutungsfördernden und entspannenden Ölen ein, wenn Sie Wärme als angenehm empfinden:
  - Lavendelöl,
  - Pfefferminzöl, Rosmarinöl,
  - Wacholderöl.
- Geeignete Kräuter als Tee oder Fertigarzneimittel, wenn Wärme Ihre Beschwerden lindert, sind Ingwer *(Zingiberis rhizoma)* und Rosmarin *(Rosmarini folium)*.

Bei Empfindlichkeit gegenüber kalter Zugluft helfen auch Holunder- oder Lindenblütentee.

Sind Durchblutungsstörungen die Ursache der Kopfschmerzen, können Sie einen Versuch mit Ginkgo oder Pfefferminze starten.

Nahrungsergänzungsmittel & Co.

Die vorübergehende Einnahme von Magnesium kann Verspannungen lindern. Vorsicht! Bei zu hoher Dosierung oder Daueranwendungen kann Magnesium auch Durchfall verursachen! Reduzieren Sie in diesem Fall Ihre Magnesiumaufnahme. Außerdem kann Magnesium die Aufnahme bestimmter Arzneistoffe im Darm hemmen. Halten Sie daher einen Mindestabstand von zwei Stunden zur Einnahme von Medikamenten ein, und beachten Sie weitere Herstellerinformationen im Beipackzettel. Magnesium ist inzwischen auch zur äußerlichen Anwendung erhältlich und kann bei Bedarf in die verspannte Muskulatur einmassiert werden. Auch ein Badezusatz ist verfügbar.

Studien zufolge kann die Kombination von Magnesium mit Riboflavin (Vitamin B_2) und Coenzym Q_{10} die Häufigkeit von Migräneanfällen reduzieren. Beachten Sie die Herstellerinformationen im Beipackzettel.

Tipps

Bei Kopfschmerzen und Migräne kann Akupunktur sowohl die Häufigkeit als auch die Intensität der Schmerzen bei vielen Patienten lindern. Daher erstatten einige gesetzliche Krankenkassen die Kosten für etwa zehn Behandlungen pro Jahr. Im Einzelfall können jedoch regelmäßige Behandlungen sinnvoll sein.

Migräne-Patienten, die hohe Anforderungen an sich stellen und sehr leistungsorientiert sind, hilft oftmals eine kognitive Verhaltenstherapie. Die Betroffenen können dabei lernen, mit den Beeinträchtigungen infolge ihrer Migräne anders umzugehen, und entdecken, was ihnen guttut und was sie vermeiden sollten. Daher wird die kognitive Verhaltenstherapie ebenso wie andere Methoden in den Leitlinien zu nichtmedikamentösen Verfahren bei Migräne empfohlen.

Informationen im Internet

- Bundesverband Deutsche Schmerzhilfe e. V.: www.schmerzhilfe.de
- Deutsches Grünes Kreuz: www.dgk.de
- Deutsche Migräne- und Kopfschmerz-Gesellschaft e. V.: www.dmkg.de
- Deutsche Schmerzliga e. V.: www.schmerzliga.de
- Patientenplattform der Berufsverbände und Fachgesellschaften für Psychiatrie, Kinder- und Jugendpsychiatrie, Psychotherapie, Psychosomatik, Nervenheilkunde und Neurologie aus Deutschland und der Schweiz: www.neurologen-und-psychiater-im-netz.de
- Migräneliga Deutschland e. V.: www.migraeneliga.de
- Rubrik Schmerzmedizin der Patientenplattform des Berufsverbands Deutscher Anästhesisten e. V. (BDA) in Zusammenarbeit mit der Deutschen Gesellschaft für Anästhesiologie und Intensivmedizin e. V. (DGAI): www.anaesthesisten-im-netz.de
- SchmerzLOS e. V.: www.schmerzlos-ev.de
- www.mri.tum.de/system/files/medizinische_einrichtungen/Histaminintoleranz. pdf

Erhöhte Leberwerte

Die Leber ist ein viel beschäftigtes Organ. Beispielsweise muss sie die Nährstoffe umwandeln, die aus dem Darm in den Organismus gelangen, damit der Körper sie nutzen kann. Außerdem trägt sie wesentlich zur Beseitigung von Giften bei, die in den Körper gelangen. Auch viele Medikamente werden in der Leber verarbeitet. Daher können sie die Leberzellen reizen und so einen Anstieg der Leberenzyme im Blut verursachen. In seltenen Fällen kann sogar eine Entzündung der Leber (Hepatitis) mit Gelbsucht (Ikterus) die Folge einer Medikamenteneinnahme sein.

! Wenn Sie regelmäßig Medikamente einnehmen müssen, können Sie Ihre Leber vorbeugend schützen, indem Sie die hier genannten Kräuter nach Rücksprache mit Ihrem Arzt etwa zweimal im Jahr als sechs- bis zwölfwöchige Kur anwenden. Für den Umgang mit bereits eingetretenen Leberschäden ist Ihr Arzt der richtige Ansprechpartner. Wenden Sie sich umgehend an ihn, wenn Sie eine Gelbfärbung im Bereich der Haut oder der Augen beobachten, wenn sich Ihr Harn dunkel färbt oder Ihr Stuhl entfärbt. Auch bei Schmerzen im rechten Oberbauch sollten Sie Ihren Arzt aufsuchen!

Lebensführung

- Bewegen Sie sich! Sport kräftigt die Muskulatur und baut Fettablagerungen vor.
- Praktizieren Sie regelmäßig die tiefe Bauchatmung (→ Seite 138 f.).
- Reduzieren Sie ein bestehendes Übergewicht (→ Seite 39 ff.), das entlastet die Leber.
- Sprechen Sie jede Medikamenteneinnahme mit Ihrem Arzt ab!
- Die Leber regeneriert sich am besten in Ruhe und im Liegen. Bauen Sie daher regelmäßige Pausen in Ihren Alltag ein.
- Ein Tipp aus der daoistischen Medizin: Massieren Sie morgens und abends sanft für einige Minuten Ihren Bauch (→ Seite 147).

Ernährung

- Trinken Sie reichlich Wasser (mindestens 1,5–2 Liter), sofern medizinische

Gründe nicht dagegensprechen. Geeignet ist auch Wasser mit einem hohen Gehalt an Sulfaten (> 1200 mg/l) – jedoch nicht mehr als ein halber Liter pro Tag.

- Der tägliche Konsum von etwa vier Tassen Kaffee kann das Fortschreiten von Leberschäden verlangsamen.
- Brottrunk (etwa 400 Milliliter pro Tag, verdünnt mit Wasser oder Saft) stärkt die Verdauung und mit ihr die Leber. Stark immungeschwächte und Zöliakie-Patienten sollten jedoch Rücksprache mit ihrem Arzt halten, bevor sie Brottrunk zu sich nehmen!
- Kaufen Sie vornehmlich Nahrungsmittel, die ohne Verwendung von Pestiziden hergestellt wurden, und waschen Sie Obst und Gemüse gründlich.
- Ernähren Sie sich fettarm, und vermeiden Sie ein Übermaß an Eiweißen (→ Seite 153). Essen Sie viel Getreide, aber wenig Fleisch und Wurst. Dinkel ist ein wertvolles Getreide, das die Leber entgiftet. Kochen Sie daher mit Dinkelmehl oder Dinkelnudeln.
- Achten Sie auf eine gute Versorgung mit Vitaminen(→ Seite 58 f.), und essen Sie mindestens fünf Portionen Obst und Gemüse am Tag. Unter den Gemüsesorten gilt der Sellerie als »Lebermedizin«, insbesondere der Stangensellerie.

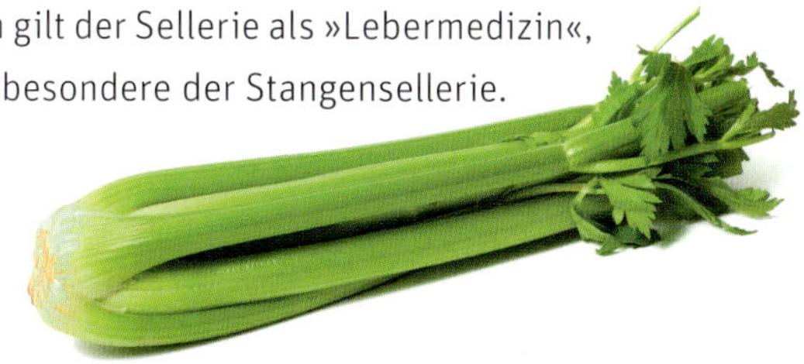

- Bereiten Sie Wildkräutersalate zu, wenn diese Kräuter verfügbar sind. Sammeln Sie hierzu fern vom Straßenverkehr z. B. Gänseblümchen, Löwenzahn oder Schafgarbe.
- Würzen Sie regelmäßig mit Kurkuma, um Ihre Leber zu unterstützen (→ Seite 181).
- Verzichten Sie auf Alkohol, Nikotin und andere Genussmittel, die die Leber belasten.

Kräuter

Kapseln oder Tabletten mit Kräutern zum Schutz der Leber:

- Artischocke *(Cynarae folium)*
- Mariendistel *(Silybi fructus)*

Teekräuter, die die Leber schützen:

- Löwenzahn *(Taraxaci radix cum herba)*
- Schafgarbe *(Millefolii herba)*

Nahrungsergänzungsmittel & Co.

Algen, wie die Chlorella oder Spirulina, können die Leber bei der Entgiftung unterstützen. Sie können als Kur für etwa sechs Wochen eingenommen werden. Kaufen Sie nur rückstandskontrollierte Ware. Nicht anwenden bei der Einnahme von Blutverdünnern. Bei Schilddrüsenüberfunktion achten Sie auf den Kauf jodfreier Produkte. Beachten Sie weitere Herstellerinformationen im Beipackzettel.

Informationen im Internet

- Berufsverband Deutscher Internisten Patientenplattform: www.internisten-im-netz.de
- Deutsches Grünes Kreuz: www.dgk.de
- Deutsche Leberhilfe e. V.: www.leberhilfe.org
- Deutsche Leberstiftung: www.deutsche-leberstiftung.de

Menstruationsbeschwerden

Die Einnahme von Medikamenten kann eine schmerzhafte Menstruation oder Zyklusstörungen nach sich ziehen.

> **!** Wird Ihr Zyklus plötzlich unregelmäßig, sollte dies beim Gynäkologen abgeklärt werden, bevor Sie mit Kräutern gegensteuern. Bei anhaltenden Schmerzen oder ungewöhnlich starken Blutungen sollte ebenfalls ein Frauenarzt aufgesucht werden. Verzichten Sie bei starken Blutungen auf den Verzehr von Knoblauch (Eisenmangel, Seite 54 f.).

Schmerzhafte Menstruation

Nicht nur der Einfluss von Arzneistoffen auf den Hormonhaushalt, sondern auch Veränderungen der Durchblutung oder des Mineralstoffhaushalts können dazu beitragen, dass Frauen unter deren Anwendung unter einer bisher ungewohnt schmerzhaften Menstruation leiden. Ursache können aber auch Myome oder Veränderungen der Gebärmutterschleimhaut sein. Nehmen Sie daher regelmäßig alle Vorsorgetermine beim Frauenarzt wahr.

Lebensführung

- Bewegung entspannt! Suchen Sie sich eine Sportart aus, gehen Sie spazieren, oder fahren Sie Fahrrad. Geeignet sind auch Yoga, Qi Gong oder Tai Chi.
- Erlernen Sie Entspannungstechniken wie autogenes Training, Biofeedback, progressive Muskelentspannung oder Meditation, und bauen Sie diese fest in Ihren Alltag ein. Vielleicht spielen Sie auch lieber ein Instrument, lesen ein Buch oder malen, um zu entspannen!
- Praktizieren Sie regelmäßig die tiefe Bauchatmung (→ Seite 138 f.).
- Warme Fußbäder können im gesamten Körper entspannend wirken, insbesondere mit einem Magnesium-Badesalz als Zusatz. Natürlich können Sie auch ein Vollbad mit Magnesium genießen (15 Minuten).
- Eine Wärmflasche auf dem Bauch bringt schnelle Linderung. Auch ein Besuch in der Sauna kann wohltuend sein.
- Ein Tipp aus der daoistischen Medizin: Massieren Sie morgens und abends sanft für einige Minuten Ihren Bauch (→ Seite 147 f.). Damit können Sie die Durchblutung des Bauchraums verbessern und Krämpfe lindern. Zimtöl kann diesen Effekt verstärken.

Ernährung

- Achten Sie nicht nur während der Menstruation auf eine gute Versorgung mit Vitaminen und Mineralstoffen, die z. B. Gemüse (z. B. Brokkoli, Fenchel, Hülsenfrüchte, die verschiedenen Kohlsorten, Rote Bete, Rucola, Spargel, Spinat), Nüsse, Trockenfrüchte und Vollkorngetreide liefern. Empfehlenswerte Obstsorten sind Erdbeeren, Brombeeren, Johannisbeeren und Pfirsiche. Halten Sie jedoch sicherheitshalber einen Mindestabstand von zwei Stunden zur Einnahme von Medikamenten ein, da einige Mineralstoffe die Aufnahme bestimmter Arneistoffe aus dem Darm hemmen können (→ Seite 155 ff.).
- Würzen Sie regelmäßig mit frischen Kräutern wie Basilikum, Dill, Koriander und Majoran bzw. Radieschen- oder Senfsprossen (→ Seite 185).
- Wenn Sie Fisch mögen, dann bereiten Sie sich ab und zu eine Fischsuppe mit Meeresalgen oder einen Meeresfrüchtesalat zu. Allerdings enthalten Meeresalgen reichlich Jod und sollten deshalb bei bestimmten Erkrankungen der Schilddrüse nicht bzw. nur in Absprache mit Ihrem Arzt verzehrt werden (→ Seite 177).

Kräuter

Teekräuter, die Menstruationsschmerzen lindern:

- Frauenmantel *(Alchemillae herba)*
- Gänsefingerkraut *(Anserinae herba)*
- Kamille *(Matricariae flos)*
- Melisse *(Melissae folium)*
- Schafgarbe *(Millefolii herba)*

Nahrungsergänzungsmittel & Co.

Die vorübergehende Einnahme von Magnesium kann krampflösend wirken. Beginnen Sie kurz vor dem Einsetzen der Menstruation mit der Einnahme, und beenden Sie sie mit deren Ende. Vorsicht! Bei zu hoher Dosierung oder Daueranwendungen kann Magnesium auch Durchfall verursachen! Reduzieren Sie in diesem Fall Ihre Magnesiumaufnahme. Außerdem kann Magnesium die Aufnahme bestimmter Arzneistoffe im Darm hemmen. Halten Sie daher einen Mindestabstand von zwei Stunden zur Einnahme von Medikamenten ein und beachten Sie die Herstellerinformationen im Beipackzettel. Magnesium ist inzwischen auch zur äußerlichen Anwendung erhältlich und kann bei Bedarf z. B. auf dem Unterbauch einmassiert werden.

Tipp

Auch Akupunktur kann Menstruationsbeschwerden lindern. Die Kosten für die Behandlung werden allerdings in der Regel nicht von den gesetzlichen Krankenkassen übernommen.

Prämenstruelles Syndrom (PMS)

Frauen, die zuvor nie unter einem prämenstruellen Syndrom litten, können während der Einnahme bestimmter Medikamente plötzlich unter einem Spannungsgefühl in der Brust, Kopfschmerzen (→ Seite 111 ff.), Ödemen (→ Seite 133 ff.), Stimmungsschwankungen (→ Seite 125 ff.) oder Verdauungsstörungen (→ Seite 37 ff.) leiden.

Lebensführung

- Bewegung entspannt! Gehen Sie spazieren, oder fahren Sie Fahrrad. Auch Yoga, Qi Gong oder Tai Chi sind geeignet.
- Fußbäder können im gesamten Körper entspannend wirken, insbesondere wenn Sie Magnesium-Badesalz zusetzen. Natürlich können Sie auch ein Voll-

bad mit Magnesium genießen (15 Minuten).

- Erlernen Sie Entspannungstechniken wie autogenes Training oder Meditationen, und bauen Sie diese fest in Ihren Alltag ein. Vielleicht spielen Sie auch lieber ein Instrument, lesen ein Buch oder malen, um zu entspannen!
- Praktizieren Sie regelmäßig die tiefe Bauchatmung (→ Seite 138 f.).
- Streichen Sie messerdick Quark auf die betroffene Brust, und lassen Sie diesen 30 Minuten einwirken. Decken Sie den Quark mit einem Handtuch und einem Wolltuch ab, und ölen Sie die Brust anschließend mit Gänseblümchenöl oder Lavendelöl ein. Auch Einreibungen mit Schwarzkümmelöl wirken schmerzlindernd.

Ernährung

- Essen Sie weniger Süßes, und achten Sie auf eine kochsalzarme Ernährung. Sorgen Sie jedoch für eine gute Versorgung mit allen anderen Mineralstoffen. Hierzu eignen sich Obst, Gemüse (z. B. Brokkoli, Fenchel, Hülsenfrüchte, die verschiedenen Kohlsorten, Rote Bete, Rucola, Spargel und Spinat), Meeresalgen, Nüsse, Trockenfrüchte und Vollkorngetreide. Halten Sie jedoch sicherheitshalber einen Mindestabstand von zwei Stunden zur Einnahme von Medikamenten ein, da einige Mineralstoffe die Aufnahme bestimmter Arzneistoffe aus dem Darm hemmen können (→ Seite 155 ff.). Außerdem enthalten Meeresalgen Jod und sollten deshalb bei bestimmten Erkrankungen der Schilddrüse nicht bzw. nur in Absprache mit Ihrem Arzt verzehrt werden (→ Seite 177).
- Frische aromatische Kräuter und Sprossen beleben nicht nur die Geschmacksnerven, sie unterstützen auch das Lösen von Blockaden. Würzen Sie deshalb regelmäßig mit frischen Kräutern wie Bärlauch, Basilikum, Dill, Koriander, Kresse oder Sprossen aller Art. Sojasprossen sind allerdings bekömmlicher, wenn sie vorher kurz angedünstet werden (→ Seite 185).
- Bittere Blattsalate wie Chicorée, Endivie, Radicchio oder Rucola sollten in Ihrem Speiseplan ebenso wenig fehlen wie Kurkuma (→ Seite 181), frischer Ingwer oder frisch gemahlener Pfeffer.
- Trinken Sie stilles Wasser (mindestens 1,5–2 Liter pro Tag), sofern medizinische Gründe nicht dagegensprechen.

Kräuter

Teekräuter bei PMS und Spannungsgefühl in der Brust:

- Frauenmantel *(Alchemillae herba)*
- Kamille *(Matricariae flos)*
- Leinsamen *(Lini semen)*
- Liebstöckel *(Levistici radix)*
- Melisse *(Melissae folium)*
- Ringelblume *(Calendulae flos)*
- Schafgarbe *(Millefolii herba)*

Sprechen Sie mit Ihrem Frauenarzt, ob ein Mönchspfeffer-Präparat für Sie geeignet ist. Kommt die Menstruation nicht in Gang, trinken Sie zwei Tassen Pfefferminztee, die Blutung sollte sich dann einstellen.

Nahrungsergänzungsmittel & Co.

Die Einnahme von Magnesium und B-Vitaminen lindert die Beschwerden eines PMS. Vorsicht, bei zu hoher Dosierung oder Daueranwendungen kann Magnesium auch Durchfall verursachen! Reduzieren Sie in diesem Fall die Dosis. Außerdem kann Magnesium die Aufnahme bestimmter Arzneistoffe im Darm hemmen. Halten Sie daher einen Mindestabstand von zwei Stunden zur Einnahme von Medikamenten ein, und beachten Sie weitere Herstellerinformationen im Beipackzettel. Magnesium ist inzwischen auch zur äußerlichen Anwendung erhältlich und kann bei Bedarf an Armen oder Beinen einmassiert werden.

Informationen im Internet

- Patientenplattform des Berufsverbands der Frauenärzte e. V.: www.frauenaerzte-im-netz.de
- Bundesverband Deutsche Schmerzhilfe e. V.: www.schmerzhilfe.de
- Deutsches Grünes Kreuz: www.dgk.de
- Netzwerk Frauengesundheit von Prof. Dr. Ingrid Gerhard aus Freiburg: www.netzwerk-frauengesundheit.com

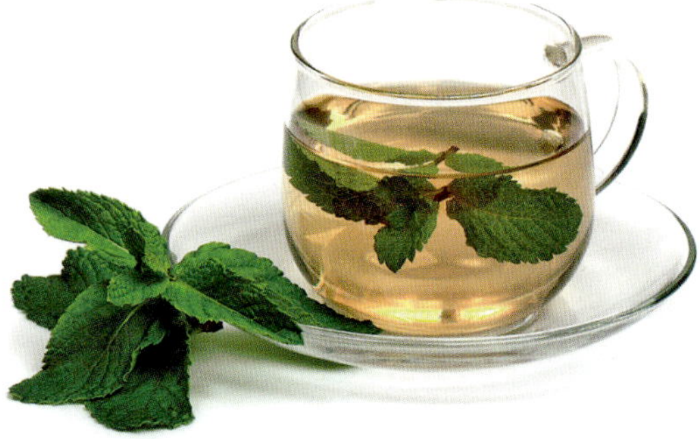

Schwitzen oder Nachtschweiß

Immer wieder klagen Patienten darüber, dass sie unter dem Einfluss von Medikamenten vermehrt schwitzen. Das ist in der Regel zwar unbedenklich, den Betroffenen ist es aber meist sehr unangenehm. Außerdem kann es mit Mineralstoff- und Flüssigkeitsverlusten verbunden sein.

> **!** Bei Schwitzen in Zusammenhang mit anhaltend leicht erhöhter Temperatur und Gewichtsverlust wenden Sie sich umgehend an Ihren behandelnden Arzt.

Lebensführung

- Kleiden Sie sich nach dem Zwiebelschalenprinzip, sodass Sie immer nach Bedarf eine Schicht mehr oder weniger anziehen können. Verfahren Sie analog in der Nacht: Anstelle einer dicken Decke verwenden Sie besser mehrere dünne.
- Tragen Sie Kleidungsstücke aus Naturmaterialien wie Baumwolle, Leinen und Seide. Verzichten Sie dagegen auf Kunstfasern wie Polyester oder Polyacryl. Funktionswäsche für Sportler verhindert, dass sich die Feuchtigkeit beim Schwitzen an der Hautoberfläche staut, und leitet sie nach außen.
- Nehmen Sie Ersatzkleidung mit, wenn Sie länger unterwegs sind. Dann können Sie sich notfalls umziehen, wenn die Kleidung vom Schweiß durchnässt ist.
- Wechselduschen (→ Seite 149), Sauna und Sport sind geeignet, um die Schweißproduktion zu regulieren. Waschungen mit Salbeitee können den Schweißgeruch mindern.
- Entspannungstechniken wie Yoga, Qi Gong, Tai Chi oder progressive Muskelentspannung können die Beschwerden lindern, wenn sie regelmäßig praktiziert werden – insbesondere, wenn ein Zusammenhang mit Stress oder psychischen Belastungen bekannt ist.
- Rasieren Sie sich unter den Achseln, um Schweißgeruch vorzubeugen.
- Treiben Sie regelmäßig mindestens dreimal pro Woche für 30 Minuten Sport.

Ernährung

- Trinken Sie ausreichend (mindestens 1,5–2 Liter pro Tag), sofern medizinische Gründe nicht dagegensprechen. Zum Ausgleich der Flüssigkeitsverluste sind auch alle Arten von Suppen geeignet wie z.B. eine aufbauende Rinderkraftbrühe mit Markknochen (→ Seite 170). Am Abend sollten Sie allerdings Gemüse- (→ Seite 169) oder Getreidesuppen den Vorzug geben.
- Beim Schwitzen verliert man nicht nur Wasser, sondern auch Mineralstoffe. Wenn Sie diese durch Nahrungsergänzungsmittel zuführen, sollten Sie dennoch sicherheitshalber einen Mindestabstand von zwei Stunden zur Einnahme von Medikamenten einhalten, da einige Mineralstoffe die Aufnahme bestimmter Arzneistoffe aus dem Darm hemmen können (→ Seite 155 ff.). Obst, Gemüse (z.B. Brokkoli, Fenchel, Hülsenfrüchte, die verschiedenen Kohlsorten, Rote Bete, Rucola, Spargel und Spinat), Meeresalgen, Nüsse, Trockenfrüchte und Vollkorngetreide führen sie wieder zu (→ Seite 59). Allerdings enthalten Meeresalgen Jod und sollten deshalb bei bestimmten Erkrankungen der Schilddrüse nicht oder nur nach Rücksprache mit dem Arzt verzehrt werden (→ Seite 177).

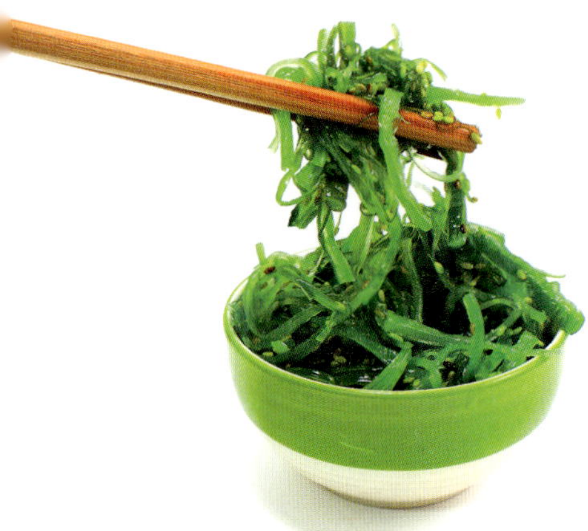

- Nehmen Sie regelmäßig bis zu dreimal täglich einen Esslöffel Leinöl zu sich. Halten Sie sicherheitshalber einen Abstand von mindestens zwei Stunden zur Einnahme von Medikamenten ein.
- Verzichten Sie auf Alkohol, Koffein, Nikotin und scharfe Gewürze sowie auf sehr salzige Speisen, wie z.B. rohen Schinken oder Kartoffelchips.

Kräuter

Nachtschweiß:

- Hopfen *(Lupuli strobulus)*
- Schachtelhalm *(Equiseti herba)*
- Vogelmiere *(Stellariae mediae herba)*

Starkes Schwitzen am Tag:

- Salbei *(Salviae folium)*
- Schachtelhalm *(Equiseti herba)*

Stimmungsschwankungen und depressive Verstimmungen

Einige Arzneistoffe verändern die Bildung oder den Abbau von Botenstoffen im Gehirn und können daher Einfluss auf das psychische Befinden nehmen. Informieren Sie immer zuerst Ihren behandelnden Arzt über Veränderungen Ihrer Gefühlslage, nicht nur wenn Sie einen Zusammenhang mit einer Medikamenteneinnahme vermuten. Nur wenn Ihr Arzt dennoch zu einer Fortsetzung Ihrer Behandlung rät und keine Einwände gegen die hier vorgeschlagenen Maßnahmen hat, sollten Sie versuchen, Ihre Beschwerden selbst zu behandeln.

> **Patienten mit Ängsten, Depressionen oder anderen psychischen Beschwerden sollten sich nicht scheuen, einen Psychotherapeuten aufzusuchen.**

Lebensführung

- Starten Sie mit der Yoga-Atmung »Kapalabhati« und der Wechselatmung (→ Seite 140) in den Tag. Wenn man sie morgens täglich praktiziert, können sie sehr anregend wirken. Ebenso können sie helfen, ein Stimmungstief zu überwinden.
- Treiben Sie mehrmals in der Woche Sport. Auch Yoga, Qi Gong, Tai Chi oder Gartenarbeit sind geeignet.
- Gehen Sie täglich bei Tageslicht mindestens eine halbe Stunde spazieren, damit Sie auf andere Gedanken kommen.
- Bauen Sie kleine Pausen in Ihren Alltag ein, damit Sie zwischendurch immer wieder zur Ruhe kommen.
- Erlernen Sie Entspannungstechniken wie autogenes Training, Biofeedback, progressive Muskelentspannung oder Meditationen, und bauen Sie diese fest in Ihren Alltag ein. Das hilft Ihnen auf Dauer auch bei der Bewältigung von Problemen! Vielleicht spielen Sie auch lieber ein Instrument, lesen oder betätigen sich künstlerisch, um den Alltag zu vergessen.
- Musik kann die Stimmung vieler Menschen positiv beeinflussen. Singen Sie,

gehen Sie tanzen, spielen Sie ein Instrument, besuchen Sie Konzerte oder hören Sie CDs!

Ernährung

- Trinken Sie immer ausreichend (mindestens 1,5–2 Liter pro Tag), sofern medizinische Gründe nicht dagegensprechen! Besonders geeignet ist Mineralwasser mit einer hohen Konzentration an Magnesium (> 100 mg/l). Halten Sie jedoch einen Mindestabstand von zwei Stunden zur Einnahme von Medikamenten ein, da Magnesium die Aufnahme bestimmter Arzneistoffe aus dem Darm hemmen kann (→ Seite 155 ff.).
- Weizen ist ein wichtiger Magnesiumspender, der die Stimmung günstig beeinflussen kann. Auch Amaranth, Hafer, Hirse, Quinoa, Reis und Vollkornweizen sowie Hülsenfrüchte, Sesam, Sonnenblumenkerne oder Nüsse versorgen Sie mit Magnesium. Achten Sie aber auf einen Abstand von zwei Stunden zur Einnahme von Medikamenten (→ Seite 16).
- Verwenden Sie regelmäßig Kräuter und Gewürze wie zum Beispiel Basilikum, Ingwer, Kardamom, Rosmarin oder Zimt.
- Ziehen Sie Pikantes den Süßspeisen vor. Wie wäre es beispielsweise mit einem Risotto mit Radicchio, Basilikum, Rosmarin und Thymian?
- Verzichten Sie auf Alkohol, Koffein und Nikotin sowie auf Bitterschokolade mit hohem Kakaoanteil, insbesondere bei Unruhe und Nervosität.

Kräuter

Teekräuter bei Ängstlichkeit:

- Johanniskraut *(Hyperici herba)*
- Kamille *(Matricariae flos)*
- Lavendel *(Lavandulae flos)*
- Melisse *(Melissae folium)*
- Rosmarin *(Rosmarini folium)*

Bei akuten Ängsten können Sie versuchsweise die Notfalltropfen der Bachblüten einnehmen.

Teekräuter bei depressiver Verstimmung:

- Baldrian *(Valerianae radix)*
- Kamille *(Matricariae flos)*
- Johanniskraut *(Hyperici herba)*
- Lavendel *(Lavandulae flos)*
- Passionsblume *(Passiflora flos)*
- Rosmarin *(Rosmarini folium)*

Auch Ginseng *(Ginseng radix)* wirkt antidepressiv, sollte aber als Fertigprodukt eingenommen werden.

Teekräuter bei Reizbarkeit:

- Kamille *(Matricariae flos)*
- Melisse *(Melissae folium)*

Teekräuter bei Unruhe und Nervosität:

- Baldrian *(Valerianae radix)*
- Hafer *(Avenae herba)*
- Hopfen *(Lupuli strobulus)*
- Lavendel *(Lavandulae fructus)*
- Melisse *(Melissae folium)*
- Passionsblume *(Passiflora herba)*

Informationen im Internet

- Internetseite der Berufsverbände und Fachgesellschaften für Psychiatrie, Kinder- und Jugendpsychiatrie, Psychotherapie, Psychosomatik, Nervenheilkunde und Neurologie aus Deutschland und der Schweiz: www.neurologen-und-psychiater-im-netz.de
- DASH – Deutsche Angst-Selbsthilfe: www.angstselbsthilfe.de
- Deutsche DepressionsLiga e. V.: www.depressionsliga.de
- Deutsche Gesundheitshilfe e. V.: www.gesundheitshilfe.de
- Deutsches Grünes Kreuz: www.dgk.de
- Psychotherapie-Informations-Dienst (PID): www.psychotherapiesuche.de
- Verband Pro Psychotherapie e. V.: www.therapie.de

Unruhe, Nervosität und Schlafstörungen

Unruhe, Nervosität und Schlafstörungen sind mögliche Auswirkungen einer medikamentösen Behandlung, wenn ein Arzneistoff die Bildung bzw. den Abbau von Botenstoffen verändert. Wird beispielsweise der Sympathikus angeregt, werden die Betroffenen unter Umständen unruhig. Sind Botenstoffe betroffen, die den Schlafrhythmus mitbestimmen, rauben Schlafstörungen möglicherweise nicht nur die nächtliche Ruhe. Sie mindern auch das Wohlbefinden am Folgetag. Und dennoch ist der Schlaf in der darauf folgenden Nacht trotz großer Müdigkeit erneut gestört.

Wenn Sie abends im Bett nicht einschlafen können, sich am nächsten Tag aber dennoch erholt und ausgeruht fühlen, brauchen Sie vielleicht weniger Schlaf. Dann gehen Sie doch einfach mal später ins Bett. Leiden Sie jedoch unter Beschwerden aufgrund von Schlafmangel, sollten Sie etwas unternehmen. Sprechen Sie mit Ihrem Arzt, wenn Schlafstörungen länger als einen Monat fortbestehen!

Lebensführung

- Praktizieren Sie immer, wenn Sie spüren, dass Sie sehr unruhig sind, die tiefe Bauchatmung (→ Seite 138 f.). Auch vor dem Einschlafen sollten Sie sie im Bett täglich anwenden.
- Erlernen Sie Entspannungstechniken wie autogenes Training oder Meditationen, und bauen Sie diese fest in Ihren Alltag ein. Das hilft Ihnen auf Dauer auch bei der Bewältigung von Problemen!
- Besprechen Sie mit Ihrem Arzt oder Apotheker, welche Medikamente für Ihre Schlafstörungen verantwortlich sein könnten. Fragen Sie, ob Ihr Behandlungsplan so abgeändert werden kann, dass Sie das entsprechende Arzneimittel zu einer anderen Tageszeit einnehmen oder zumindest die abendliche Dosis reduzieren. Oftmals sind mehrere Medikamente gemeinsam für die Beschwerden verantwortlich. Dann kann unter Umständen ein Wirkstoff durch einen anderen ersetzt werden, der sich nicht so ungünstig auf Ihren Schlaf auswirkt.
- Achten Sie auf einen regelmäßig Tagesablauf – auch am Wochenende. Legen Sie feste Schlaf- und Aufstehzeiten fest, an die Sie sich auch dann halten, wenn Sie in der Nacht zuvor nicht gut schlafen konnten. Den »verpassten« Schlaf sollten Sie also nicht am Tag, sondern in der darauffolgenden Nacht nachholen.
- Haben Sie am Tag genug unternommen, um am Abend müde zu sein? Vielleicht brauchen Sie Bewegung, bevor Sie zur Ruhe kommen können. Insbesondere Yoga, Qi Gong oder Tai Chi sind geeignet. Verzichten Sie am Abend jedoch auf intensiven Sport.
- Unternehmen Sie am Abend einen Spaziergang, um die Alltagssorgen zu vergessen, oder arbeiten Sie ein bisschen im Garten!
- Führen Sie aufwühlende Gespräche nicht am Abend.
- Gönnen Sie sich ein warmes Fußbad, bevor Sie schlafen gehen. Ein geeigneter Zusatz ist neben Magnesium-Badesalz oder Kochsalz um diese Zeit der Lavendel. Sie können sich auch mit einer

Lavendellotion eincremen oder Duftkissen mit Lavendel neben Ihr Kopfkissen legen.

- Lüften Sie den Schlafraum, und heizen Sie ihn nicht zu sehr auf! 16 °C bis 18 °C Raumtemperatur werden empfohlen.
- Quälen Sie sich nicht, wenn Sie nicht einschlafen können. Stehen Sie wieder auf, gehen Sie einer angenehmen Beschäftigung nach, oder lesen Sie, bis Sie richtig müde sind, und versuchen Sie dann erneut einzuschlafen. Schreiben Sie Gedanken auf, die Sie daran hindern, zur Ruhe zu kommen. Das beendet das Gedankenkarussell.
- Verzichten Sie am Abend auf den Gebrauch elektronischer Geräte wie Computer, Tablet, Smartphone oder Fernseher. Ist Ihr Körper nicht mehr dem Bildschirmlicht ausgesetzt, schaltet er leichter auf den Nachtmodus um und bildet Stoffe wie das Melatonin, die den Schlaf verbessern. Hören Sie stattdessen schöne Musik, oder treffen Sie Freunde!
- Reduzieren Sie tagsüber den Aufenthalt in Räumen, in die kein Tageslicht gelangt. Wenn Sie in fensterlosen Räumen arbeiten, verbringen Sie Ihre Freizeit möglichst viel im Freien.
- Sorgen Sie dafür, dass Ihr Schlaf nicht durch Lärm gestört wird, und entfernen Sie mögliche Lichtquellen.

Ernährung

- Trinken Sie ausreichend (mindestens 1,5–2 Liter pro Tag), um die Flüssigkeitsverluste zu ersetzen, sofern medizinische Gründe nicht dagegensprechen. Besonders geeignet ist Mineralwasser mit einer hohen Konzen-

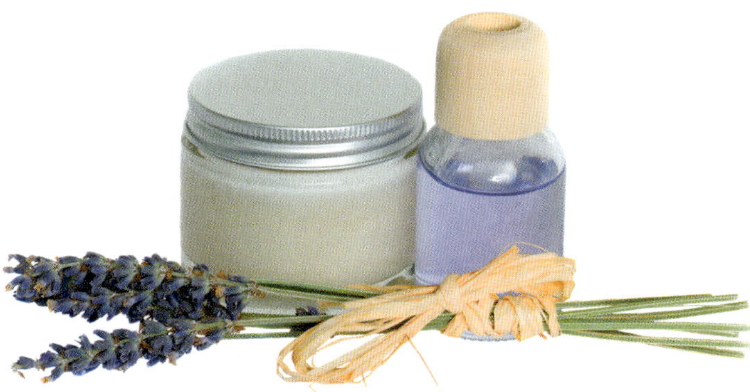

tration an Magnesium (> 100 mg/l). Halten Sie jedoch sicherheitshalber einen Mindestabstand von zwei Stunden zur Einnahme von Medikamenten ein, da Magnesium die Aufnahme bestimmter Arzneistoffe aus dem Darm hemmen kann (→ Seite 155 ff.).

- Trinken Sie den letzten Kaffee oder andere koffeinhaltige Getränke am frühen Nachmittag. Dieser Rat gilt allerdings nicht für ältere Menschen mit Durchblutungsstörungen. Bei ihnen wirkt ein Kaffee am Abend durchblutungsfördernd und kann daher eine gute Einschlafhilfe darstellen. Probieren Sie es aus!
- Nehmen Sie spätestens drei Stunden vor dem Schlafengehen Ihre letzte, leicht bekömmliche, idealerweise vegetarische Mahlzeit zu sich. Empfehlenswert sind alle grünen Gemüsesorten sowie Sojabohnen, Karotten und Wurzelgemüse, aber auch Maulbeeren, rote Beeren, Birne und Rosinen. Würzen Sie mit frischen Kräutern – insbesondere mit Petersilie. Essen Sie danach nichts mehr.
- Verzichten Sie am Abend auf Alkohol und andere Genussmittel, die anregend wirken.
- Ein Tipp aus der chinesischen Medizin: Lassen Sie etwa zwei Esslöffel Weizen (ganze Körner) 20 Minuten in 200 Millilitern Wasser köcheln, und trinken Sie die Brühe, sobald sie etwas abgekühlt ist, etwa 30 Minuten vor dem Schlafengehen. Die ausgekochten Körner können Sie am nächsten Morgen im Frühstücksbrei (→ Seite 163) oder Müsli verzehren.
- Vermeiden Sie scharf gewürzte, geräucherte, gegrillte oder sehr salzige Speisen.

Kräuter

Teekräuter, die den Schlaf fördern:
Die Wirkung tritt allerdings erst nach zwei bis drei Wochen ein, wenn die Kräuter regelmäßig angewendet werden.

- Baldrian *(Valerianae radix)*
- Hafer *(Avenae herba)*
- Hopfen *(Lupuli strobulus)*
- Lavendel *(Lavandulae fructus)*
- Melisse *(Melissae folium)*
- Passionsblume *(Passiflora herba)*
- Gemmopräparat der Silberlinde *(Tilia tomentosa)*

Sie können für einen Schlaftee Baldrian mit Hafer, Hopfen und Melisse zu gleichen Teilen mischen. Dieser Mischung können Sie auf etwa 100 Gramm noch 5 Gramm Lavendel zufügen. Bereiten Sie den Tee aus einem Teelöffel bis einem Esslöffel dieser Teemischung mit 200 Milliliter kochendem Wasser zu. Trinken Sie die letzte Tasse etwa eine halbe Stunde vor dem Zubettgehen, damit Sie besser einschlafen. Sie mögen keinen Tee am Abend, weil er harntreibend wirkt? Dann legen Sie sich ein Kräuterkissen mit Hopfen, Lavendel und/oder Melisse ins Bett, oder nehmen Sie ein Fertigarzneimittel mit diesen Kräutern.

Tipp

Es gibt ein Akupressurband, das einen Akupunkturpunkt am Handgelenk stimuliert und so beruhigend und schlaffördernd wirken kann.

Informationen im Internet

- Bundesverband Schlafapnoe und Schlafstörungen Deutschland BSD e. V.: www.bsd-selbsthilfe.de
- Deutsche Gesellschaft für Schlafforschung und Schlafmedizin (DGSM): www.dgsm.de
- Deutsches Grünes Kreuz: www.dgk.de
- Patientenplattform der Berufsverbände und Fachgesellschaften für Psychiatrie, Kinder- und Jugendpsychiatrie, Psychotherapie, Psychosomatik, Nervenheilkunde und Neurologie aus Deutschland und der Schweiz: www.neurologen-und-psychiater-im-netz.de

Störungen beim Wasserlassen

Häufiger Harndrang und nächtliches Wasserlassen

Die Anwendung einiger Arzneimittel geht mit vermehrtem Harndrang und nächtlichem Wasserlassen einher. Anfällig sind beispielsweise kälteempfindliche Menschen. Manchmal sinkt aber auch der Muskeltonus unter dem Einfluss von Medikamenten. Verbunden mit einem schwachen Bindegewebe kann dies ein Grund dafür sein, dass sich der Harndrang einstellt, obwohl die Blase noch gar nicht richtig voll ist.

> **!** Wenn Sie beim Wasserlassen Schmerzen haben oder Ihr Urin blutig ist, sollten Sie Ihren Arzt aufsuchen. Empfehlungen zur Selbsthilfe bei Harnwegsinfekten finden Sie unter Infektanfälligkeit (→ Seite 104 ff.).

Lebensführung

- Halten Sie vor allem bei Kälte Ihren unteren Rücken regelmäßig warm. Tragen Sie im Winter einen Nierenwärmer und immer warme Schuhe. Im Bett kann ein Lammfell wärmen.
- Bewegen Sie sich tagsüber regelmäßig. Gehen Sie spazieren, schwimmen oder fahren Sie Rad. Auch Yoga, Qi Gong oder Tai Chi sind geeignet.
- Erlernen Sie Entspannungstechniken wie autogenes Training, Biofeedback, progressive Muskelentspannung oder Meditationstechniken, und bauen Sie diese fest in Ihren Alltag ein.
- Vielleicht entleert sich Ihre Blase nicht vollständig. Dann bleibt Restharn zurück. Testen Sie es, indem Sie zehn Minuten nach einer Blasenentleerung erneut die Toilette aufsuchen. Sprechen Sie mit Ihrem Arzt, wenn Sie bei diesem Test wiederholt nennenswerte Harnmengen entleeren können.
- Trainieren Sie regelmäßig Ihren Beckenboden. Übungen hierzu erhalten Sie von einem Physiotherapeuten oder der Internetseite des Instituts für Qualität und Wirtschaftlichkeit im Gesundheitswesen (IQWiG) www.gesundheitsinformation.de. Hier finden Sie auch einige effektive Tipps für ein gezieltes Blasentraining.

Ernährung

- Trinken Sie ein bis zwei Stunden vor dem Zubettgehen nichts mehr, um nächtliches Wasserlassen zu vermeiden. Trinken Sie dafür im Tagesverlauf reichlich (etwa zwei Liter pro Tag), sofern medizinische Gründe nicht dagegensprechen.

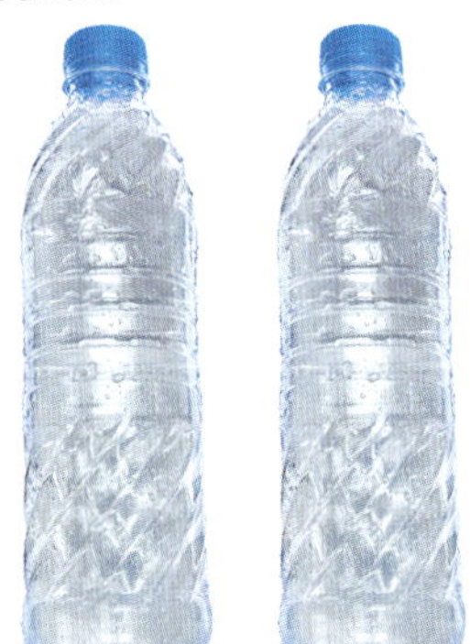

- Einige Tipps aus der chinesischen Medizin:
  - Essen Sie häufig lang gekochte Eintöpfe, insbesondere mit grünen oder schwarzen Bohnen.
  - Lammfleisch, Wild, Fenchelsamen, Ingwer, Nelken, Petersilie und Zimt wärmen den Körper von innen.
  - Verwenden Sie regelmäßig Walnussöl bei der Zubereitung von Salaten, und essen Sie häufig Walnusskerne.
- Verzichten Sie auf eisgekühlte Speisen und Getränke. Reduzieren Sie außerdem Ihren Konsum von Kaffee sowie grünem und schwarzem Tee.

Kräuter

Teekräuter gegen Harndrang und häufiges Wasserlassen:

- Brennnessel *(Urticae folium* oder *radix)*
- Goldrute *(Solidaginis herba)*
- Kürbissamen *(Cucubitae semen)*
- Liebstöckel *(Levistici radix)*
- Quecke *(Graminis rhizoma)*
- Schafgarbe *(Millefolii herba)*

Zusätzlich bei nächtlichem Wasserlassen:

- Baldrian *(Valerianae radix)*
- Johanniskraut *(Hyperici herba)*
- Melisse *(Melissae folium)*

Miktionsstörungen, Harnverhalt und Wasseransammlungen (Ödeme)

Manche Arzneistoffe beeinflussen Botenstoffe, die Informationen des Nervensystems übermitteln, oder sie verändern die Andockstellen dieser Botenstoffe. Dies kann ein möglicher Grund für Blasenentleerungsstörungen sein. Wenn Wirkstoffe bei anfälligen Patienten Einlagerungen von Wasser ins Gewebe begünstigen, bilden sich dagegen Ödeme.

Lebensführung

- Halten Sie vor allem bei Kälte Ihren unteren Rücken immer warm. Tragen Sie insbesondere im Winter einen Nierenwärmer und warme Schuhe. Im Bett kann ein Lammfell wärmen.
- Vermeiden Sie langes Stehen bei Wasseransammlungen in den Beinen, und legen Sie die Beine im Sitzen hoch. Tragen Sie zudem Kompressionsstrümpfe, um den Rückstrom des venösen Bluts aus den Beinen zu unterstützen. Verzichten Sie jedoch auf einschnürende Kleidungsstücke wie enge Hosen, Socken, Gürtel oder Ähnliches.

Sprechen Sie Ihren behandelnden Arzt auf Miktionsstörungen, Harnverhalt und Wasseransammlungen im Zusammenhang mit einer Medikamenteneinnahme an. Falls notwendig, wird er überprüfen, ob alle Organe (Herz, Leber, Niere, Venen) ordnungsgemäß arbeiten. Wenn er keine Einwände gegen die hier genannten Ratschläge hat, können Sie sie anwenden. Trinken Sie reichlich, wenn Sie den Harnfluss anregen wollen, sofern medizinische Gründe nicht dagegensprechen!

- Bewegen Sie sich regelmäßig, gehen Sie spazieren oder schwimmen. Auch Yoga, Qi Gong oder Tai Chi sind für Sie geeignet.
- Testen Sie, ob Sie den Rückfluss von Wasseransammlungen aus den Beinen durch Anregung der Venenpumpe fördern können (→ Seite 143).
- Ein Tipp aus der daoistischen Medizin: Massieren Sie morgens und abends sanft für einige Minuten Ihren Bauch (→ Seite 147). Damit können Sie die Durchblutung des Bauchraums verbessern und so Ödeme lindern.

Ernährung

- Trinken Sie reichlich (mindestens 1,5–2 Liter) stilles Wasser, sofern medizinische Gründe nicht dagegensprechen.
- Sellerie wirkt harntreibend und sollte aus diesem Grund bei Wasseransammlungen reichlich in den Speiseplan aufgenommen werden, sofern Ihre Nieren nicht erkrankt sind. Den gleichen Effekt können Sie mit Adzukibohnen, Champignons, Erbsen, Himbeeren, Löwenzahn, Petersilienwurzel, Spargel und Trauben erzielen.
- Würzen Sie vor allem mit Basilikum, Kardamom und Majoran.
- Ein Tipp aus der chinesischen Medizin: Essen Sie nach Möglichkeit zwei- bis dreimal täglich warm, und verzichten Sie auf Eisgekühltes. Wie wäre es z. B. mit einer Kraftbrühe mit Markknochen oder einer Rinderbrühe (→ Seite 170) mit Markklößchen?
- Achten Sie auf eine gute Versorgung mit Vitaminen und Mineralstoffen. Halten Sie jedoch sicherheitshalber einen Mindestabstand von zwei Stunden zur Einnahme von Medikamenten ein, da einige Mineralstoffe die Aufnahme be-

stimmter Arzneistoffe aus dem Darm hemmen können (→ Seite 155 ff.). Obst, Gemüse (z. B. Brokkoli, Fenchel, Hülsenfrüchte, die verschiedenen Kohlsorten, Rote Bete, Rucola, Spargel, Spinat), Nüsse und Vollkorngetreide gehören täglich in den Speiseplan. Möglicherweise hilft Ihnen eine vegetarische Ernährung (→ Seite 58 f.).

- Reduzieren Sie Ihren Kochsalzverbrauch (maximal fünf Gramm pro Tag)! Verzichten Sie daher auf Fertiggerichte und -soßen sowie Käse und Geräuchertes. Verwenden Sie Kräuter oder Meeresalgen anstelle von Salz zum Würzen. Allerdings enthalten Meeresalgen Jod und sollten deshalb bei bestimmten Erkrankungen der Schilddrüse nicht oder nur nach Rücksprache mit dem Arzt verzehrt werden (→ Seite 177).
- Vermeiden Sie eine übermäßige Eiweißzufuhr. Eiweißreiche Nahrungsmittel sind beispielsweise Fleisch, Fisch, Eier, Amaranth, Buchweizen, Hülsenfrüchte, Nüsse, Quinoa, Samen oder Tofu.
- Legen Sie ab und zu einen Apfel-Reis-Tag ein (→ Seite 147). An diesem Tag essen Sie nur ungesalzenen Reis mit Äpfeln. Als Zwischenmahlzeiten sind weitere Äpfel erlaubt. Trinken Sie dazu nur Wasser.

Kräuter

Teekräuter, die die Harnmenge erhöhen:

- Brennnessel *(Urticae folium)*
- Goldrute *(Solidaginis herba)*
- Liebstöckel *(Levistici radix)*
- Löwenzahn *(Taraxaci radix cum herba)*
- Schachtelhalm *(Equiseti herba)*
- Schwarze Johannisbeere *(Ribis nigri folium)*
- Wacholder *(Juniperi fructus)*, Gemmopräparat *»Juniperus communis«*

Informationen im Internet

- Berufsverband Deutscher Internisten Patientenplattform: www.internisten-im-netz.de
- Deutsche Gesundheitshilfe e. V.: www.gesundheitshilfe.de
- Deutsches Grünes Kreuz: www.dgk.de
- Inkontinenz Selbsthilfe e. V.: www.inkontinenz-selbsthilfe.com
- Selbsthilfeverband Inkontinenz e. V.: www.selbsthilfeverband-inkontinenz.org

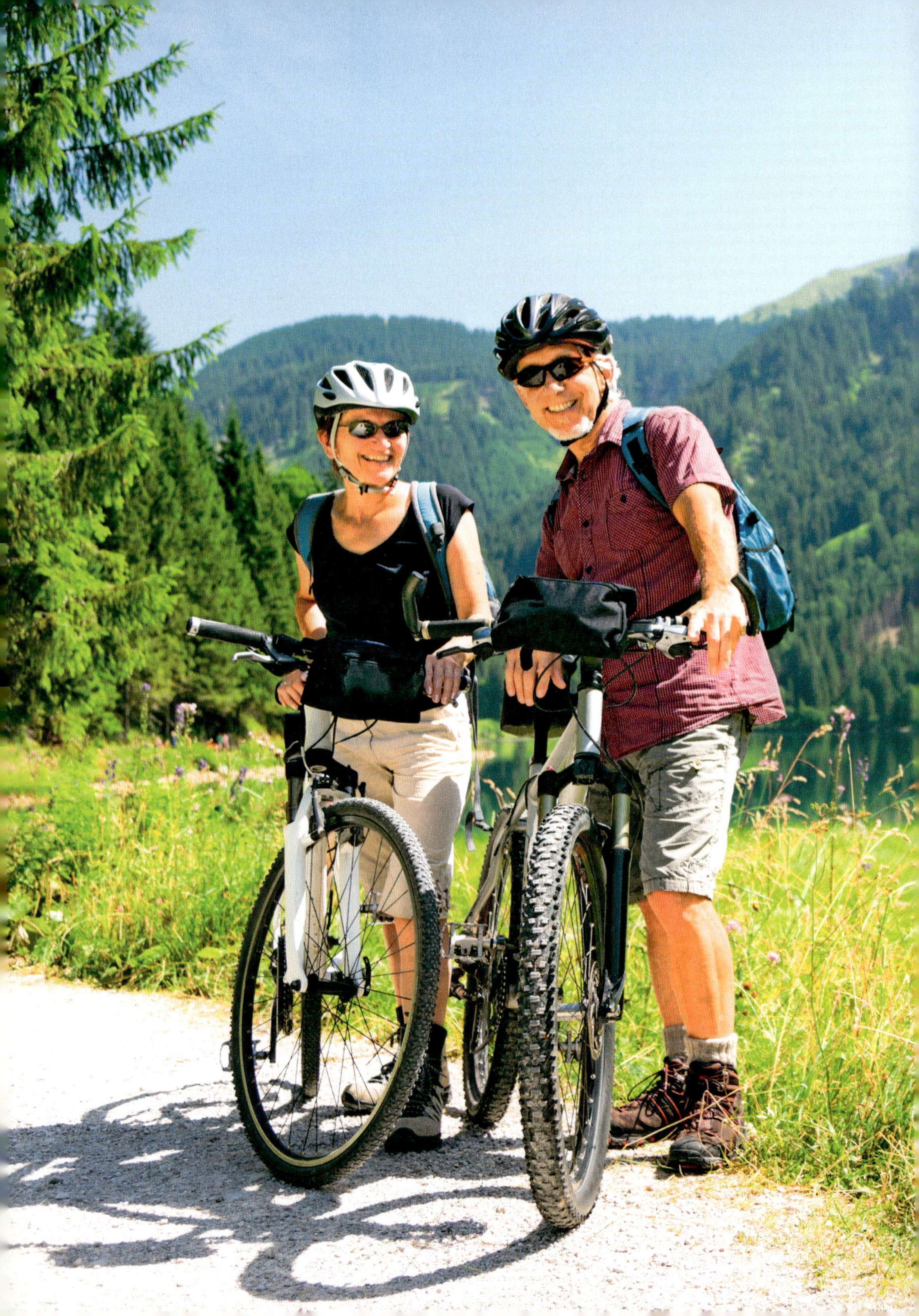

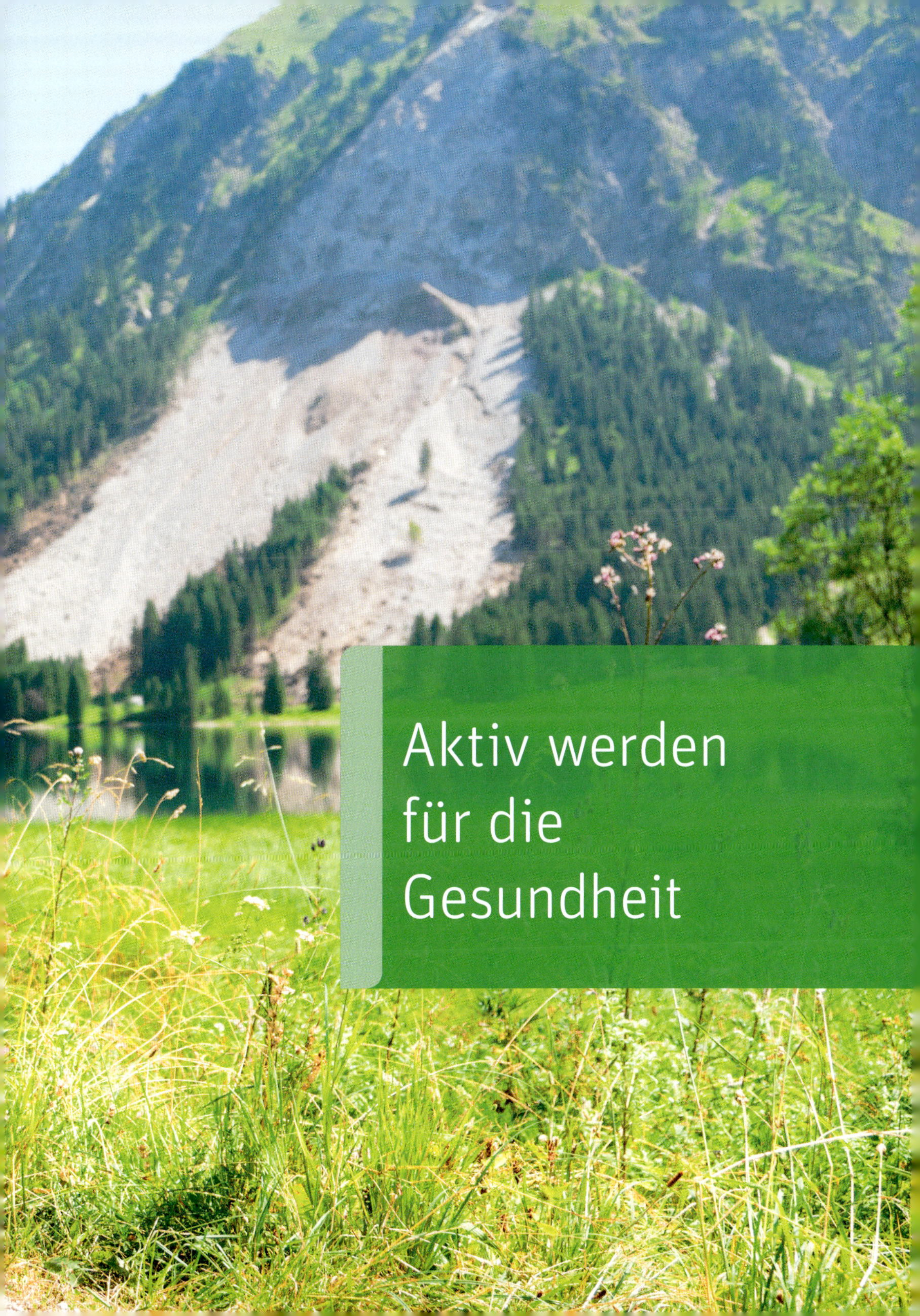

Aktiv werden für die Gesundheit

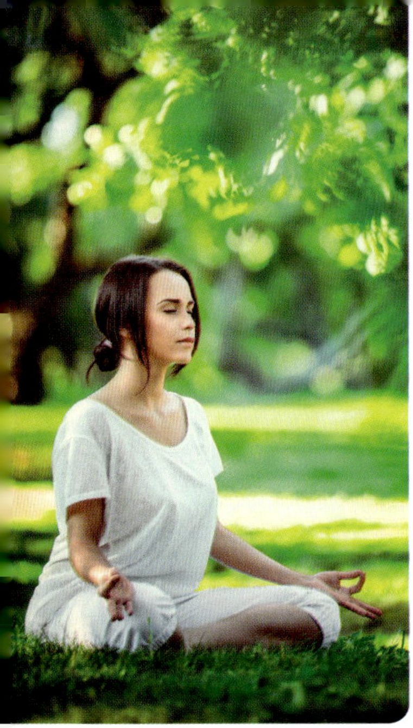

Methoden und Techniken

In diesem Kapitel finden Sie ausführliche Erläuterungen und Hinweise zu einigen Techniken, die Ihnen im Zusammenhang mit den verschiedenen unerwünschten Wirkungen empfohlen wurden. Auch unabhängig von entsprechenden Empfehlungen können sie für jedermann gesundheitsfördernd wirken.

Atemtechniken

Die Atmung beeinflusst die seelische und körperliche Gesundheit enorm, da je nach Atemtechnik mehr oder weniger Sauerstoff in den Körper gelangt.

Bauchatmung

Diese Atemtechnik ist Teil des Sotais, einer in Japan von Dr. Keizo Hashimoto entwickelten Bewegungstherapie, die aber auch im Yoga verbreitet ist: Atmen Sie ganz bewusst tief in den Bauch. Am besten legen Sie Ihre Handflächen auf den Unterbauch, um den Erfolg zu überprüfen. Atmen Sie ganz langsam und bewusst aus. Spannen Sie dabei leicht die Bauchmuskulatur an, um die Lungen zu entleeren. Lassen Sie die Luft anschließend passiv einströmen, indem Sie die Bauchmuskulatur wieder entspannen. Dabei sollte sich die Bauchdecke wölben, bevor Sie wieder langsam ausatmen. Wiederholen Sie diese bewusste Atmung mindestens zehnmal. Idealerweise sollten Sie diese Atmung auch täglich abends vor dem Einschlafen praktizieren, da sie sehr entspannend wirkt.

Pranayama: Yoga-Atemtechniken

Im Yoga gibt es verschiedene Atemtechniken, die die Gesundheit fördern – körperlich wie psychisch.

Kapalabhati (Feueratmung)

Frauen sollten auf die Feueratmung während der Menstruation verzichten, da sie die Blutung verstärken kann.

Unter Kapalabhati versteht man die kraftvolle, bewusste Ausatmung, auf die eine kurze, passive Einatmung folgt. Um diese Feueratmung vorzubereiten, atmet man mehrmals tief in den Bauch und wieder aus. Idealerweise sind Ein- und Ausatmung gleich lang. Nach einer normalen Einatmung beginnt die Feueratmung, indem die Luft durch eine kurze, kraftvolle Anspannung der Muskulatur im Unterbauch durch die Nase aus der Lunge herausgepresst wird. Anschließend entspannt die Bauchmuskulatur sofort, sodass frische Luft passiv in die Lungen einströmen kann. Insgesamt atmet man auf diese Weise zügig 40- bis 60-mal ein und aus. Man beendet die Feueratmung mit einer tiefen Ausatmung und atmet dann 2-mal tief ein und wieder aus. Im Anschluss an die folgende, entspannte Einatmung hält man die Luft für 30 bis 60 Sekunden an. Die Konzentration ist auf den Punkt zwischen den Augenbrauen gerichtet. Nach zwei weiteren tiefen Atemzügen wird die schnelle Atmung wiederholt (insgesamt drei Durchgänge).

Ujjayi-Atmung

Bei dieser Atemtechnik verengt man die Stimmritze, sodass bei der Ein- und Ausatmung ein reibendes Geräusch im Kehlkopf erzeugt wird. Stellen Sie sich dabei vor, Sie wollten einen Spiegel anhauchen. Diese Atemtechnik regt die Durchblutung im Bereich der Stimmbänder an. So kann sie Beschwerden bei Erkältungen lindern und die Infektabwehr unterstützen. Atmen Sie mehrmals täglich mindestens eine Minute auf diese Weise.

Wechselatmung

Für die Wechselatmung strecken Sie den Daumen, den Ringfinger und den kleinen Finger der rechten Hand aus, während Sie die anderen Finger (Zeige- und Mittelfinger) einklappen. So verschließen Sie mit dem Daumen das rechte Nasenloch, atmen langsam über das linke Nasenloch aus und anschließend entspannt wieder ein. Bei der Einatmung zählen Sie im Geiste bis vier. Schließen Sie mit dem Ringfinger nun auch das linke Nasenloch, und halten Sie entspannt den Atem an. Zählen Sie im Geiste bis acht (oder 16), bevor Sie das rechte Nasenloch öffnen, langsam darüber ausatmen und dabei bis acht zählen. Anschließend atmen Sie bis vier zählend wieder ein. Nun verschließen Sie das rechte Nasenloch mit dem Daumen, halten die Luft bis acht (oder 16) zählend an, öffnen das linke Nasenloch und atmen wieder bis acht zählend aus. Diese Wechselatmung können Sie mehrere Minuten lang täglich üben, um zur Ruhe zu kommen und Kraft zu tanken. Passen Sie den Atemrhythmus an Ihren persönlichen Rhythmus an. Wichtig ist nur, dass die Ausatmung doppelt so lange dauert wie die Einatmung und die Luft zwischen Ein- und Ausatmung mindestens so lange angehalten wird wie bei der Ausatmung.

Informationen im Internet

Videos auf YouTube können Sie beim Erlernen dieser Atemtechniken unterstützen: www.yoga-vidya.de/yoga-anfaenger/yoga-uebungen/yoga-atemuebungen/

Bewegungstherapie

Informationen im Internet

Informationen zur Feldenkraismethode und ein Lehrerverzeichnis finden Sie unter Feldenkrais Verband Deutschland e. V., www.feldenkrais.de.

Im Bereich der Bewegungstherapien gibt es verschiedene Angebote, die jeweils einen anderen Ansatz haben. Auch einzelne Übungen können Beschwerden erfolgreich entgegenwirken.

Feldenkrais

Die Feldenkrais-Methode wird in Gruppen- und Einzelstunden unterrichtet. Zu ihren Zielen gehört neben der Wahrnehmung von Bewegungsabläufen auch deren Vereinfachung. Hierzu wird unter Anleitung mit der Bewegung experimentiert. Die Feldenkrais-Methode hat sich u. a. in der Begleittherapie von Schmerzpatienten und der Gesundheitsprävention bewährt.

Informationen im Internet

Informationen zu Tai Chi und Qi Gong finden Sie unter Deutscher Dachverband für Qigong und Taijiquan e. V. (DDQT), www.ddqt.de.

Qi Gong und Tai Chi

Diese beiden aus China stammenden Techniken vereinen Bewegungs- und Konzentrationsübungen mit Atemübungen. Die »Energiearbeit« dient dabei sowohl der Unterstützung der Gesundheit wie der Behandlung von Erkrankungen. Es werden jeweils bestimmte Bewegungsabläufe praktiziert, die unter anderem der Lenkung der Körperenergie, aber auch der Entspannung dienen.

Yoga

Hierzulande sind von der komplexen indischen Yoga-Philosophie vor allem die Körperübungen (Asanas) und die Atemtechniken (Pranayama) angekommen. Yoga kann als begleitende

Behandlung von Kopf-, Rücken- und Muskelschmerzen, aber auch von Schlafstörungen, psychischen Erkrankungen oder Durchblutungsstörungen von großem Nutzen sein. Insbesondere die Atemtechniken tragen zu einer tiefen Entspannung von Körper und Geist bei. Viele der im Westen etablierten Yogastile sind allerdings stark körperorientiert. Die Pranayama sind dann nur von untergeordneter Bedeutung. Fragen Sie daher, bevor Sie sich zu einem Yogakurs anmelden, ob die Atemtechniken fester Bestandteil des angebotenen Yogastils sind. Dies ist u. a. beim Sivananda- oder Raja-Yoga der Fall.

Übung gegen Verspannungen im Nacken und Spannungskopfschmerzen

Senken Sie Ihren Kopf langsam mit der Ausatmung zur Brust, und heben Sie ihn mit der Einatmung wieder an, sodass er leicht in den Nacken rollt. Diese Bewegung führen Sie so lange aus, wie Sie diese als angenehm empfinden. Bewegen Sie den Kopf sanft und frei von Anstrengung hauptsächlich im oberen Bereich der Halswirbelsäule.

Im Anschluss senken Sie mehrmals den Kopf mit der Einatmung zur einen Seite und mit der Ausatmung zur anderen Seite. Auch diese Übung führen Sie ganz sanft in Ihrem Atemrhythmus aus.

Diese Übungsreihe ist besonders effektiv, wenn Sie sie täglich anwenden.

Wenn die Verspannungen tiefer sitzen, greifen Sie im Anschluss mit der rechten Hand Ihre linke Schulter und mit der linken Hand Ihre rechte. Umarmen Sie sich auf diese Weise selbst, und halten Sie die sich kreuzenden Ellbogen auf Schulterhöhe. Drehen Sie sich nun mit der Einatmung langsam in die eine Richtung und mit der Ausatmung in die andere. Halten Sie

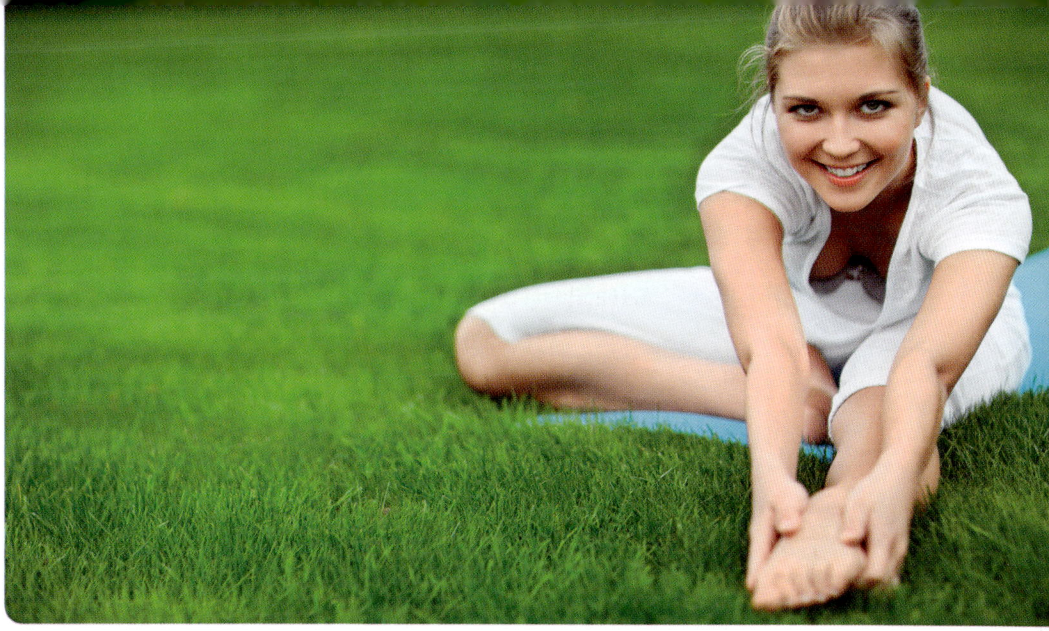

Gymnastik können Sie wunderbar allein für sich zu Hause machen.

sich dabei gerade und aufrecht. Wiederholen Sie auch diese Übung mehrmals. Spüren Sie zum Schluss mit geschlossenen Augen noch kurz nach.

Venengymnastik

Diese Übungen regen die Venenpumpe an. Legen Sie sich auf den Rücken, und heben Sie ein Bein nach oben gestreckt an. Das andere Bein liegt ausgestreckt am Boden. Alternativ können Sie beide Beine gleichzeitig anheben.

1. Strecken Sie Ihre Füße abwechselnd mehrmals hintereinander, und ziehen Sie sie dann an. Diese Übung können Sie auch bei einer sitzenden Tätigkeit zwischendurch einbauen.
2. Kreisen Sie anschließend die Füße in den Fußgelenken nacheinander in beide Richtungen. Auch diese Übung kann alternativ im Sitzen oder Liegen durchgeführt werden.

Fußmassagen können den Effekt der Venengymnastik unterstützen.

Entspannungsmethoden

Eine Erkrankung drückt manchmal gewaltig auf die Stimmung. Auf einmal bestimmen Sorgen das Leben mit, aber der Alltag geht dennoch weiter. Das eingenommene Medikament ist dann vielleicht nur das berühmte Tüpfelchen auf dem i. Das was gerade noch ein Balanceakt war, der irgendwie gelang, ist plötzlich zu viel. Daher sind Entspannungsverfahren oft so effektiv. Sie sollten allerdings im Idealfall unter Anleitung eines in der jeweiligen Technik erfahrenen Lehrers erlernt werden. Wählen Sie aus dem breiten Angebot ein Verfahren, das Ihnen möglichst viel Spaß macht, denn Erfolge erzielen Sie nur durch regelmäßiges Üben.

Informationen im Internet

Informationen zum autogenen Training finden Sie beim Bundesverband für autogenes Training und Entspannungstherapie, www.batev.de.

Autogenes Training

Beim autogenen Training handelt es sich um eine Entspannungsmethode, die auf Autosuggestion beruht. Man konzentriert sich dabei auf einzelne Körperteile und versetzt sie in den ersten beiden Übungen mit einfachen, kurzen Sätzen in einen Zustand der Schwere und Wärme. Im Anschluss wird die Konzentration auf die Atmung, den Herzschlag, die Verdauungsorgane und den Kopf gelenkt. Dabei werden Körper und Geist in einen Ruhezustand versetzt. Wer diese Grundstufe beherrscht, kann noch eine »Oberstufe« erlernen. Das autogene Training kann unter anderem zur Stressbewältigung genutzt werden sowie zur Begleittherapie bei Kopfschmerzen, Beschwerden im Bewegungsapparat, psychischen Erkrankungen oder Schlafstörungen. Der Einstieg in diese Technik gelingt meist nur in einem Kurs unter kompetenter Anleitung.

Informationen im Internet
Informationen zum Biofeedback finden Sie bei der Deutschen Gesellschaft für Biofeedback e. V., www.dgbfb.de.

Biofeedback

Biofeedback ist ein wissenschaftlich anerkanntes Verfahren, mit dessen Hilfe man erlernen kann, Muskelspannungen wahrzunehmen und durch bewusste Konzentration abzubauen. Mit Unterstützung elektronischer Hilfsmittel werden unbewusste, der Wahrnehmung normalerweise nicht zugängliche Vorgänge ins Bewusstsein geholt, um sie im Anschluss zu verändern. Daher eignet sich die Methode nicht nur zur Behandlung von Beschwerden im Bewegungsapparat, sondern auch zur Blutdruckregulation, bei Inkontinenz, Kopfschmerzen oder psychischen Leiden.

Informationen im Internet
Informationen zu Achtsamkeit & Mediation finden Sie hier: Bundesverband für autogenes Training und Entspannungstherapie: www.batev.de
MBSR-MBCT Verband e. V.: www.mbsr-verband.de
Institut für Mind-Body-Medizin: www.mind-body-medizin.org

Meditation

Es gibt verschiedene Meditationstechniken. Die in Deutschland bekannteste Form ist die Achtsamkeitsmeditation. Die Konzentration gilt dabei dem aktuellen Augenblick, die Gedanken werden auf das Hier und Jetzt gelenkt. Um dies zu erreichen, widmet man die volle Aufmerksamkeit beispielsweise der Atmung, ohne diese willentlich zu verändern. Immer wenn die Gedanken abschweifen, werden sie freundlich zurück zur Atmung gelenkt. Ziel ist es, alles wertfrei wahrzunehmen und die Gedanken wie Wolken am Himmel vorüberziehen zu lassen. Achtsamkeitsmeditationen können sitzend, liegend, aber auch gehend durchgeführt werden. Dann gilt die Aufmerksamkeit etwa der Fußsohle. Bei der Meditation entspannt der Körper ganz nebenbei, und der Geist kommt zur Ruhe. Daher sind Meditationen nicht nur zur Stressbewältigung gut geeignet, sondern auch zum Umgang mit Schmerzen. Gerade am Anfang ist es allerdings wichtig, täglich zu meditieren.

Informationen im Internet

Informationen zur progressiven Muskelentspannung nach Jacobson erhalten Sie auf den Internetseiten der gesetzlichen Krankenkassen:
AOK: www.vigo.de
Barmer GEK: www.youtube.com/watch?v=sAw7l-_lJyQ
Techniker: www.tk.de

Progressive Muskelentspannung nach Jacobson

Die progressive Muskelentspannung nach Jacobson beruht auf der Erkenntnis, dass die Entspannung am besten nach vorheriger Anspannung gelingt. Daher werden Muskelgruppen ausgehend von den Händen bis zu den Füßen nach und nach bewusst angespannt, um sie anschließend besser entspannen zu können. Mit der körperlichen Anspannung lässt schließlich auch die geistige Spannung nach. Die progressive Muskelentspannung hat sich daher nicht nur bei Beschwerden im Bewegungsapparat bewährt, sondern auch bei Kopfschmerzen, psychischen Belastungen, Schlafstörungen oder Stress. Die Methode ist wissenschaftlich gut untersucht und gilt als leicht erlernbar.

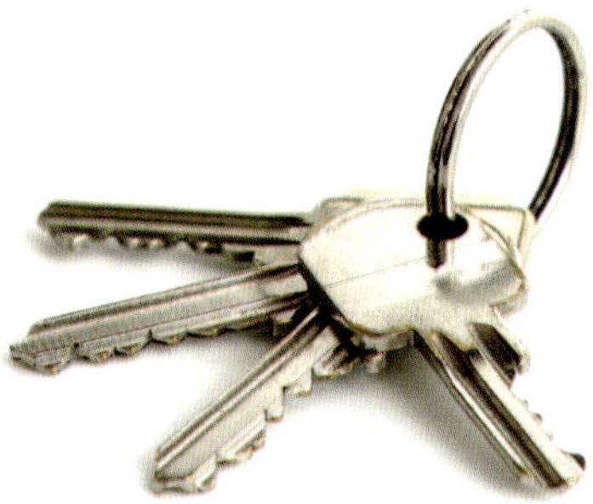

Power Napping

Setzen Sie sich entspannt auf einen Stuhl, und nehmen Sie dabei einen Schlüssel locker in die Hand. Schließen Sie die Augen, und versuchen Sie einzuschlafen. Sobald Sie tief einschlafen, wird Ihnen der Schlüssel aus der Hand fallen. Dann ist es an der Zeit, das Power Napping zu beenden. Dieser Kurzschlaf hat sich zur Erholung während einer Mittagspause bewährt und sollte nicht länger als 10–30 Minuten dauern.

Massagetechniken

Massagen entspannen, regen an und tun einfach gut. Lesen Sie nach, welche Form für Ihre Bedürfnisse am besten passt.

Bauchmassage

Bei Krämpfen, Blähungen oder Verstopfung sollten Sie den Bauch vor allem im Uhrzeigersinn massieren, bei Durchfall überwiegend gegen den Uhrzeigersinn.

Diese Massagetechnik beruht auf einer alten Tradition der daoistischen Medizin: Massieren Sie morgens und abends sanft für einige Minuten Ihren Bauch. Am besten wirkt die Massage, wenn Sie dabei auf dem Rücken liegen. Beginnen Sie mit kleinen Kreisen um den Bauchnabel im Uhrzeigersinn, und lassen Sie die Kreise immer größer werden. Wenn Sie die Rippen und das Schambein erreicht haben, wechseln Sie die Richtung und massieren den Bauch gegen den Uhrzeigersinn. Dabei lassen Sie die Kreise wieder kleiner werden, bis Sie zurück zum Bauchnabel gelangt sind, um die Massage anschließend mit weiteren Kreisen im Uhrzeigersinn fortzusetzen und den Stoffwechsel sowie die Entgiftung der Leber anzuregen. Spüren Sie dabei, wie sich die Wärme in Ihrem Bauch ausbreitet.

Fußmassagen

Rollen Sie eine Fußsohle nach der anderen mit sanftem Druck langsam über eine dicke Holzstange, die mindestens den Durchmesser eines Besenstiels hat. Der andere Fuß steht währenddessen stabil auf dem Boden. So fördern Sie nicht nur die Durchblutung Ihrer Füße, Sie massieren auch die Fußreflexzonen. Wenn Sie Verspannungen in den Fußsohlen haben, ist dies möglicherweise anfangs etwas schmerzhaft. Lassen Sie

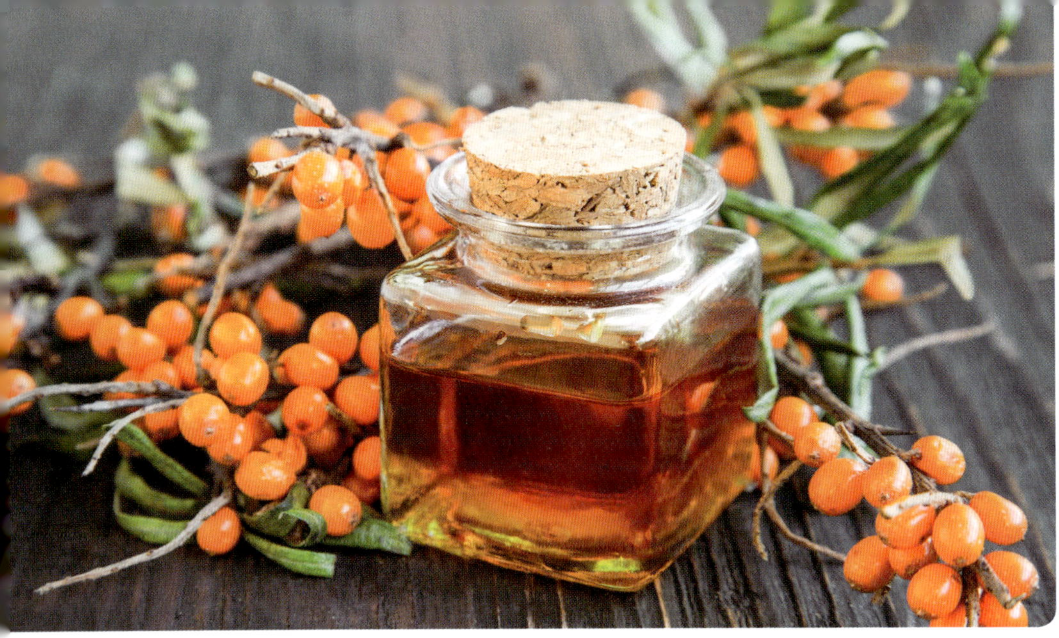

Tipp: Nachhaltig befeuchtend wirkt Sanddornfruchtfleisch-Öl.

sich davon nicht beirren, das vergeht! Ihre Füße werden es Ihnen danken! Oder legen Sie sich hin und wieder Massagebälle unter die Füße, und massieren Sie sie – auch am Schreibtisch.

Ölziehen

Das Ölziehen wird in der ayurvedischen Medizin prophylaktisch zur Entgiftung eingesetzt. Bei konsequenter Anwendung kann sich neben Mundgeruch, trockenen Lippen und Entzündungen der Schleimhäute auch der Zustand der Zähne und des Zahnfleischs bessern. Entzündungen im Mund werden manchmal mit Entzündungen in anderen Bereichen des Körpers – z. B. in den Blutgefäßen – in Verbindung gebracht. Daher ist das Ölziehen sowohl eine traditionelle Methode zur Vorbeugung von Karies als auch von Arteriosklerose. Hierzu sollte es

langfristig konsequent morgens nach dem Aufstehen vor dem Frühstücken oder Zähneputzen angewandt werden.
Dazu nehmen Sie einen Esslöffel eines kalt gepressten Pflanzenöls (z. B. Mandel-, Oliven- oder Sesamöl) in den Mund und bewegen es mit kräftigen Bewegungen hin und her. Ziehen Sie das Öl dabei auch immer wieder durch die Zähne. Idealerweise sollte das Ölziehen 10 bis 20 Minuten dauern. Spucken Sie das Öl am Ende aus, schlucken Sie es keinesfalls herunter. Spülen Sie anschließend mehrmals den Mund mit klarem Wasser aus (Wasser ausspucken), bevor Sie dann wie gewohnt Ihre Zähne putzen.

Wechselduschen

Informationen im Internet

Informationen zu Wechselduschen und anderen Kneippverfahren finden Sie beim Deutschen Kneippverband, www.kneippverband.de.

Wechselduschen verbessern die Durchblutung und wärmen den gesamten Organismus von innen. Dabei wird abwechselnd mit warmem und maximal 15 °C kaltem Wasser geduscht. Menschen mit niedrigem Blutdruck sollten diese Wechselduschen allerdings auf Beine und Arme beschränken und die kühle Temperatur bei Bedarf so warm einstellen, dass ihr Blutdruck nicht noch weiter absinkt. Um den gewünschten Effekt zu erzielen, reicht es aus, wenn die kühle Temperatur kälter als die Körpertemperatur ist (also 34 bis 35 °C).
Alternativ können Sie nur die Arme oder die Beine behandeln. Einen Armguss können Sie am Waschbecken durchführen, indem Sie das kühle Wasser von der Hand bis zum Oberarm und wieder herunter zur Hand des einen Arms laufen lassen. Anschließend verfahren Sie auf die gleiche Weise mit dem

zweiten Arm. Analog behandeln Sie mit der Handbrause ein Bein nach dem anderen vom Fuß bis zum Oberschenkel.

Senioren, die es vorziehen, zu sitzen, können die Arme oder Füße auch im Wechsel in eine Schüssel mit warmem und eine Schüssel mit kühlem Wasser (nicht kälter als 15 °C) stellen. Dabei sollte das Bad im kalten Wasser nicht länger als 30 Sekunden dauern. In der Schale mit dem warmem Wasser dürfen Arme und Beine dagegen 5–10 Minuten verweilen. Wenn Sie einen anregenden Effekt erzielen wollen, schließen Sie die Wechselbäder mit dem kühlen Bad ab. Um sich aufzuwärmen, sollten Sie sich zum Abschluss jedoch ein warmes Bad gönnen.

!

Patienten mit arteriellen Durchblutungsstörungen in den Beinen, Venenleiden, Krampfadern oder Gefühlsstörungen sollten auf Wechselduschen und -bäder verzichten. Patienten mit einer empfindlichen Blase sollten Kälteanwendungen an den Füßen und Beinen meiden.

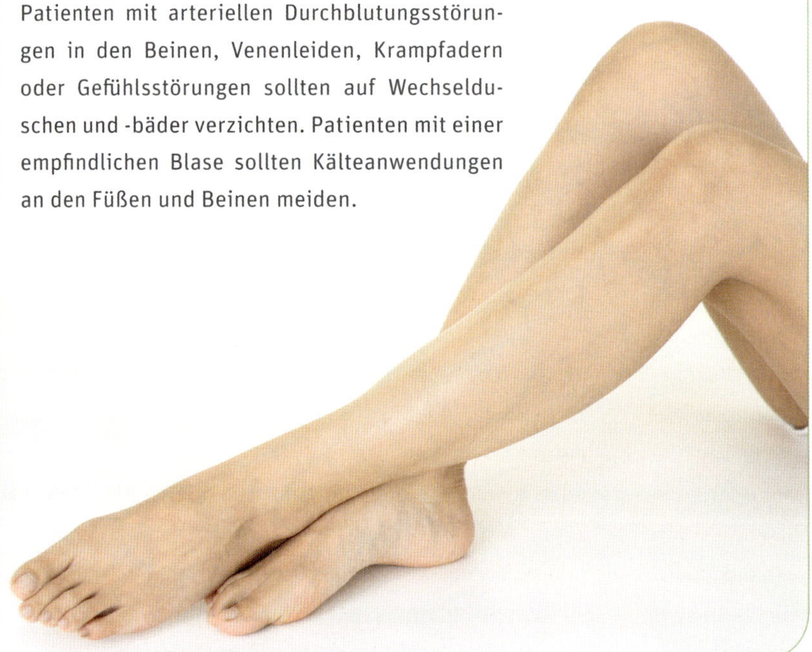

Ernährung und Wohlbefinden

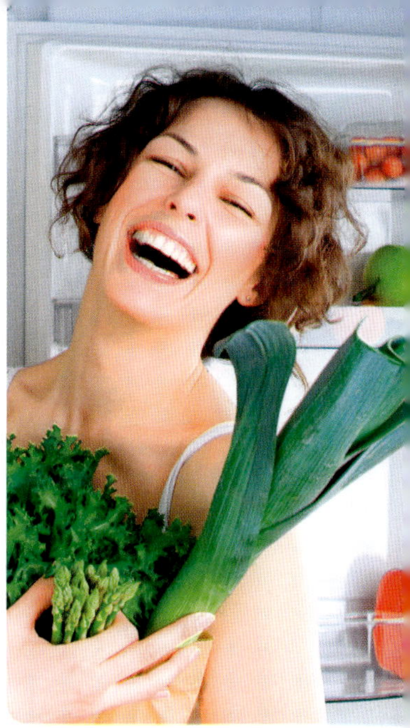

Der Ernährungs- und Lebensstil bilden eine wichtige Grundlage für einen gesunden Stoffwechsel. Sind Körper und Geist gut genährt, trägt dies wesentlich zum Erhalt der Gesundheit bei. Das Sprichwort: »Frühstücke wie ein Kaiser, iss mittags wie ein König und abends wie ein Bettler« fasst mit wenigen Worten zusammen, wie Ernährung zum Wohlbefinden beitragen kann. Ernährt man sich gemäß dieser alten Weisheit, entspricht die Nahrungsaufnahme dem Tagesrhythmus vieler Prozesse des Körpers. Energie und Verdauungskraft bauen sich vom frühen Morgen bis zum Mittag auf und flachen im Verlauf des Nachmittags bis zum Abend wieder ab. So kann der Körper in den Ruhemodus umschalten, um während des Schlafs neue Kräfte für den nächsten Tag bereit zu stellen.

Für den Start in den Tag ist daher ein warmes Frühstück besonders geeignet. Schon im Mittelalter hat Hildegard von Bingen den warmen Dinkelbrei empfohlen. Als pikante Variante eignen sich alle Arten von Suppen, Getreide mit Gemüse oder Gerichte aus Eiern, wie Omelett oder Spiegelei. Dabei können auch Reste von der Abendmahlzeit aufgewärmt und mit frischen Kräutern aufgepeppt werden. Die süße Version kann aus einem gekochten Getreidebrei mit Gewürzen, Früchten,

Nüssen, Samen und hochwertigem Öl oder Butter bestehen. Wenn es schnell gehen soll, ist die Verwendung von Getreideflocken empfehlenswert, da sich damit die Kochzeit auf etwa fünf bis zehn Minuten reduziert (→ Seite 162 f.).

Beginnen Sie den Tag mit einem warmen Frühstück, um richtig in Schwung zu kommen.

Morgens und mittags können kräftige, eiweißreiche Speisen gut verstoffwechselt werden, während für die Abendmahlzeit eine leicht verdauliche und eher vegetarische Küche bevorzugt werden sollte. Zudem sollte das Abendessen idealerweise vor 19 Uhr bzw. drei bis vier Stunden vor dem zu Bett gehen beendet sein.

Die Verdauungsorgane nehmen die Nahrung auf, wandeln sie um und transportieren sie. So erhalten alle Zellen und damit auch alle Organe im Körper sämtliche Stoffe, die sie benötigen. Ernährung kann daher bei der Linderung unerwünschter Wirkungen von Arzneimitteln einen wichtigen Beitrag leisten, um das Wohlbefinden wieder herzustellen.

Checkliste Ernährung

- ✔ Essen Sie regelmäßig und mit Genuss.
- ✔ Gönnen Sie sich Ruhe und Achtsamkeit bei den Mahlzeiten.
- ✔ Warme Gerichte und Getränke mit Raumtemperatur werden von vielen Menschen am besten vertragen.
- ✔ Planen Sie Ihre Mahlzeiten, kochen Sie vor, und nehmen Sie gekochte Speisen an den Arbeitsplatz mit.
- ✔ Verwenden Sie frische Zutaten oder auch mal Nuss- oder Mandelmus für Soßen.
- ✔ Würzen Sie abwechslungsreich mit frischen Kräutern.

- ✔ Zum Süßen eignen sich insbesondere vollwertige Süßungsmittel in kleinen Mengen wie Vollrohrzucker, Agavendicksaft, Ahornsirup, Gerstenmalz, Honig oder Reismalz.
- ✔ Essen Sie regelmäßig reifes, einheimisches Obst in kleinen Mengen und täglich ein wenig Eiweiß in Form von Hülsenfrüchten, hochwertigem Fleisch, Fisch, Nüssen und Samen.
- ✔ Für den kleinen Hunger zwischendurch eignen sich Sonnenblumenkerne oder Nüsse mit Trockenfrüchten.
- ✔ Bei Milchunverträglichkeit empfiehlt sich Getreidemilch.
- ✔ Achten Sie auf ausreichend lange Pausen (mindestens drei bis vier Stunden) zwischen den drei Hauptmahlzeiten.

Diese häufigen Ernährungsfehler sollten Sie vermeiden:

- ✘ Fasten, hungern oder über den Hunger hinaus essen
- ✘ Verzicht auf einzelne Mahlzeiten
- ✘ Schwer verdauliche Mahlzeiten spät am Abend
- ✘ Zu geringe Aufnahme von Eiweißen – gute Eiweißspender sind Fleisch, Fisch, Eier, Amaranth, Buchweizen, Hülsenfrüchte, Nüsse, Quinoa, Samen und Tofu
- ✘ Häufige Zwischenmahlzeiten
- ✘ Häufiger Genuss eisgekühlter Speisen und Getränke
- ✘ Übermäßig strenge Ernährungsregeln
- ✘ Intensive Diskussionen oder Streitgespräche während den Mahlzeiten

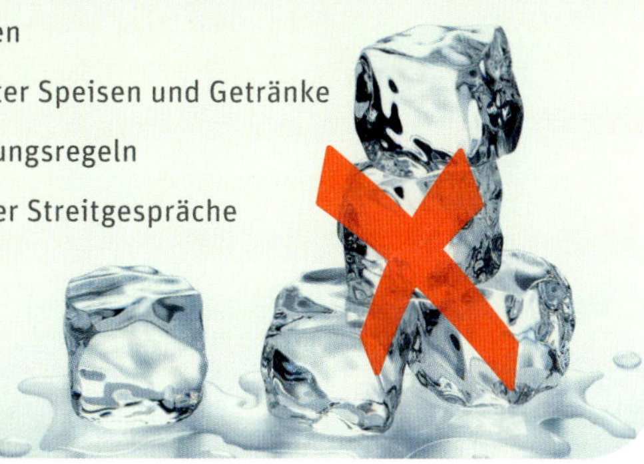

Vorsicht Allergie!

Manche Menschen vertragen bestimmte Lebensmittel oder deren Bestandteile nicht. Hierzu gehören beispielsweise Eier, Fruchtzucker, Histamin, Meeresfrüchte, Milchprodukte, Nüsse oder bestimmte Getreidesorten. Auf das entsprechende Risiko, das mit der Aufnahme dieser Nahrungsmittel im Einzelfall verbunden sein kann, wurde im Text nicht hingewiesen.

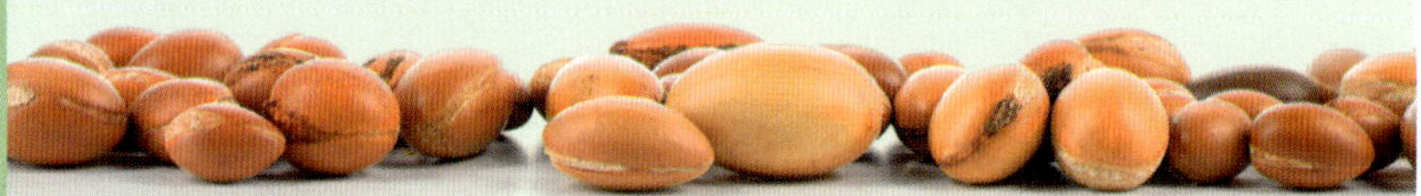

Sie kennen Ihre persönlichen Nahrungsmittelunverträglichkeiten und Allergien am besten! Verzichten Sie daher auf alle Ratschläge, die für Sie aus medizinischen oder anderen Gründen ungeeignet sind, auch wenn Sie hierzu keinen entsprechenden Hinweis im Text finden! Lesen Sie darüber hinaus im Beipackzettel Ihrer Medikamente nach, ob Sie bestimmte Nahrungsmittel oder Gewürze meiden sollen, und folgen Sie dieser Empfehlung konsequent.

Informationen im Internet

- Deutsche Gesellschaft für Ernährung e. V.: www.dge.de
- Deutsches Ernährungsberatungs- und -informationsnetz (DEBInet): www.ernaehrung.de
- Bundesamt für Verbraucherschutz und Lebensmittelsicherheit: www.bvl.bund.de und www.lebensmittelwarnung.de
- Bundesministerium für Ernährung und Landwirtschaft: www.bmel.de
- Ratgeber Gesundheit des Verbraucherschutzes Deutschland: www.verbraucherschutz.de/ratgeber/ratgeber-gesundheit/
- Verbraucherzentrale Deutschland: www.verbraucherzentrale.de/lebensmittel-ernaehrung

Wechselwirkungen zwischen Medikamenten und der Nahrung

Das Zusammenspiel von Medikamenten und Nahrungsmitteln beschäftigt viele Forscher und ist bis heute nicht komplett entschlüsselt. Sicher ist, dass einige Arzneistoffe die Aufnahme bzw. Ausscheidung von Nährstoffen verändern können und umgekehrt verschiedene Bestandteile der Nahrung aus den unterschiedlichsten Gründen die Wirkung von Arzneistoffen verstärken oder beeinträchtigen. Im Einzelfall kann dies bedeuten, dass die Wirkung eines Medikaments nicht wie erwünscht einsetzt oder dass unerwünschte Wirkungen auftreten, die vermeidbar sind, wenn ein paar Regeln bei der Einnahme von Medikamenten beachtet werden (→ Seite 14 ff.).

Medikamente und ihr Einfluss auf die Nährstoffversorgung

Alles, was der Mensch herunterschluckt, begibt sich auf den gleichen Weg durch den Körper – unabhängig davon, ob es sich um das Mittagessen handelt oder um ein Medikament. Über die Speiseröhre gelangen der Speisebrei ebenso wie Tabletten, Dragees, Kapseln, Säfte und Tropfen in den Magen, wo sie zerkleinert und durchmischt werden, bevor sie an den Dünndarm abgegeben werden. Hier beginnt die Aufnahme der vorverdauten Nähr- und Wirkstoffe über die Dünndarmschleimhaut in die Blutgefäße, über die sie zur Leber gelangen. Dort werden die Stoffe aus der Nahrung in Substanzen umgewandelt, die der Körper benötigt. Ebenso unterliegen einige Arzneistoffe in der Leber einem Umwandlungsprozess, der sogenannten

Auf dem Weg der Arzneistoffe vom Magen bis zu den Ausscheidungsorganen kann es überall zu Wechselwirkungen mit Nahrungsmitteln und Getränken kommen.

Biotransformation. Dabei entstehen mehr oder weniger aktive Stoffwechselprodukte der Arzneistoffe. Diese werden mit dem Blut im Körper verteilt und schließlich über die Niere oder den Darm ausgeschieden. Auf all diesen Stationen sind theoretisch Wechselwirkungen zwischen Nahrungsbestandteilen und Arzneistoffen möglich. Wechselwirkungen können aber auch auftreten, wenn Sie Ihre Arzneistoffe nicht schlucken, sondern als Pflaster, Spritze oder Zäpfchen anwenden. Die Wirkung von Arzneimitteln wird durch eine gute Versorgung mit Eiweißen, Fetten und Kohlenhydraten sowie Vitaminen und Mineralstoffen unterstützt. Ernähren Sie sich daher ausgewogen mit frischen Lebensmitteln.

Doch Medikamente können die Aufnahme von Nährstoffen verschlechtern und umgekehrt. Das ist unproblematisch, wenn Arzneistoffe nur vorübergehend von ansonsten gesunden Personen eingenommen werden. Doch das Alter, die Lebensumstände und Ernährungsgewohnheiten können unter anderem dazu beitragen, dass die Versorgung mit dem einen oder anderen Nährstoff nicht ganz optimal ist. Betroffen sind oft Senioren, wenn sie einerseits mehrere Arzneistoffe aufgrund verschiedener Erkrankungen gleichzeitig benötigen und andererseits eine alters- oder krankheitsbedingte Mangelversorgung mit Nährstoffen haben. Darüber hinaus sind Kinder insbesondere in Wachstumsphasen, Schwangere und stillende Mütter sowie chronisch Erkrankte anfällig für eine unzureichende Versorgung mit Nährstoffen, weil sie einen erhöhten Bedarf haben. Auch übermäßiger Alkoholkonsum kann zu einem Mangel an bestimmten Vitaminen führen.

Ferner können unerwünschte Wirkungen wie zum Beispiel Übelkeit, Erbrechen, Appetitverlust, Geschmacks- oder Geruchsstörungen sowie Durchfälle oder eine Zunahme der Harnmenge dazu beitragen, dass bestimmte Nährstoffe in vermindertem Umfang aufgenommen oder zu schnell wieder ausgeschieden werden. Manchmal tragen Arzneistoffe auch unbemerkt dazu bei, dass einzelne Nährstoffe dem Körper nicht mehr im vollen Umfang zur Verfügung stehen. Wenn der Körper Vorräte dieser Nährstoffe angelegt hat, bleibt dies meist lange folgenlos. Sind die Speicher jedoch leer, zeigen sich die Auswirkungen früh. So legt der Körper beispielsweise nur einen kleinen Vorrat der meisten B-Vitamine an, während der Bedarf an Vitamin A aus den Depots auch über einen längeren Zeitraum gedeckt werden kann.

Welche Lebensmittel können die Wirkung von Medikamenten beeinflussen?

Es gibt Nahrungsmittel, die Sie bei der Einnahme bestimmter Wirkstoffe meiden sollten, wenn die Nahrung deren Aufnahme und Wirkung beeinflussen kann. So können Ballaststoffe im Darm die Aufnahme von einigen Arzneistoffen behindern oder deren Umwandlung in der Leber verzögern.

Nehmen Sie Medikamente nicht mit Kaffee, Tee, Cola, Milchprodukten, Grapefruitsaft, Mineralwasser oder Alkohol ein.

Tee und Kaffee enthalten zum Beispiel Gerbstoffe, Milchprodukte und Mineralwasser dagegen liefern größere Mengen an Calcium oder anderen Mineralstoffen. Diese Stoffe können einige Arzneistoffe so binden, dass diese für den Körper nicht mehr zur Verfügung stehen. Ihre Wirkung wird somit zum Teil deutlich reduziert. Koffein aus Cola, Kaffee, Matetee oder Tee wird von dem gleichen Enzym im Körper umgewandelt wie einige Arzneistoffe. Da Koffein und die Arzneistoffe im Kampf um dieses Enzym konkurrieren, wird je nach Wirkstoff entweder

das Koffein oder der Wirkstoff langsamer abgebaut – mit spürbaren Folgen auf die erwünschten und unerwünschten Wirkungen. Umgekehrt führen manche Nahrungsmittel zur erhöhten Verfügbarkeit dieser Enzyme, sodass die betroffenen Arzneistoffe vermehrt abgebaut werden und somit ihre notwendige Konzentration im Körper nicht erreichen.
Ebenso können Fruchtsäfte und Zitrusfrüchte die Wirkung einiger Arzneistoffe verstärken oder abschwächen. Der Abbau alkoholischer Getränke kann wiederum durch einige Wirkstoffe verzögert werden. Daher kann das Risiko für Leberschäden zunehmen, wenn Sie Medikamente zusammen mit Alkohol zu sich nehmen. Außerdem kann Ihre Aufmerksamkeit stärker beeinträchtigt werden als dies der Fall wäre, wenn Sie diese nicht miteinander kombinieren.

Nahrungsmittel, die die Wirkung von Arzneistoffen verändern können

- Ballaststoffreiche Nahrungsmittel
- Fruchtsäfte und Zitrusfrüchte, v. a. Grapefruit
- Goji-Beeren
- Grünes Gemüse und Salat
- Koffein- und/oder gerbstoffhaltige Getränke wie Kaffee, Tee, Mate und Cola
- Lakritz

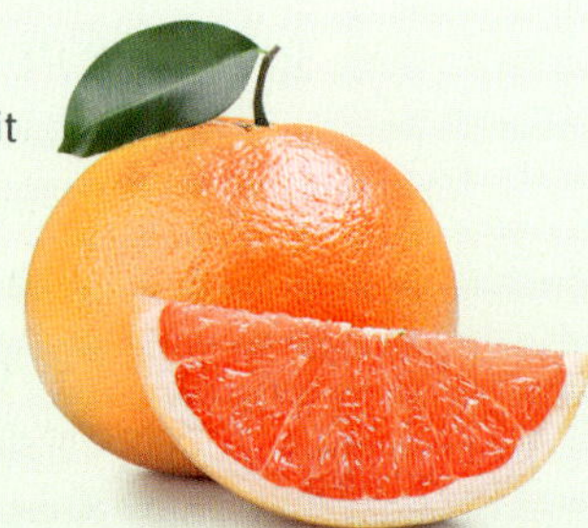

- Nahrungsmittel mit einem hohen Mineralstoffgehalt (u. a. Calcium, Magnesium, Eisen oder Zink) wie Milch, Milchprodukte sowie einige Mineralwässer und Nahrungsergänzungsmittel
- Tyraminhaltige Nahrungsmittel wie z. B. Hefe-Extrakte, Käse, Wurst

Schutz vor Wechselwirkungen

Aufgrund der großen Anzahl von möglichen Arzneimitteln und Nährstoffbestandteilen sowie der daraus folgenden Komplexität von Wechselwirkungen ist es nicht möglich, generelle Regeln aufzustellen. Einige allgemeine Empfehlungen, die Sie im Zusammenhang mit der Medikamenteneinnahme und der Ernährung beachten sollten, erhalten Sie bei den einzelnen Ernährungstipps. Ob es ausreicht, einen Abstand zwischen der Einnahme des Medikaments und der Nährstoffaufnahme einzuhalten oder ob bestimmte Lebensmittel komplett gemieden werden müssen, hängt sowohl von dem Arzneistoff als auch vom Nährstoff ab.

Auf den Genuss von Grapefruit müssen Sie beispielsweise häufig komplett verzichten, wenn Sie Arzneimittel einnehmen, deren Wirkung durch sie beeinflusst werden kann.

Dem Beipackzettel Ihres Medikaments können Sie in der Regel entnehmen, ob und bei welchen Nährstoffen im Rahmen einer Therapie ein Mangel entstehen kann. Achten Sie darauf, dass Sie regelmäßig Lebensmittel konsumieren, die diese Nährstoffe zuführen. Ihr Organismus benötigt sie nicht nur für einen reibungslosen Ablauf aller Prozesse, sondern auch zur Optimierung der Wirkung der Medikamente, die Sie einnehmen. Sie beugen auf diese Weise möglichen Nebenwirkungen vor.

Doch keine Sorge, nur weil bei einem Teil der Patienten ein Nährstoffmangel auftritt, müssen Sie noch lange nicht betroffen sein. Sollten Sie jedoch Hinweise auf einen tatsächlich beginnenden Mangel haben, sprechen Sie mit Ihrem Arzt oder Apotheker. Dann kann es sinnvoll sein, diese Stoffe in Form eines Medikaments oder Nahrungsergänzungsmittels zuzuführen bzw. auf einen anderen Arzneistoff umzustellen.

Zusätzlich sollten Sie berücksichtigen, dass bei der Dosierung Ihres Medikaments Ihre Lebens- und Ernährungsgewohnheiten bereits miteingeflossen sind. Eine Umstellung dieser

Gewohnheiten kann zur Folge haben, dass auch die Dosierung Ihrer Medikamente angepasst werden muss. Hierzu gehören Veränderungen des Konsums von Milchprodukten oder Koffein sowie Änderungen Ihres Rauchverhaltens. In diesen Fällen sollten Sie sicherheitshalber Ihren Arzt informieren, damit die Dosierung von Arzneistoffen bei Bedarf angepasst wird.

Änderungen Ihrer Ernährungsgewohnheiten können eine Anpassung der Dosierung Ihrer Medikamente notwendig machen.

- Patienten, die Herzglykoside einnehmen, sollten einen Arzt konsultieren, bevor sie ihre Mineralstoff-Aufnahme erhöhen.
- Patienten, die Antikoagulantien vom Cumarin-Typ (Phenprocoumon, Warfarin) einnehmen, also Medikamente, die die Blutgerinnung hemmen, sollten darauf achten, täglich gleichbleibende Mengen an Vitamin K zu sich zu nehmen (→ Seite 155ff.). Vitamin K enthalten zum Beispiel grünes Gemüse wie Brokkoli, die verschiedenen Kohlsorten, Salat, Spinat, Goji-Beeren oder Ananas. Der Knoblauchkonsum sollte nicht zu sehr schwanken.
- Patienten mit erhöhtem Blutdruck sollten Lakritz – wenn überhaupt – nur in kleinen Mengen konsumieren, da der enthaltene Süßholzextrakt die Kaliumausscheidung anregt. Einige Medikamente, die zum Beispiel zur Behandlung von Bluthochdruck eingesetzt werden, erhöhen ebenfalls die Kaliumausscheidung. Diese Effekte können sich gegenseitig verstärken. Herzrhythmus-Störungen, Schläfrigkeit, Muskelschwäche und mangelnde Reflexe sind mögliche Folgen. Außerdem kann der Blutdruck ansteigen. Knoblauch kann dagegen die Wirkung von einigen Blutdrucksenkern verstärken.
- Asthma-Patienten sollten sparsam mit Pfeffer würzen, wenn sie Theophyllin einnehmen. Der die Bronchien erweiternde, entzündungshemmende Arzneistoff reichert sich unter dem Einfluss von Pfeffer, aber auch von Gerbstoffen im Körper an.

Holen Sie sich Rat

Die genannten Wirkstoffe sollen Ihnen einen Eindruck möglicher Risiken und Gegenmaßnahmen verschaffen, die Liste ist daher nicht vollständig. Auf die konkrete Nennung von Wirkstoffen wurde bewusst verzichtet. Apotheken haben Zugang zu Datenbanken, in denen sie jeweils den aktuellen Stand der Erkenntnisse zu diesem Thema für jeden einzelnen Wirkstoff abfragen können. Die Mitarbeiter in der Apotheke können Sie daher jederzeit umfassend darüber informieren, was Sie konkret bei den von Ihnen eingenommenen Medikamenten beachten müssen. Auch Ihr Arzt kann Sie individuell zu diesem Thema beraten und bei wichtigen Medikamenten regelmäßig Ihre Blutwerte kontrollieren. Hinweise finden Sie außerdem im Beipackzettel.

Buchtipp: Andrea Gerdemann/Nina Griese-Mammen: Verträgt sich das? Govi-Verlag, Eschborn 2013

Informationen im Internet

- ABDA – Bundesvereinigung Deutscher Apothekerverbände e. V.: www.abda.de/fileadmin/assets/Praktische_Hilfen/Leitlinien/Selbstmedikation/broschuere_wechselwirkungen_16_03_09.pdf
- Gesundheitsportal der deutschen ApothekerInnen: www.aponet.de/service/themenspecial-wechselwirkungen-medikamente-lebensmittel.html
- Apotheken-Umschau: www.apotheken-umschau.de/Medikamente/Wechselwirkungen-Medikamente-und-Lebensmittel-56596.html
- Spektrum der Wissenschaft: www.spektrum.de/lexikon/ernaehrung/lebensmittel-medikamenten-interaktionen/5182

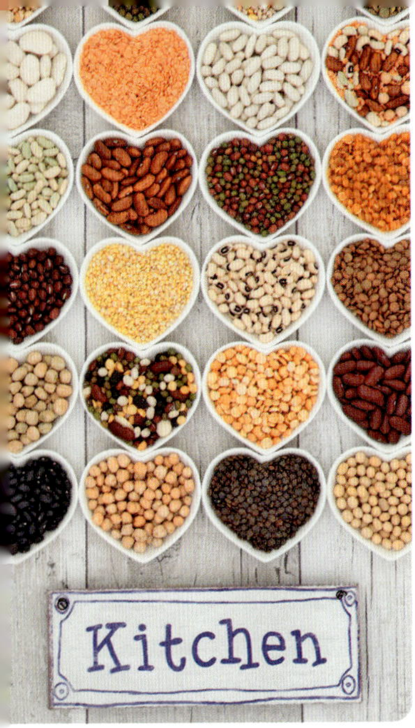

Rezeptideen für den Start

Im Zusammenhang mit den Beschwerden, die durch die Anwendung von Arzneimitteln ausgelöst werden können, haben Sie viele Ernährungstipps erhalten. Die folgenden Rezepte leisten Starthilfe bei Ihrer Ernährungsumstellung und unterstützen Sie anfangs bei deren Umsetzung im Alltag. Sie werden feststellen, dass Sie viele ähnliche Rezepte bereits in Ihrem eigenen Repertoire haben, die sich positiv auf Ihre Gesundheit und Ihr Wohlbefinden auswirken! Werden Sie andernfalls kreativ, und tauschen Sie die Zutaten aus den Rezepten gegen Empfehlungen zur Linderung Ihrer Beschwerden aus – oder stöbern Sie in Rezept-Datenbanken im Internet!

Anregungen für ein warmes Frühstück

Mit einem warmen Frühstück stärken Sie nicht nur Ihre Verdauungsorgane und den Stoffwechsel. Sie stellen auch die Energie bereit, die Sie für die Bewältigung der Herausforderungen des Alltags benötigen. Hat man sich einmal daran gewöhnt, möchte man auf das warme Frühstück meist nicht mehr verzichten. Mit diesen Rezepten fällt die Umstellung leicht!

Frühstücksbrei mit Obst

Kohlenhydrate & Vitamine für den Start in den Tag

Für 1 Portion

Zutaten

1 Apfel oder 1 andere Frucht der Saison bzw. 1 Handvoll Beeren (wenn möglich aus Bioanbau)

1 Tasse Getreideflocken

2 Tassen Dinkelmilch (oder andere Sorten Getreidemilch, wie z. B. Reis- oder Hafermilch)

Je 1 Prise Kardamom- und Nelkenpulver

¼ TL Zimt

Etwas Salz

Einige Tropfen Zitronensaft

1 Prise Kurkuma

1–2 EL Pflanzenöl oder ein Stückchen Butter

Agavensirup

2 EL geriebene oder gehackte Mandeln oder Nüsse

Etwas Sahne nach Belieben

Zubereitung

1. Obst entkernen, gegebenenfalls schälen (bei nicht biologisch angebauten Früchten) und in kleine Stücke schneiden.
2. Die Getreideflocken zusammen mit der Dinkelmilch in den Topf geben, mit Kardamom, Nelken und Zimt sowie 1 Prise Salz würzen und langsam zum Köcheln bringen.
3. Unter Rühren Zitronensaft und Kurkuma zugeben. Das Öl oder die Butter und nach Geschmack etwas Agavensirup sowie die Nüsse hinzufügen.
4. Das Obst können Sie, je nachdem wie knackig oder weich Sie es mögen, gleich zu Beginn oder am Ende der Kochzeit einrühren und mitdünsten. Zum Abschluss kann der Brei noch mit etwas Sahne verfeinert werden.

Tipp: Bei Verstopfung 1 EL Leinsamen oder Weizenkleie mit der Getreidemilch und den Gewürzen, aber ohne das Getreide aufkochen. 10 Minuten ziehen lassen und dann erst die Getreideflocken unterrühren.

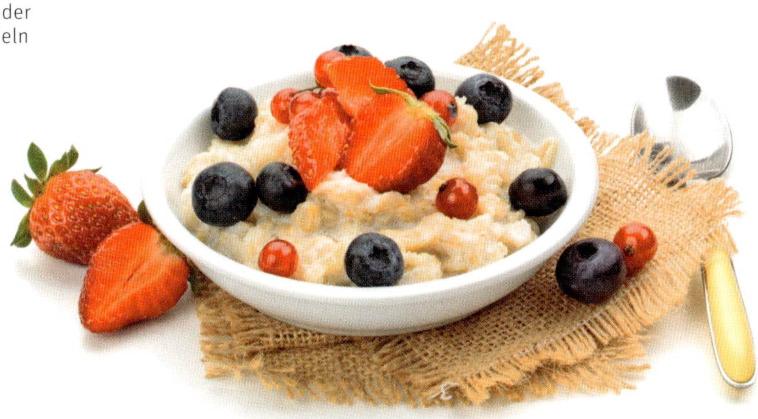

Hygiene und mehr

Gerade kranke Menschen können für Infektionen anfällig sein. Vor allem Fleisch, aber auch Obst und Gemüse können Keime übertragen. Hier ein paar Tipps, wie Sie sich in der Küche vor Infektionen schützen:

- Reinigen Sie Ihren Kühlschrank regelmäßig mit Essigwasser, um Keime zu beseitigen.
- Waschen Sie Ihre Hände vor der Zubereitung von Speisen und immer dann, wenn Sie nach der Arbeit mit Fleisch wieder Obst oder Gemüse in die Hand nehmen.
- Reinigen Sie die Arbeitsflächen vor und nach dem Kochen gründlich. Obst und Gemüse sollten auf den Ablagen keinen Kontakt zu rohem Fleisch haben.
- Obst und Gemüse können Sie auf dem gleichen Brett schneiden, für Fleisch sollten Sie konsequent separate Schneidebretter und Messer verwenden.
- Waschen Sie immer zuerst das Obst und Gemüse und dann das Fleisch. Anschließend sollten Sie das Spülbecken gründlich reinigen.
- Lagern Sie Fleisch kühl, und verarbeiten Sie es zügig, sobald Sie es aus dem Kühlschrank genommen haben.
- Stellen Sie sicher, dass das Fleisch am Ende des Kochvorgangs gar ist. In der Regel müssen hierfür Kerntemperaturen von mindestens 70 °C erreicht werden.
- Kühlen Sie Reste zügig ab, lagern Sie sie im Kühlschrank, und kochen Sie Gerichte, die Sie aufwärmen möchten, richtig auf.
- Trinken Sie warmes Wasser nicht direkt aus der Leitung, da sich darin zu viele Bakterien tummeln können. Kochen Sie Wasser vielmehr immer vorher ab, wenn Sie heißes oder warmes Wasser trinken wollen.
- Beachten Sie Haltbarkeitsdaten, und kontrollieren Sie abgelaufene Ware gewissenhaft, bevor Sie sie verzehren.

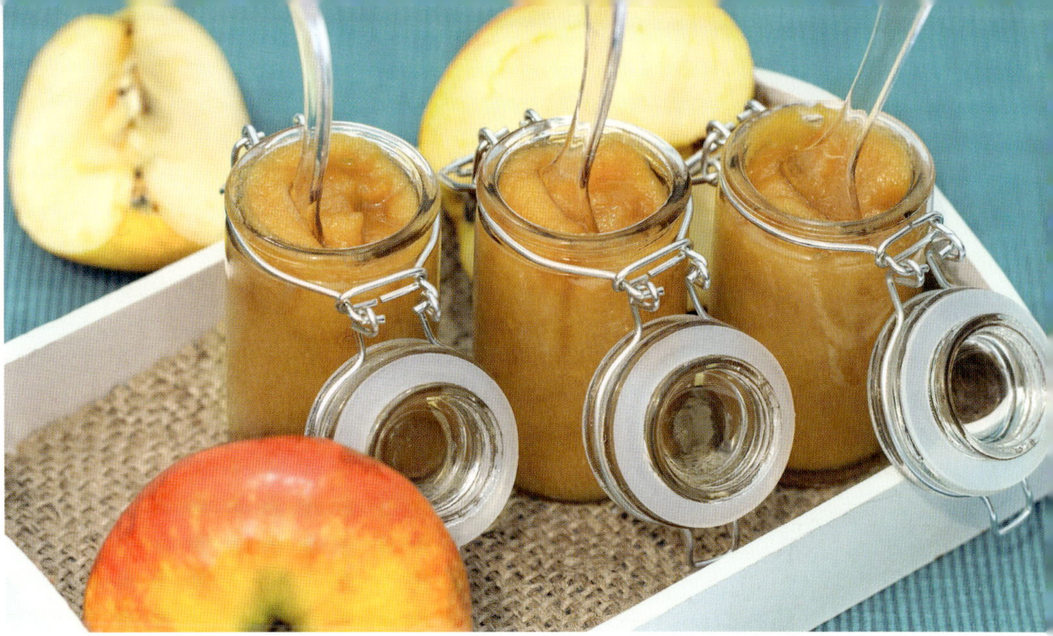

Süße Vitamine auch für zwischendurch

Obstkompott

Für 1 Portion

Zutaten

2 Äpfel (oder andere Früchte der Saison, wenn möglich Bioprodukte) oder etwa 250 g Beeren

Wahlweise 1 Msp. Vanillepulver, Kardamom und Zimt

1 Prise Salz

Etwas Zitronensaft

Etwas geriebene Zitronenschale

Etwas Wasser

Gegebenenfalls 1–2 EL Vollrohrzucker bei säuerlichen Früchten

Zubereitung

1. Das Obst waschen, entkernen, gegebenenfalls schälen und klein schneiden.
2. Dünsten Sie die Früchte zusammen mit den Gewürzen, dem Salz und ein wenig Wasser in einem Topf bei schwacher Hitze so lange, bis sie weich sind.
3. Verfeinern Sie abschließend das Kompott mit einem Spritzer Zitronensaft und der abgeriebenen Zitronenschale. (Vorsicht, das Weiße der Zitrone schmeckt bitter!)
4. Süßen Sie bei Bedarf mit Vollrohrzucker.

Tipp: Sie können die Haltbarkeit des Kompotts verlängern, indem Sie es noch heiß in saubere Einmachgläser füllen und auf dem Deckel stehend abkühlen lassen. Anstelle von Wasser können Sie auch roten Traubensaft verwenden. Das Kompott eignet sich nicht nur als Nachspeise, sondern es schmeckt ebenso gut zwischendurch bei Lust auf Süßes.

Eiweißreicher Kraftspender am Morgen

Pikantes Frühstück aus Rührei mit Rucola

Für 4 Portionen

Zutaten

- 4–6 Eier
- 2–3 EL Sahne oder wahlweise Wasser
- 1 Prise Kardamom
- 1 Prise Kurkuma
- ¼ TL geriebener Ingwer
- Salz und Pfeffer nach Geschmack
- 1 Spritzer Zitronensaft
- 3 EL Olivenöl
- Einige Rucolablätter

Zubereitung

1. Schlagen Sie das Ei mit Sahne oder Wasser schaumig auf, und würzen Sie es mit Kardamom, Kurkuma, Ingwer, Salz, Pfeffer und einem Spritzer Zitronensaft.
2. Geben Sie das Olivenöl in eine erhitzte Pfanne und anschließend die verquirlte Masse dazu.
3. Lassen Sie das Ei stocken, und garnieren Sie es anschließend mit frischen, gewaschenen Rucolablättern.

Tipp: Frischer Ingwer lässt sich schnell und einfach mit einer speziellen Ingwerreibe verarbeiten.

Variante

Wenn Sie noch Gemüsereste vom Vortag haben, z.B. Kartoffeln oder Zucchini, dann braten Sie diese kurz an, und geben Sie die Eimasse anschließend einfach darüber.

Wissenswertes zur Zitrone

Die Zitrone ist reich an Vitaminen, vor allem an Vitamin C, welches insbesondere in der Schale sitzt. Deshalb verwendet man diese beim Kochen zusätzlich zum Saft. Darüber hinaus enthält sie verdauungsfördernde Enzyme. Um diese zu nutzen, sollten Sie den Zitronensaft erst nach dem Kochen an ein Gericht geben, da die Enzyme bei zu großer Hitze zerstört werden. Hierzu ein Tipp aus der Praxis: Das Abreiben der Zitrone ist mitunter etwas mühsam. Hilfreich ist hier ein Zestenreißer. Damit können Sie sehr dünne Streifen abhobeln, die Sie dann nur noch etwas klein hacken müssen. Doch achten Sie beim Kochen und Backen darauf, das Weiße der Zitrone schmeckt bitter!

Kohlenhydrate: bekömmlich & glutenfrei

Reis-Congee

Für 4 Portionen

Zutaten

100 g Reis

1 l Wasser

Nach Wahl:
Gemüse, Kräuter, Früchte, Nüsse, Gewürze (→ Tipp)

Zubereitung

1. Setzen Sie Reis (Vollkornreis oder weißen Reis) in einem großen, hohen Topf im Verhältnis 1:10 auf – also z. B. 100 g Reis mit 1 l Wasser. Bringen Sie ihn zum Kochen.
2. Schalten Sie auf die kleinste Stufe herunter, und lassen Sie so den Reis für circa 4 Stunden zugedeckt weiterköcheln.

Tipp: Sie können das Congee für mehrere Tage vorkochen und dann jeweils portionsweise aufwärmen. Als herzhafte Variante können Sie nach Belieben frische Kräuter, gekochtes Gemüse bzw. Hülsenfrüchte hinzufügen oder als süße Variante das Congee mit Obst, Kompott, Gewürzen und Nüssen verfeinern.

Schnelle & schmackhafte Congee-Variante

Griechische Reissuppe

Für 2 Portionen

Zutaten

1 Tasse Reis

3–4 Tassen Wasser

Salz und Pfeffer nach Geschmack

1–2 Lorbeerblätter

3 EL Olivenöl

1 Ei

Saft einer halben Zitrone

Abgeriebene Zitronenschale einer Viertelzitrone

Zubereitung

1. Setzen Sie den Reis mit Wasser auf, und bringen Sie ihn zum Kochen. Geben Sie Salz, Pfeffer, Lorbeerblätter und Olivenöl dazu, und lassen Sie die Suppe etwa 20 Minuten weiterköcheln.
2. In der Zwischenzeit verquirlen Sie in einer Schüssel das Ei mit dem Zitronensaft und legieren damit die Suppe, sobald der Reis gar ist.
3. Am Ende der Kochzeit nehmen Sie die Lorbeerblätter heraus und fügen die abgeriebene Zitronenschale hinzu. Abschließend nochmals mit Salz und Zitrone abschmecken.

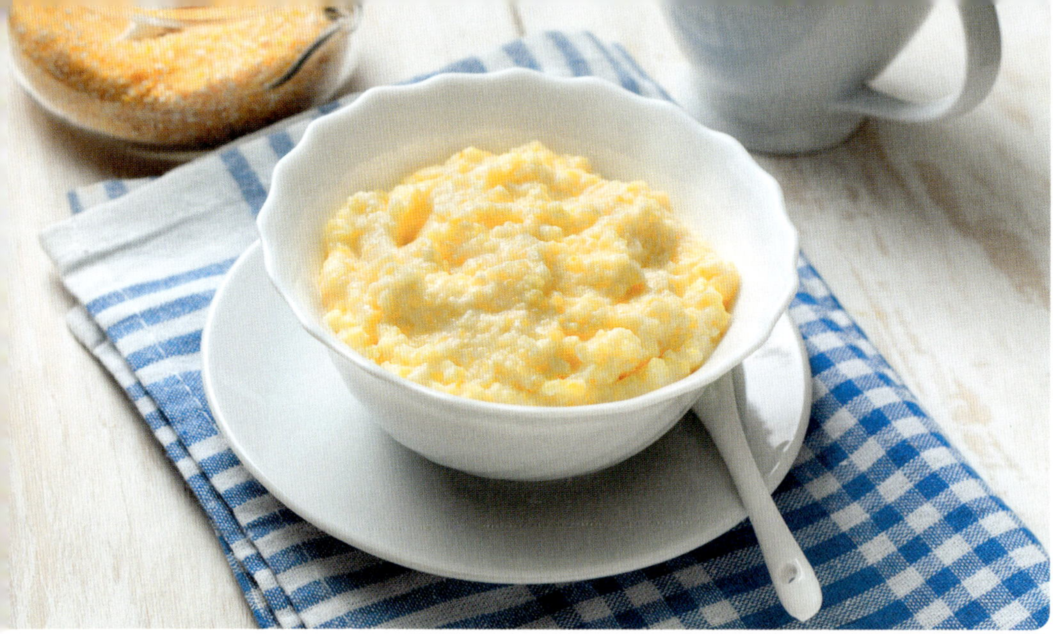

Kohlenhydrate glutenfrei & Eiweiße & Mineralstoffe

Süße Polenta

Für 2 Portionen

Zutaten

- 1 Tasse Polenta
- 4 Tassen Wasser
- 10 g Butter oder Olivenöl
- ¼ TL Zimt
- 1 Prise Kardamom
- 1 Prise Nelkenpulver
- 1 Prise Kurkuma
- 1 Prise Salz
- 1 Spritzer Zitronensaft
- 1–2 TL Agavensirup

Zubereitung

1. Rühren Sie die Polenta in heißes Wasser ein, und bringen Sie sie zum Kochen. Reduzieren Sie die Wärmezufuhr, und lassen Sie die Polenta unter mehrmaligem Rühren weiterköcheln.
2. Dabei geben Sie nach und nach die Butter oder das Olivenöl, die Gewürze und den Zitronensaft zu.
3. Nach etwa 10 Minuten schalten Sie den Herd ab und schmecken die Polenta mit dem Agavensirup ab. Lassen Sie sie unter weiterem gelegentlichen Rühren ausquellen.

Beilagen: Dazu passen sehr gut Kompott oder Apfelmus. Außerdem können Sie die Polenta mit Nüssen, Kernen oder etwas Zimtzucker bestreuen.

Tipp: Süße Polenta können Sie auch als leichte Abendmahlzeit genießen.

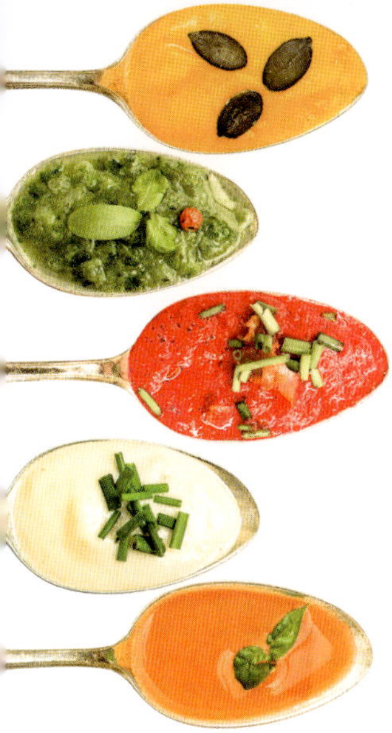

Die wärmende Kraft der Suppen

In vielen Kulturen ist eine warme Suppe ein selbstverständlicher Bestandteil jeder Mahlzeit. Sie wärmt den gesamten Organismus und kann ein idealer Kraftspender sein.
Unser Tipp: Kochen Sie mehrere Portionen auf Vorrat, und wärmen Sie zu den Mahlzeiten jeweils kleine Mengen als Vorspeise auf.

Fit & munter durch Gemüse

Kraftbrühe aus Wurzelgemüse

Für 4 Portionen

Zutaten

1 kg Wurzelgemüse nach Wahl (Karotten, Pastinaken, Petersilienwurzel, Sellerie)

3–4 Ingwerscheiben (Bioingwer, ungeschält)

2–3 Lorbeerblätter

1 Messerspitze Kardamom

1 TL Thymian

1 Prise Kurkuma

1 TL Wakame-Algen instant, gemörsert

4 EL Olivenöl

Pfeffer aus der Mühle

Salz

Etwas Zitronensaft

Etwas Kresse

Zubereitung

1. Das Gemüse waschen, schälen und klein schneiden. Die Schalen und Endstücke beiseitelegen.
2. Geben Sie diese Gemüsereste zusammen mit den Ingwerscheiben, den Lorbeerblättern und den Gewürzen in einen Topf mit 2–3 l Wasser, und lassen Sie diese mindestens 1 Stunde köcheln.
3. Seihen Sie anschließend die Brühe ab, und garen Sie das klein geschnittene Gemüse zusammen mit den Algen und unter Zugabe von Salz und Olivenöl bissfest.
4. Schmecken Sie die Suppe mit Pfeffer, Salz und Zitronensaft ab, und streuen Sie nach Belieben Kresse darüber.

Tipps: Ergänzend können Sie zusammen mit dem Gemüse 100 g Bulgur oder Nudeln mitkochen. Die Suppe schmeckt sehr gut als warmes Frühstück. Länger haltbar bleibt die Suppe, wenn Sie sie noch heiß in saubere Schraubgläser füllen.

Ein Kraftpaket bei Schwäche

Kraftsuppe mit Rind

Für 4 Portionen

Zutaten

- ½ kg Gemüse nach Wahl z. B. Karotten, Pastinaken, Sellerie, Lauch, Kartoffeln
- ½ kg Suppenfleisch vom Rind, ggf. mit Knochen
- 2–3 Ingwerscheiben, Bioingwer ungeschält
- 1 TL Wakame-Algen instant, gemörsert
- 2 Lorbeerblätter
- Ein paar Wacholderbeeren
- 1 Messerspitze Kardamom
- 1 Prise Kurkuma
- Salz
- Pfeffer
- Zitronensaft

Zubereitung

1. Das Gemüse waschen, schälen, klein schneiden und beiseitelegen.
2. Bringen Sie das Fleisch und die Knochen in einem Topf Wasser zum Kochen (das Fleisch sollte bedeckt sein), bis sich der Schaum nicht mehr vermehrt. Gießen Sie das Wasser weg, säubern Sie sowohl den Topf als auch das Fleisch und die Knochen. Setzen Sie anschließend das Ganze erneut mit reichlich Wasser (2–3 l) auf.
3. Fügen Sie jetzt die Ingwerscheiben, die Algen, die Lorbeerblätter und die Gewürze hinzu, und lassen Sie die Suppe mehrere Stunden kochen. Nehmen Sie das Fleisch jedoch vorzeitig nach etwa 1½ Stunden heraus, und legen Sie es zum Kleinschneiden beiseite.
4. Geben Sie gegen Ende der Kochzeit das vorbereitete Gemüse mit Salz hinzu, und lassen Sie die Suppe weiterköcheln, bis das Gemüse gar ist. Schmecken Sie die Brühe mit Salz, Pfeffer und Zitronensaft ab, bevor Sie zum Schluss das klein geschnittene Fleisch wieder in die Suppe geben.

Tipp: Sie können diese Suppe auch mit einem Huhn kochen.

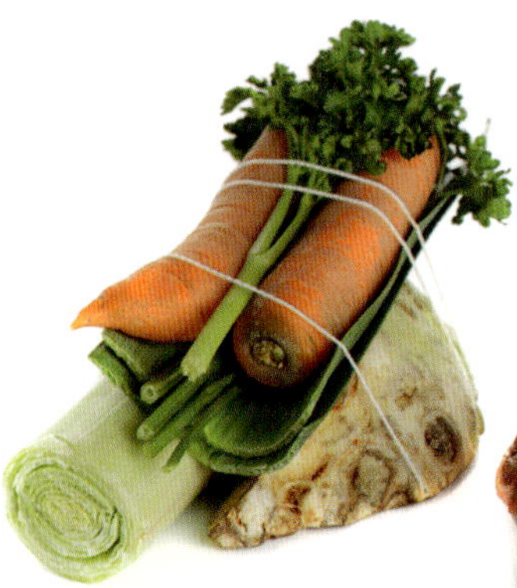

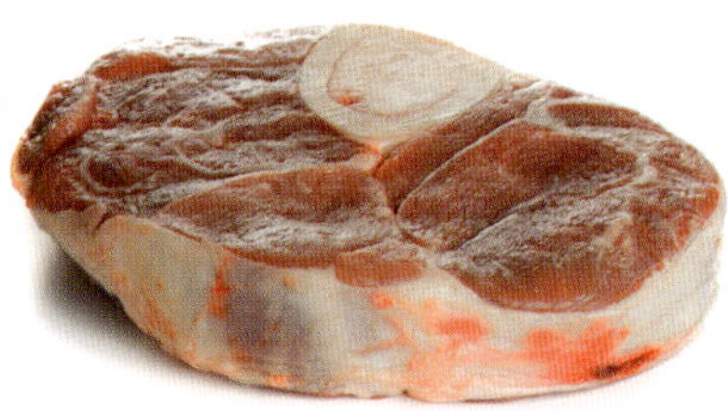

Hülsenfrüchte pur!

Rote Linsensuppe

Für 2 Portionen

Zutaten

1 Karotte

2–3 EL Olivenöl

1 Tasse rote Linsen

2 Tassen Wasser

1–2 Scheiben Ingwer

1 TL Kreuzkümmel

¼ TL Kurkuma

1–2 TL Essig

Pfeffer und Salz nach Geschmack

Zubereitung

1. Schneiden Sie die geschälte Karotte in dünne Scheiben, und dünsten Sie sie in Olivenöl etwas an. Geben Sie die Linsen dazu, und rühren Sie sie darunter.
2. Fügen Sie anschließend die geschälten Ingwerscheiben, die Gewürze, den Essig und das Wasser hinzu. Bringen Sie die Suppe zum Kochen. Die Linsen brauchen etwa 20 Minuten, bis sie gar sind.
3. Am Ende schmecken Sie die Suppe mit Pfeffer und Salz ab.

Hinweis: Hülsenfrüchte versorgen Sie nicht nur mit Eiweißen, sondern auch mit vielen Mineralstoffen und Vitaminen. Sie sollten daher regelmäßig auf Ihrem Speiseplan stehen.

Gemüsebrühe selbst gemacht

Für die Herstellung eines Konzentrats für Gemüsebrühe benötigen Sie Karotten, Sellerie, Tomaten, Lauch, Zwiebeln, frischen Thymian sowie frischen Rosmarin und Salz. Ergänzend können Sie auch noch Petersilienwurzel, Fenchel oder frischen Oregano verwenden. Zupfen Sie die Kräuter von den Stielen ab. Schälen Sie das Gemüse, und schneiden Sie es zunächst in kleine Stücke. Wiegen Sie nun Gemüse und Kräuter ab, bevor Sie alles im Mixer zerkleinern. Anschließend geben Sie ein Sechstel des Gewichts an Salz dazu und rühren das Ganze gut durch. Schließlich füllen Sie die Mischung in saubere Schraubgläser und bewahren diese im Kühlschrank auf. Aufgrund des hohen Salzgehalts hält sich die Gemüsebrühe gekühlt für mehrere Monate. Verwenden Sie diese als Basis für eine Gemüsebrühe oder löffelweise anstelle von fertigen Brühwürfeln oder Instantprodukten.

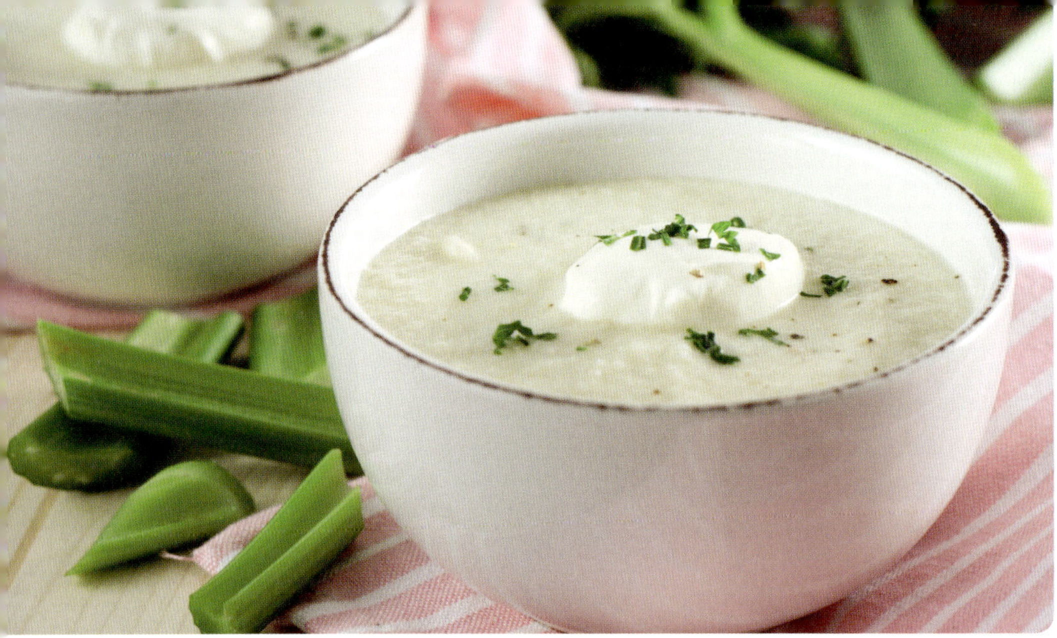

Unterstützung für Leber & Nieren

Stangenselleriesuppe mit Reis

Für 4 Portionen

Zutaten

- 4 Stangen Staudensellerie
- 3 Karotten
- 2 EL Olivenöl
- 1 l Wasser oder Gemüsebrühe
- 2 EL Schmand
- 2–3 EL Zitronensaft
- 1 Ei
- 1 Prise Rosenpaprika
- Salz und Pfeffer nach Geschmack
- 60 g Langkornreis

Zubereitung

1. Den Sellerie putzen, würfeln und die geschälten Karotten in Scheiben schneiden. Das Gemüse in Olivenöl andünsten, mit Wasser oder Gemüsebrühe ablöschen, und alles 10 Minuten weiterköcheln lassen.
2. Inzwischen verrühren Sie in einer Schüssel den Schmand mit dem Zitronensaft, dem Ei sowie mit Paprika, Salz und Pfeffer.
3. Anschließend pürieren Sie den Inhalt des Topfes und fügen den Reis hinzu. Nach weiteren 20 Minuten, wenn der Reis gar ist, rühren Sie die Schmand-Zitronensoße portionsweise unter und schmecken die Suppe mit Salz und Pfeffer ab.

Tipp: Diese Suppe unterstützt Sie bei der Gewichtsreduktion und entlastet Ihre Leber. Darüber hinaus ist sie wohltuend bei Infekten und Stress.

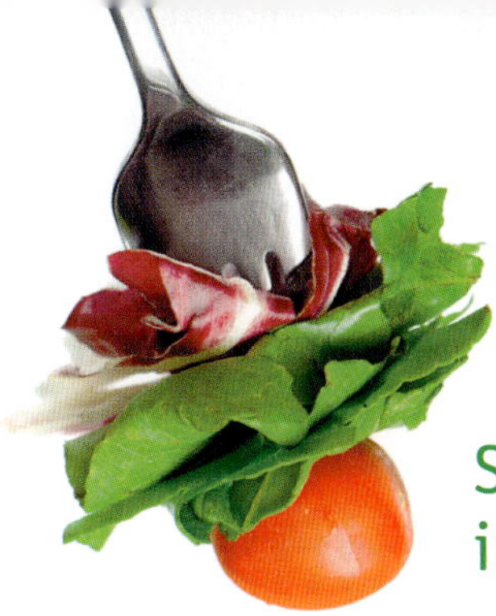

Schnelle vegetarische Küche im Alltag

In den Bausteinen zur Ernährung bei Beschwerden in Zusammenhang mit der Einnahme von Arzneimitteln erhalten Sie viele Tipps, welche Nahrungsmittel bzw. Nährstoffe Sie bevorzugt zu sich nehmen sollten. Diese Rezepte zeigen Ihnen am Beispiel einiger vegetarischer Gerichte, dass die Zusammenstellung einer Mahlzeit deswegen nicht kompliziert oder zeitintensiv sein muss.

Ein eiweißreicher Fleischersatz

Adzukibohnen

Für 4 Portionen

Zutaten

- 500 g Adzukibohnen
- 1,5–2 l Wasser
- 1 Schuss Essig
- 1 Prise Kurkuma
- 4–5 Wacholderbeeren
- 4 EL Olivenöl
- Pfeffer
- 3 Lorbeerblätter
- Je 1 EL Kreuzkümmel und Rosmarin
- 1 daumengroßes Stück frischer Bioingwer, ungeschält
- 1 TL Algen (Wakame instant oder Hijiki)
- Salz nach Belieben

Zubereitung

1. Die Adzukibohnen über Nacht in kaltem Wasser einweichen, das Einweichwasser wegschütten.
2. Die gründlich gewaschenen Adzukibohnen mit der drei- bis vierfachen Menge kaltem Wasser aufsetzen und ohne Deckel zum Kochen bringen.
3. Schöpfen Sie den sich bildenden Schaum ab, und geben Sie anschließend den Essig zu.
4. Würzen Sie mit Kurkuma, Wacholderbeeren, Olivenöl, Pfeffer, Lorbeerblättern, Kreuzkümmel sowie Rosmarin. Reiben Sie dann die Ingwerwurzel, und geben Sie diese zusammen mit den Algen zu den Bohnen.
5. Lassen Sie die Suppe mindestens 1–2 Stunden köcheln, bis die Bohnen weich sind. Würzen Sie das Gericht erst zum Schluss mit Salz, da sonst die Bohnen nicht weich werden.

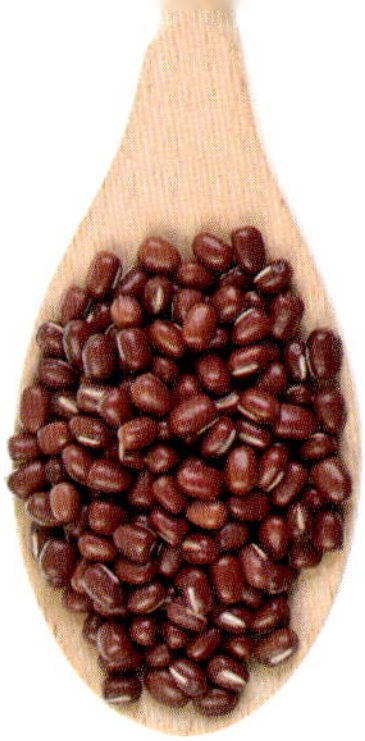

Tipps: Auf diese Weise können Sie auch andere Hülsenfrüchte zubereiten. Rote Linsen müssen nicht vorher eingeweicht werden.

Diese Adzukibohnen können Sie tagsüber als Eiweißspender löffelweise unter andere Gerichte rühren. Adzukibohnen können Sie bei der Gewichtsreduktion unterstützen.

Variante

Adzukibohnenpaste

Entfernen Sie die Lorbeerblätter und die Wacholderbeeren, geben Sie etwas Flüssigkeit zu den gekochten Adzukibohnen und pürieren Sie diese. Schmecken Sie die Paste anschließend mit Pfeffer, Salz und etwas Essig ab. Sie können die Paste sowohl als Brotaufstrich als auch als herzhaftes Frühstück oder als Mittagsmahlzeit mit Reis oder Hirse verwenden.

Entwässert bei Bluthochdruck & Ödemen

Apfel-Reis-Mahlzeit

Für einen Apfel-Reis-Tag

Zutaten

- 150 g Naturreis oder Parboiled Reis
- 150 ml Milch
- 6 Äpfel
- Zimt nach Belieben
- 3 TL gehackte Mandeln

Zubereitung

1. Garen Sie den Reis, und teilen Sie ihn in drei Portionen auf.
2. Wärmen Sie morgens eine Portion ungesalzenen Reis in der Milch zusammen mit 2 entkernten, klein geschnittenen Äpfeln und dem Zimt auf. Je nach Geschmack können Sie 1 TL gehackte Mandeln darüberstreuen.
3. Mittags und abends wärmen Sie erneut jeweils eine Portion ungesalzenen Reis mit 2 entkernten, klein geschnittenen Äpfeln und etwas Zimt auf und bestreuen die Reisspeise mit Mandeln.

Eiweiße, Vitamine & Mineralstoffe

Asiatische Gemüsepfanne mit Tofu

Für 4–6 Portionen

Zutaten

1 kleine Zwiebel
2 Möhren
500 g Brokkoli
200 g grüne Bohnen
Etwas Öl zum Anbraten
1 Dose Kichererbsen
1 Schuss Weißwein
1 TL schwarze Bohnenpaste
1–2 TL grüne oder rote Currypaste
400 ml Kokosmilch
Salz nach Geschmack
½ TL Kurkuma
400 g Tofu
Helle Sojasoße
3–4 Tassen Sojasprossen
100–150 g Cashew- oder Erdnüsse

Zubereitung

1. Zwiebel, Möhren, Brokkoli und Bohnen schälen oder putzen und in mundgerechte Stücke schneiden. Öl in einer Pfanne erhitzen und die Zwiebel mit den Möhren und Bohnen anbraten.
2. Brokkoli und Kichererbsen zugeben und mit Wein ablöschen. Schwarze Bohnenpaste, Currypaste und die Kokosmilch unterrühren, die Soße etwa 10 Minuten abgedeckt köcheln lassen und bei Bedarf mit Salz und Kurkuma abschmecken.
3. Derweil den Tofu in Scheiben schneiden und in einer zweiten Pfanne auf beiden Seiten in Öl anbraten. Sojasoße zugeben, sodass sich der Tofu damit vollsaugt, und den Tofu knusprig fertig braten.
4. Zum Schluss die Tofuscheiben zur Gemüsesoße geben, und die Sojasprossen mit den ganzen Nüssen über das Gericht streuen und bei Bedarf kurz mitdünsten.

Beilage: Bulgur, Couscous, Hirse, Quinoa oder Reis

Variante

Diese Soße können Sie auch mit vielen anderen Gemüsesorten zubereiten. Neben Zuckerschoten, Paprika und Champignons ist im Winter auch die Petersilienwurzel geeignet. Bei Verdauungsstörungen können Sie zum Schluss ein paar Spritzer einer lange gereiften, japanischen, enzymreichen Sojasoße wie z. B. Shoyu oder Tamari über das fertige Gericht geben.

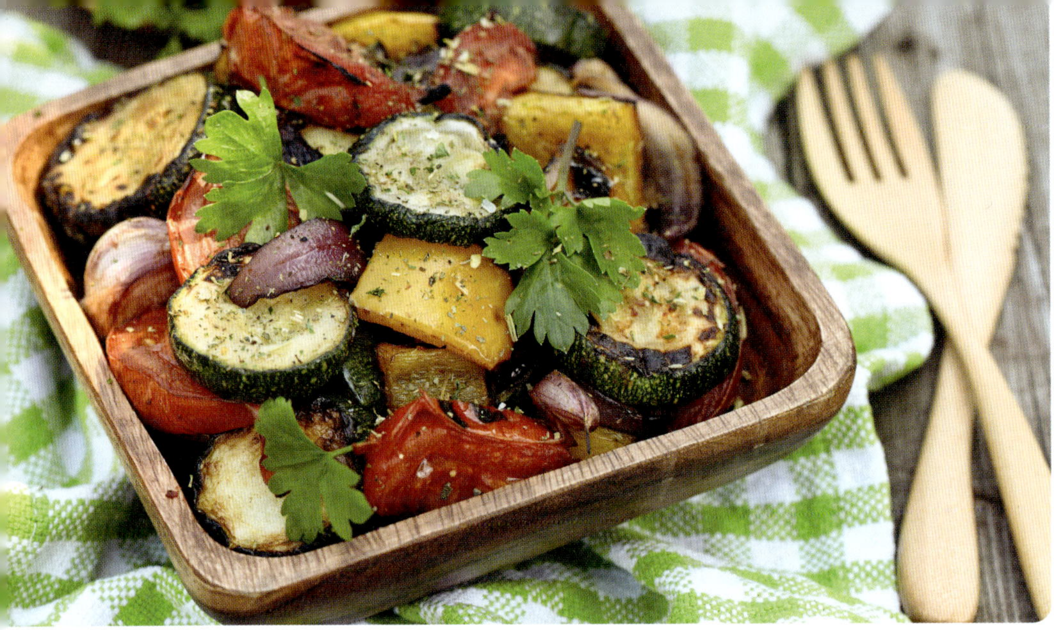

Vitamine aus dem Ofen

Backofengemüse

Für 4 Portionen

Zutaten

- 4 Zucchini
- 8 Karotten
- 4 Kartoffeln
- 1 Aubergine
- 1 Handvoll Cocktailtomaten
- ½ Bund Rosmarin
- ½ Bund Thymian
- 1 Msp. Kurkuma
- Salz und Pfeffer nach Geschmack
- 6 EL Olivenöl
- Etwa 1 l Gemüsebrühe

Zubereitung

1. Waschen und schälen Sie die Zucchini, die Karotten, die Kartoffeln sowie die Aubergine, und schneiden Sie alles in Würfel oder in Scheiben. Halbieren Sie die Tomaten, und hacken Sie die Kräuter klein.
2. Geben Sie das Gemüse und die Tomaten zusammen mit den Kräutern auf ein tiefes Backblech oder in eine große Auflaufform und würzen Sie alles mit Kurkuma, Pfeffer und Salz.
3. Gießen Sie Olivenöl darüber, und schieben Sie das Blech in den auf 180 °C vorgeheizten Backofen.
4. Geben Sie nach ein paar Minuten die Gemüsebrühe dazu (das Gemüse sollte zur Hälfte bedeckt sein), und lassen Sie das Gericht bei 170 °C fertig garen. Von Zeit zu Zeit sollten Sie das Gemüse durchmischen.

Tipp: Sie können das Gemüse als Hauptgericht (z. B. mit Reis) oder auch als Beilage zu Fleischmahlzeiten verwenden.

Vitamine A bis C & Mineralstoffe

Brokkoli-Nuss-Soße

Für 2–3 Portionen

Zutaten

500 g Brokkoli

100 ml Gemüsebrühe

100 g gemahlene Haselnüsse

100 ml Soja-, Mandel- oder Getreidesahne

Salz und Pfeffer nach Geschmack

1 Prise Muskat

1 Msp. Kardamom

Zubereitung

1. Brokkoli putzen, waschen, in kleine Stücke schneiden und in der Gemüsebrühe garen.
2. Anschließend den Brokkoli pürieren, die Nüsse und die Sahne unterrühren, die Soße noch einmal kurz aufkochen und mit den Gewürzen nach Belieben abschmecken.

Hinweis: Vegetarier können der Soße eine Tagesdosis Algen zusetzen, um ihre Jodversorgung sicherzustellen.

Beilage: Bulgur, Couscous, Hirse, Nudeln oder Quinoa

Meeresalgen

Für die einen sind Meeresalgen ein Superfood und eines der Nahrungsmittel der Zukunft, andere mahnen im Hinblick auf den Genuss von Algen zur Vorsicht. Unumstritten ist, dass die ballaststoffreichen Meeresalgen einen hohen Gehalt an Eiweiß haben. Je nach Herkunft, Alter und Verarbeitung enthalten sie ferner nennenswerte Mengen der Vitamine A, D und C sowie Calcium, Eisen, Kalium und Magnesium. Ob das ebenfalls enthaltene Vitamin B_{12} ausreichend verfügbar und damit zur Versorgung von Veganern mit diesem Vitamin geeignet ist, ist noch nicht geklärt. Darüber hinaus enthalten einige Algensorten erhebliche Mengen an Jod, daher besteht das Risiko für eine Überdosierung. Patienten mit bestimmten Erkrankungen der Schilddrüse müssen Jod allerdings meiden. Sie sollten Meeresalgen nicht bzw. nur in Absprache mit ihrem Arzt verzehren. Wenn Sie Meeresalgen in Ihren Speiseplan aufnehmen, sollten Sie Nori- oder Wakame-Algen bevorzugen und sich zur Weiterverarbeitung und Dosierung konsequent an die Empfehlungen des Herstellers halten.

Leichte Alternative zum belegten Brot

Bulgur-Salat

Für 4 Portionen

Zutaten

500 g Bulgur

850 ml Wasser oder Gemüsebrühe

1 kleine Gurke

3 Tomaten

1 Paprika

½–1 Bund frische Minze

Pfeffer und Salz nach Geschmack

¼ TL Kurkuma

2–3 EL Essig

6 El Olivenöl

150 g Schafskäse

Zubereitung

1. Kochen Sie den Bulgur in Wasser unter Zugabe von Salz oder in Gemüsebrühe etwa 10 Minuten lang.
2. In der Zwischenzeit bereiten Sie das Gemüse zu, indem Sie es schälen bzw. waschen und in kleine Würfel oder Streifen schneiden.
3. Zupfen Sie die Pfefferminzblätter ab, und schneiden Sie diese klein. Rühren Sie die Gemüsestücke unter den Bulgur, und würzen Sie den Salat mit Pfeffer, Salz, Minze, Kurkuma und schmecken Sie ihn mit Essig und Öl ab.
4. Anschließend mischen Sie den Bulgursalat kräftig durch und lassen ihn einige Minuten ziehen. Möglicherweise müssen Sie noch etwas nachwürzen.
5. Würfeln Sie zuletzt den Schafskäse und geben Sie ihn zum Salat. Wenn der Bulgur noch sehr warm ist, wird der Schafskäse etwas schmelzen. Sollten Sie das nicht mögen, dann warten Sie einfach, bis er abgekühlt ist.

Variante

Verzichten Sie bei Eisenmangel auf den Schafskäse, und geben Sie 1–2 Bund klein geschnittene Petersilie zu dem Salat.

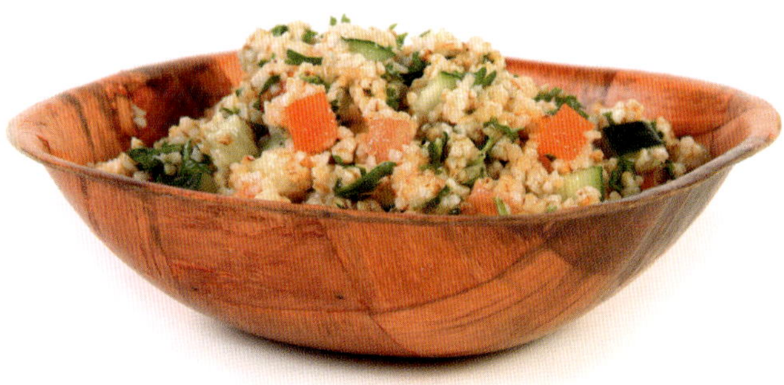

Präbiotika mit Eiweißen, Mineralstoffen & Vitaminen

Chicorée-Antipasto mit Frischkäse und Preiselbeeren

Für 4 Portionen

Zutaten

- 1–2 TL Essig
- 5 EL Olivenöl
- Pfeffer und Salz nach Geschmack
- Etwas Wasser
- 4 TL Preiselbeeren
- 5 Stück Chicorée
- 80 g Frischkäse
- 1 Bund Rucola

Zubereitung

1. Bereiten Sie zunächst aus Essig, Öl, Pfeffer, Salz, etwas Wasser und den Preiselbeeren eine Vinaigrette zu.
2. Vierteln Sie dann den gewaschenen Chicorée, und schneiden Sie dabei den Strunk heraus. Schichten Sie den Chicorée in einer ofenfesten Form leicht ineinander, und bestreichen Sie ihn mit dem Frischkäse.
3. Gießen Sie die Vinaigrette darüber, und lassen Sie das Ganze im Ofen bei mittlerer Hitze ca. 20 Minuten lang dünsten.
4. Vor dem Servieren zupfen Sie die gewaschenen Rucolablätter darüber.

Die Alternative zu Rohkost!

Paprika-Antipasto mit Korinthen und Pinienkernen

Für 4 Portionen

Zutaten

- 4 rote Paprika
- 3–4 EL Olivenöl
- 1 Handvoll Korinthen
- Etwas Chilipaste
- ½ TL Currypulver
- Salz und Pfeffer nach Geschmack
- 4–5 EL Wasser
- 1 Spritzer Zitronensaft
- 2–3 EL Pinienkerne

Zubereitung

1. Würfeln Sie die gewaschene Paprika grob, und braten Sie die Stücke in Olivenöl kurz an.
2. Geben Sie die Korinthen dazu, und würzen Sie das Ganze mit etwas Chilipaste, Curry, Salz und Pfeffer.
3. Fügen Sie anschließend das Wasser sowie den Zitronensaft dazu.
4. Dünsten Sie die Paprika so lange, bis sie noch leicht knackig sind. Anschließend füllen Sie das Antipasto in eine hübsche Schale und bestreuen es mit den Pinienkernen.

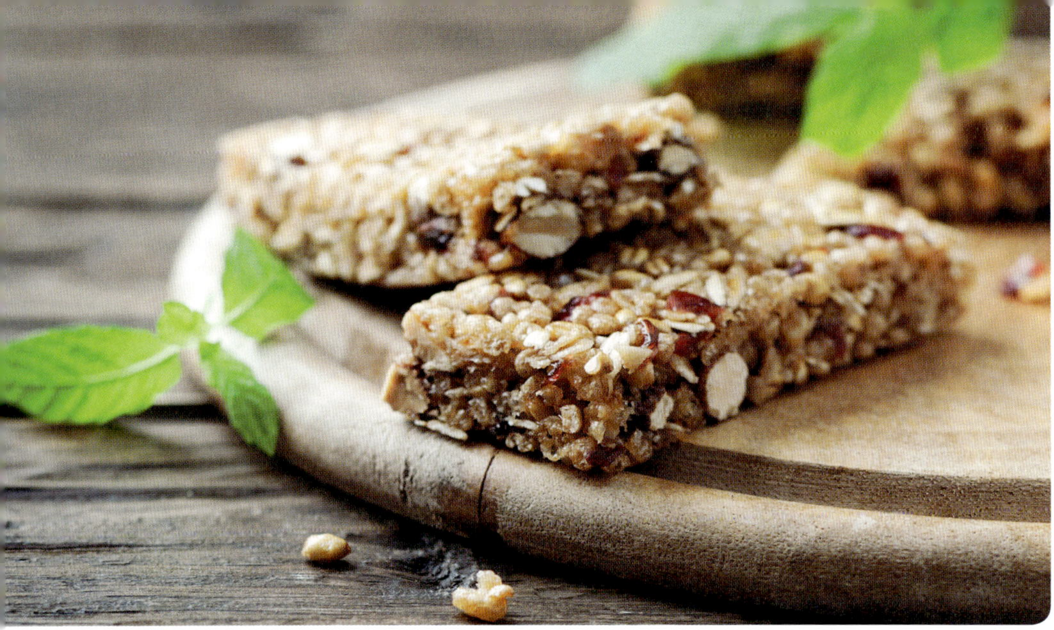

Schmackhafte Alternative zu Süßigkeiten

Der gesunde Pausenriegel

Für 1 Backblech

Zutaten

- 6 getrocknete Feigen
- 50 g gepuffter Amaranth
- 180 g gehackte Nüsse
- 2 Eier
- 200 g flüssiger Honig
- 200 g Haferflocken
- ¼ TL Vanillepulver
- 1 TL Zimt
- ¼ TL Kardamom, gemahlen
- ¼ TL Nelkenpulver
- 1 TL Kakaopulver
- 1 Spritzer Zitronensaft
- 1 Prise Salz

Zubereitung

1. Zunächst schneiden Sie die Feigen in kleine Stücke, und verrühren diese gut mit dem gepufften Amaranth, den Nüssen, den Eiern, dem Honig sowie den Haferflocken.
2. Anschließend mischen Sie die Gewürze einschließlich Kakaopulver, Zitronensaft und Salz darunter, und lassen die Masse einige Minuten quellen.
3. Streichen Sie den Teig 1–2 cm dick auf ein mit Backpapier ausgelegtes Backblech. Legen Sie ein zweites Backpapier darüber, und pressen Sie die Masse gut zusammen. Danach geben Sie das Blech in den Ofen und lassen den Teig bei 160 °C etwa eine halbe Stunde backen.
4. Schneiden Sie den gebackenen Teig noch heiß in beliebig große Rechtecke.

Tipp: Der Riegel eignet sich gut für unterwegs bzw. für den kleinen Hunger zwischendurch.

Eisen- & Vitamin-C-Power

Petersiliensoße

Für 1 Portion

Zutaten

1 Bund Petersilie

75 ml Soja-, Mandel- oder Getreidesahne

Salz und Pfeffer nach Geschmack

½ TL Kurkuma

Zubereitung

1. Schneiden Sie die gewaschene Petersilie in kleine Stücke, kochen Sie sie in der Sahne kurz auf, und pürieren Sie anschließend die Soße.
2. Schmecken Sie alles zum Schluss mit Salz, Pfeffer und Kurkuma ab.

Beilage: Bulgur, Couscous, Hirse, Nudeln oder Quinoa

Kurkuma

Bei Kurkuma handelt es sich um ein Pulver, das aus dem Wurzelstock des Gelbwurz *(Curcuma longa)* hergestellt wird und Bestandteil von Currymischungen ist. Es schützt die Leber, regt den Gallenfluss an und unterstützt die Verdauung. Außerdem wirkt es schmerzlindernd und entzündungshemmend. Darüber hinaus ergaben Studien Hinweise darauf, dass Kurkuma das Wachstum von Tumoren hemmen kann. Kurkuma wird aber nicht nur bei Verdauungsstörungen eingesetzt, sondern auch bei rheumatischen Beschwerden und anderen chronisch entzündlichen Erkrankungen sowie bei Menstruationsbeschwerden und zur Vorbeugung von Tumorerkrankungen. Bei einem Verschluss der Gallenwege sollte Kurkuma jedoch nicht angewendet werden.

Die mittlere Tagesdosis für Erwachsene liegt bei 1,5–3 g. Eine Langzeitanwendung ist möglich und in Asien üblich, wo Kurkuma in verschiedenen Regionen Bestandteil vieler Speisen ist. Da das Pulver wenig Eigengeschmack hat, verleiht es Gerichten vornehmlich eine appetitanregende gelbe Farbe. Übrigens: Zusammen mit Pfeffer kann Kurkuma vom Körper besser aufgenommen werden.

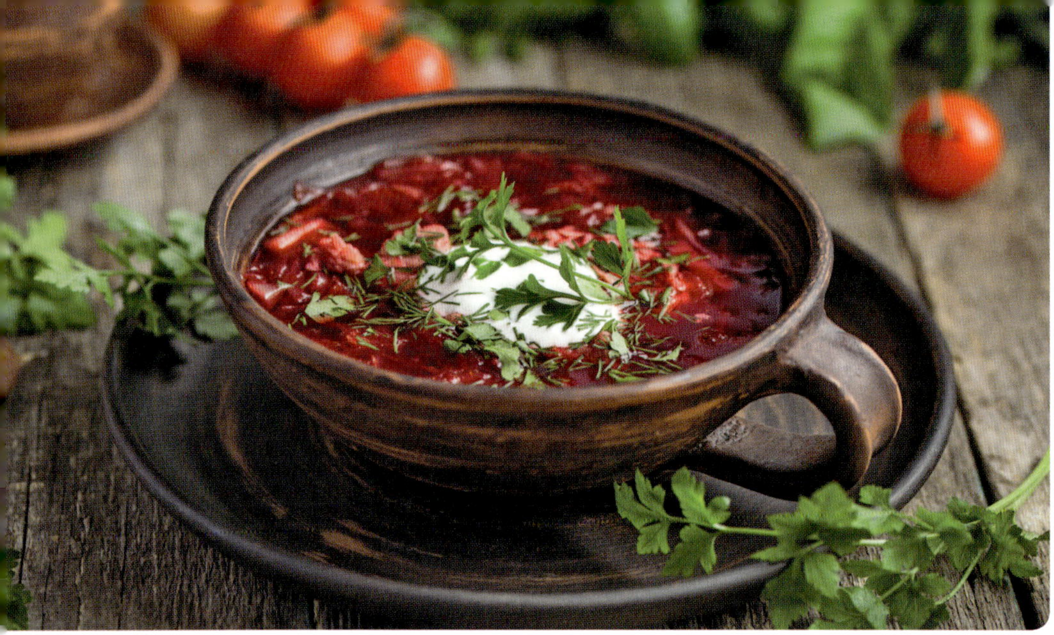

Vitamin- & Mineralstoffspender

Rote-Bete-Soße

Für 1 Portion

Zutaten

- 1–3 gekochte Rote Beten, je nach Größe
- 75 ml Soja-, Mandel- oder Getreidesahne
- Salz und Pfeffer nach Geschmack
- Blätter und Stiele der Roten Bete
- Frische Kräuter nach Geschmack z. B. Basilikum oder Thymian
- 1–2 TL Kapern

Zubereitung

1. Schneiden Sie die Roten Beten in Streifen, und kochen Sie diese in der Sahne auf. Würzen Sie die Soße mit Salz und Pfeffer.
2. Schneiden Sie die gewaschenen Stiele und Blätter der Roten Beten klein, geben Sie sie in die Soße, und lassen Sie alles zusammen noch etwa 5 Minuten köcheln. Zum Schluss rühren Sie die Kräuter und die Kapern unter. Letztere jedoch nur, wenn Sie den sauren Geschmack mögen.

Beilage: Bulgur, Couscous, Hirse, Nudeln oder Quinoa

Tipp: Kochen Sie immer mehrere Rote Beten auf Vorrat gar. Im Kühlschrank sind sie etwa eine Woche haltbar (oder länger, wenn Sie sie heiß in saubere Schraubgläser füllen). Tragen Sie zum Verarbeiten der Roten Beten Handschuhe. So schützen Sie Ihre Hände vor dem hartnäckigen roten Farbstoff.

Fettarme Alternativen zu Wurst & Käse

Brotaufstriche selbst gemacht

Brotaufstriche aus Gemüse sind eine gesunde Alternative zu herkömmlichem Brotbelag und schnell zubereitet.

Hülsenfrüchtemus

Im Kühlschrank ca. 5–7 Tage haltbar

Zutaten

- 1 Dose Kichererbsen, weiße Bohnen oder Kidneybohnen
- 1 Knoblauchzehe
- 2 EL Olivenöl
- Getreide- oder Mandelmilch nach Bedarf
- Salz und Pfeffer nach Geschmack
- ½ TL Kurkuma

Zubereitung

1. Die Hülsenfrüchte abgießen, abwaschen, den Knoblauch schälen, fein hacken und zu den Hülsenfrüchten geben.
2. Die Mischung pürieren, dabei das Öl sowie nach und nach so viel Milch zugeben, bis eine streichfähige Paste entsteht.
3. Mit den Gewürzen abschmecken.

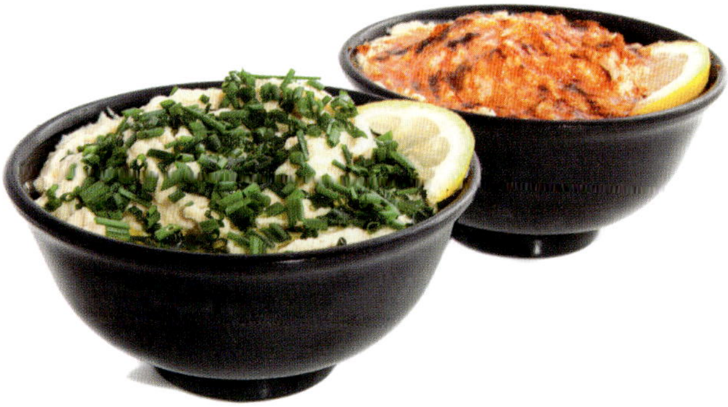

Varianten

Pürieren Sie eine halbe Schalotte und einen halben Bund frische Petersilie mit den Kichererbsen, rühren Sie klein geschnittenen Schnittlauch unter die weiße Bohnenpaste oder 1 TL Tomatenmark unter die rote Bohnenpaste. Würzen Sie alternativ die Pasten mit Kreuzkümmel oder Paprika.

Rote-Bete-Aufstrich

Im Kühlschrank ca. 5 Tage haltbar

Zutaten

- 1–3 gekochte und geschälte Rote Beten
- 2–3 TL Meerrettich
- Salz und Pfeffer nach Geschmack

Zubereitung

1. Rote Beten klein schneiden und pürieren.
2. Meerrettich unterrühren und mit Salz und Pfeffer abschmecken.

Tomaten-Oliven-Aufstrich

Im Kühlschrank ca. 5–7 Tage haltbar

Zutaten

- 100 g getrocknete Tomaten in Öl
- 100 g schwarze Oliven ohne Stein
- 1 Knoblauchzehe
- 1 Bund frisches Basilikum

Zubereitung

1. Tomaten, Oliven und geschälten Knoblauch in Stücke schneiden.
2. Basilikum zugeben und alles gemeinsam pürieren.

Zucchini-Sonnenblumenkern-Aufstrich

Im Kühlschrank ca. 5 Tage haltbar

Zutaten

- Etwa 250 g Zucchini
- 100 g Sonnenblumenkerne
- Öl zum Anbraten
- Kräutersalz und Pfeffer
- 1–2 TL Kräuter, z. B. Thymian, Basilikum, Oregano, Majoran oder Kräuter der Provence

Zubereitung

1. Zucchini putzen, waschen und in gleichmäßige Scheiben schneiden.
2. Die Sonnenblumenkerne anrösten und aus der Pfanne nehmen. Anschließend die Zucchini in dem Öl anbraten und dünsten, bis sie gar ist.
3. Mit Kräutersalz, Pfeffer und Kräutern nach Geschmack würzen, Sonnenblumenkerne zugeben, und die Mischung mit dem Pürierstab zu einer Paste verarbeiten.

Sprossen: Kraftpakete für Ihre Fitness

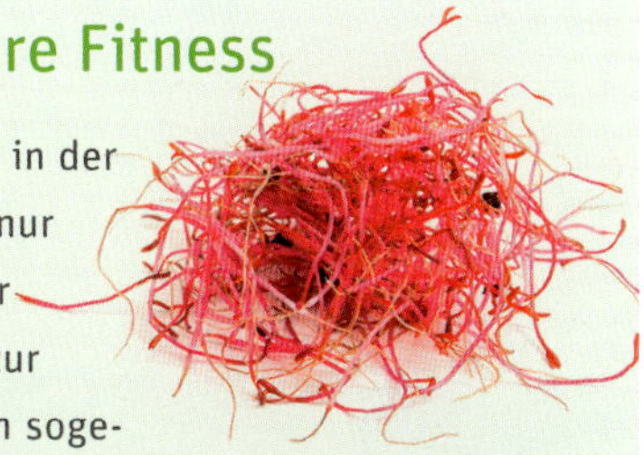

Sprossen sind kleine Wunder: Sie gedeihen in der schattigen Küche ohne Erde und brauchen nur ein bisschen Wasser, um innerhalb weniger Tage als schmackhafter Nährstofflieferant zur Verfügung zu stehen. Einige gehören zu den sogenannten »Superfoods«, deren Verzehr besonders gepriesen wird. Im Handel ist unterschiedlichstes Saatgut (u. a. Alfalfa-, Brokkoli- und Getreidesamen sowie Kresse-, Mungobohnen-, Radieschen- und Senfsamen) zu günstigen Preisen erhältlich. Abgepackte Sprossenmischungen aus dem Supermarkt stehen dagegen im Verdacht, stark mit Keimen belastet zu sein.

Um Sprossen in Ihrer Küche zu ziehen, brauchen Sie neben den Samen nur eine Keimschale mit einem siebförmigen Boden. Idealerweise lassen Sie etwa 1–2 EL Saatgut über Nacht mit Wasser bedeckt quellen. Gießen Sie das Wasser am nächsten Morgen ab, spülen Sie die Samen in Wasser, und geben Sie sie in die Keimschale. Den Spülvorgang sollten Sie immer morgens und abends wiederholen. Lagern Sie die Schale am besten offen auf dem Ablaufbrett Ihrer Spüle, dann kann das Wasser langsam abfließen. Einige Sorten sind schon nach 1–2 Tagen gekeimt und verzehrbar, andere brauchen etwas länger.

Ist der Ertrag so groß, dass Sie ihn nicht sofort komplett benötigen, können Sie die abgetrockneten Sprossen in einer Vorratsdose einige Tage im Kühlschrank lagern. In der Keimschale sollten Sie sie jedoch nur so lange aufbewahren, wie sie für den ersten Wachstumsschub benötigen. Andernfalls können sie schnell schimmeln.

Genießen Sie Sprossen roh im Salat, als Belag auf dem Brot oder als Bestandteil eines Smoothies. Ebenso können Sie Sprossen Suppen und Soßen zufügen, kurz bevor diese fertig sind. Insbesondere Immungeschwächte sollten Sprossen allerdings grundsätzlich andünsten, um sich vor möglichen Infektionen zu schützen.

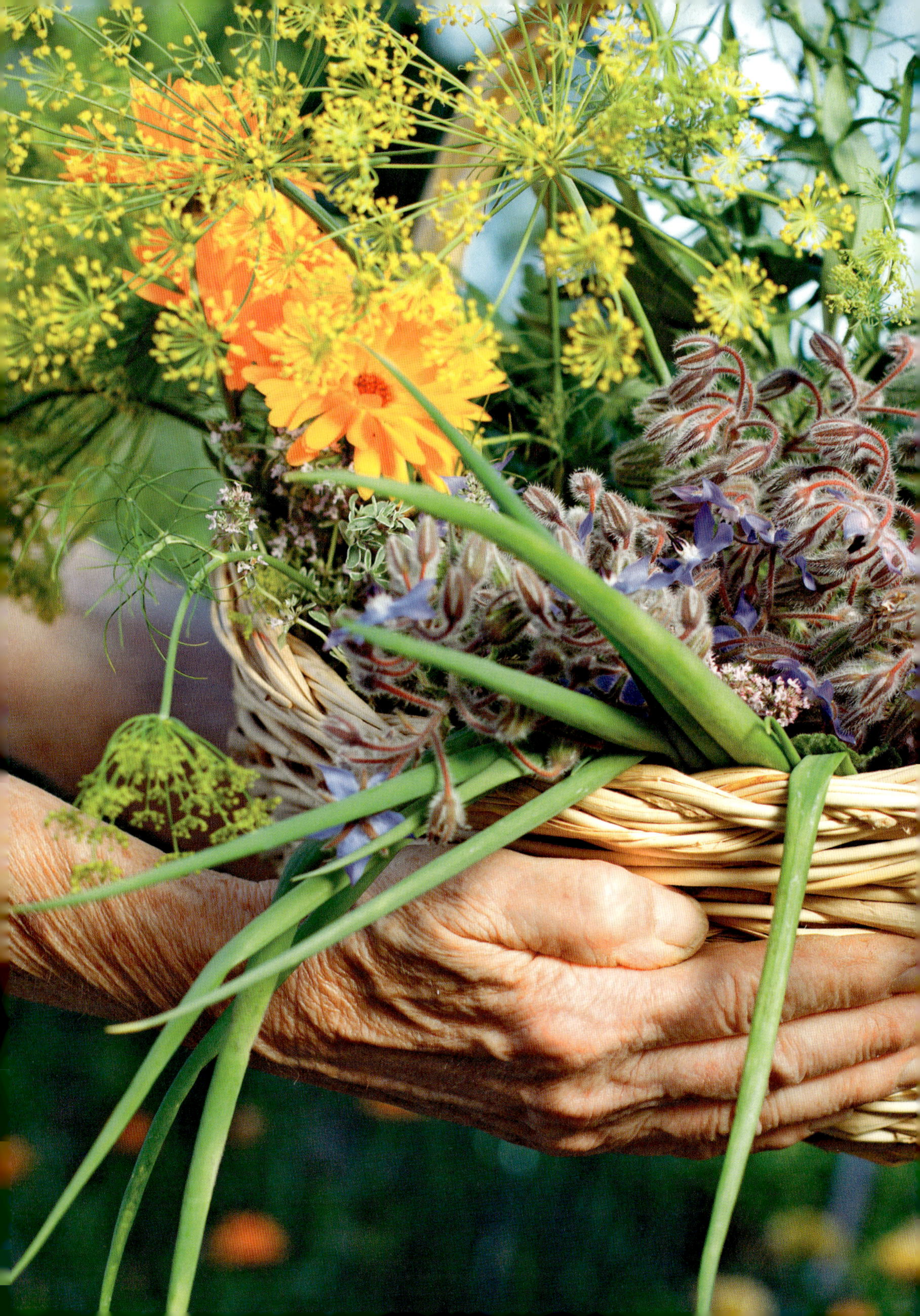

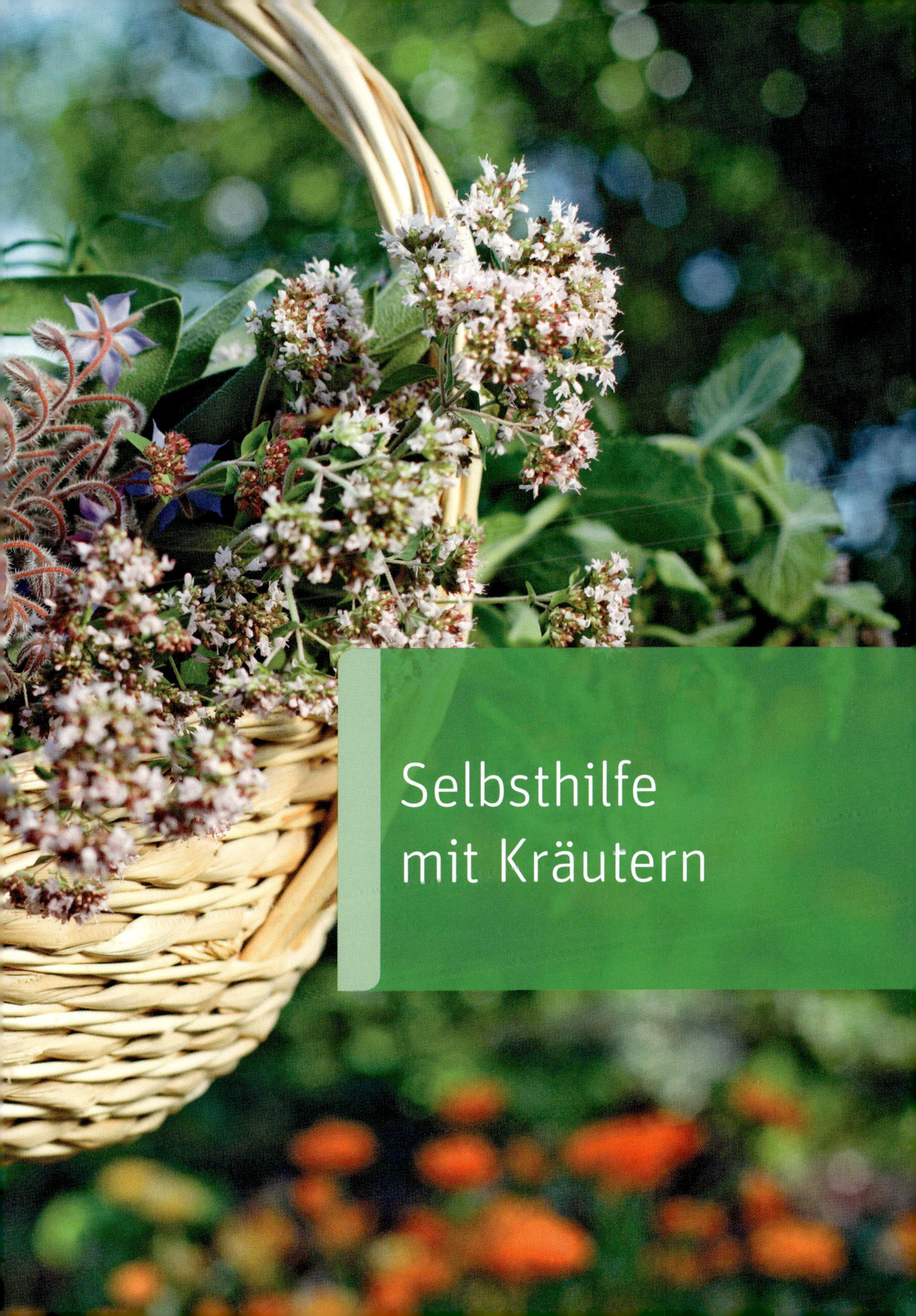

Selbsthilfe mit Kräutern

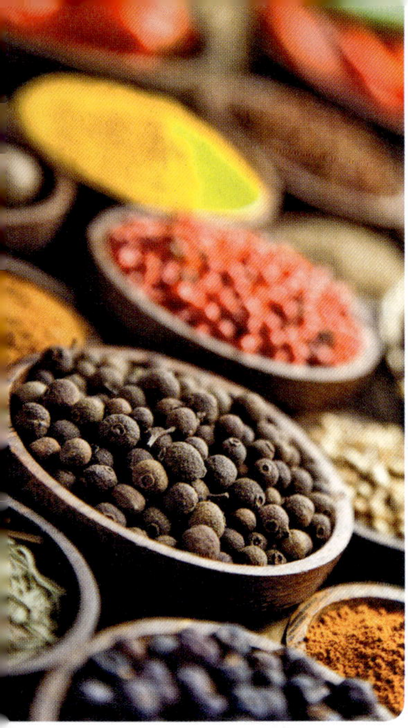

Kräuter-Know-how

Für die natürliche Hilfe bei Nebenwirkungen von Arzneimitteln wurden überwiegend Pflanzen ausgewählt, die den meisten Lesern, aber auch ihren Ärzten bekannt sein dürften. So kann Ihr Arzt auch ohne Spezialkenntnisse über Kräuter nachvollziehen, was diese bewirken. Außerdem stehen viele der hier genannten Kräuter im Gewürzregal der Küche und sind daher jederzeit verfügbar. Zum Teil wurden die beschriebenen Wirkungen in Studien nachgewiesen, teilweise beruhen sie dagegen nur auf Erfahrungen.

Mögliche Unverträglichkeit

Auch Kräuter und naturheilkundliche Präparate verträgt nicht jeder. Insbesondere bei der Anwendung von ätherischen Ölen können sich allergische Reaktionen zeigen. Verwenden Sie diese ohne Rücksprache mit einem Arzt, Heilpraktiker oder Apotheker nur als Raumduft oder äußerlich, wenn Sie nicht sicher sind, ob Sie sie vertragen.

Testen Sie eine kleine Menge der Produkte, die Sie äußerlich anwenden, immer zuerst in der Armbeuge oder an der Innenseite des Unterarms. Tritt innerhalb von 30–60 Minuten eine

Schwangere, stillende Mütter, Kinder und Jugendliche

Für viele Pflanzen fehlen Erkenntnisse zur Anwendung bei Kindern und Schwangeren sowie in der Stillzeit. Die Kräuter und naturheilkundlichen Präparate auf den folgenden Seiten werden daher ohne Rücksprache mit dem Arzt weder für Kinder, Jugendliche oder Schwangere noch für stillende Mütter empfohlen. Betroffene Frauen und Eltern sollten sich vor ihrer Anwendung grundsätzlich durch einen Arzt oder Apotheker beraten lassen! Alle Angaben zur Dosierung gelten nur für Erwachsene!

allergische Reaktion auf, sollten Sie das Produkt nicht verwenden und im Ernstfall einen Arzt aufsuchen!
Setzen Sie alle Kräuter bzw. deren ätherische Öle und sonstigen Präparate bei Verdacht auf eine Unverträglichkeit sofort ab. Rufen Sie sofort den Notarzt, wenn Schwellungen im Gesicht, Mund oder Hals bzw. Atemnot, Kreislaufschwäche oder Bewusstseinsstörungen auftreten.

Fertige Zubereitungen und Bezugsquellen

Viele der hier erwähnten Kräuter sind als getrocknetes Kraut zur Zubereitung von Tees, aber auch als Fertigarzneimittel oder Nahrungsergänzungsmittel erhältlich. Das entsprechende Gewürz aus der Küche sollten Sie allerdings nur ausnahmsweise verwenden, da Gewürze die medizinisch wirksamen Substanzen oft nicht in ausreichender Menge enthalten.

Auf die konkrete Nennung von Handelsnamen wurde bewusst verzichtet, um nicht den Anschein zu erwecken, dass die genannten Produkte möglicherweise besser als ungenannte sind. Sie finden daher in den folgenden Kräuterporträts auch keine Hinweise hierzu. Wenn Sie Fertigarzneimittel einem Tee vorziehen, lassen Sie sich in der Apotheke beraten. Nennen Sie einfach das Kraut oder die Kräuter, die Sie als Saft, Tabletten, Kapseln oder Dragees kaufen wollen. Bei Produkten, die Sie außerhalb der Apotheke erwerben, sollten Sie sich sowohl nach der Qualität der verarbeiteten Pflanzen erkundigen als auch danach, welche garantierten Mengen der Inhaltsstoffe enthalten sind.
In vielen Ländern ist der Einsatz von Insektiziden und anderen Stoffen erlaubt, die hierzulande nicht zum Einsatz kommen dürfen. Diese können Kräuter stark belasten. Achten Sie daher beim Kauf Ihrer Kräuter auf sichere Herkunftsländer – und natürlich auf frische, rückstandkontrollierte Ware!
Gemmopräparate sind Zubereitungen aus den Knospen. Sie sind nicht für alle Heilpflanzen verfügbar, bieten gegenüber Tees jedoch den Vorteil, dass sie einfach anzuwenden sind. Sie werden von verschiedenen Herstellern als Lösung oder Spray angeboten und enthalten weniger Alkohol als Tinkturen.

Fertige Produkte im Handel

Fertigarzneimittel enthalten ferner manchmal Mischungen von Kräutern. Wenn Sie diese bevorzugen, halten Sie sich bei der Dosierung bitte immer an die Angaben des Herstellers, und beachten Sie die Hinweise auf Seite 191ff.

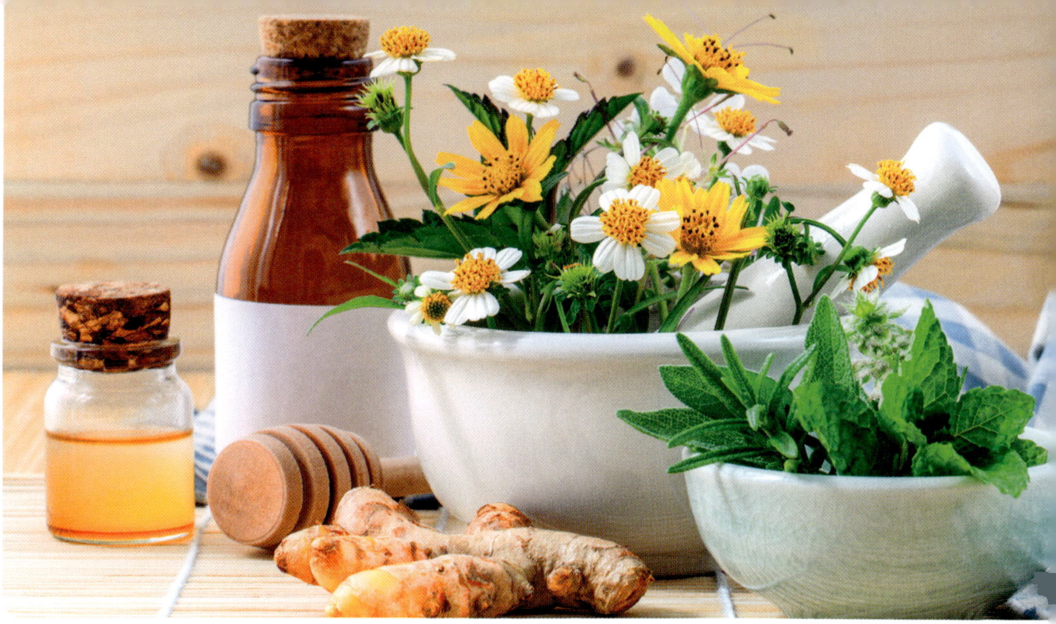

Kräuter können Beschwerden häufig sehr effektiv lindern!

Anwendung und Dosierung der Kräuter

Alle Angaben zur Anwendung und Dosierung in diesem Buch gelten für Erwachsene. Sie beziehen sich zudem auf Einzelkräuter und nicht auf Teemischungen.

- Sofern nicht anders angegeben, trinken Sie die Tees vorzugsweise 15 bis 30 Minuten vor dem Essen. Halten Sie sicherheitshalber zusätzlich einen Zwei-Stunden-Abstand zwischen der Einnahme von Medikamenten und der Anwendung von Kräutern ein.
- Wenn Sie mehrere Beschwerden abdecken wollen, suchen Sie sich Teekräuter aus den entsprechenden Rubriken aus, jedoch nicht mehr als fünf bis sieben. Bevorzugen Sie Kräuter, die mehrere Beschwerden abdecken. In der Regel können Sie die Kräuter zu gleichen Teilen mischen, aber wie immer gibt es Ausnahmen. Lassen Sie sich daher beim Zusammenstellen einer Mischung immer in der Apotheke

beraten. Von einer Teemischung verwenden Sie üblicherweise einen Tee- bis einen Esslöffel auf 200 Milliliter Wasser. Lassen Sie diese abgedeckt 15 bis 20 Minuten ziehen.

- Die Wirkung von Urtinkturen oder Tinkturen ist manchmal nicht ganz identisch mit derjenigen von Tees, da sich die Inhaltsstoffe der Kräuter unterschiedlich gut in Wasser und Alkohol lösen. Testen Sie daher, ob Tinkturen oder Tees Ihre Beschwerden besser lindern! Achten Sie bei Tinkturen ebenso wie bei allen anderen Fertigarzneimitteln bezüglich der Dosierung auf die Herstellerangaben. Beispielsweise werden die Tinkturen von Ceres in der Regel viel niedriger dosiert als Urtinkturen von anderen Herstellern.
- Leider können auch Kräuter unerwünschte Wirkungen haben oder für bestimmte Patienten ungeeignet sein. Beachten Sie daher die entsprechenden Angaben in den Pflanzenporträts und auf Seite 194 ff.

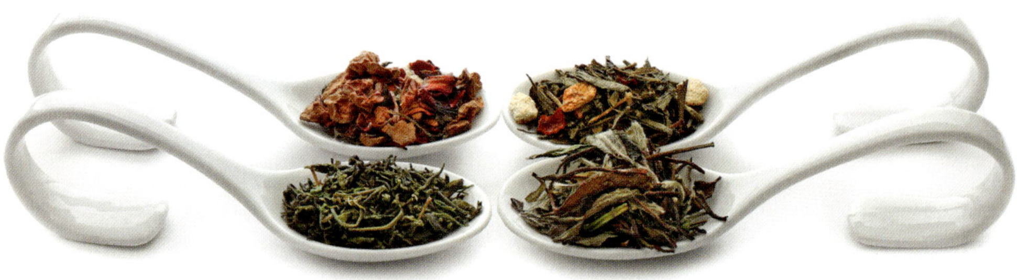

Lagerung

Getrocknete Kräuter sollten Sie vor Feuchtigkeit und Licht geschützt aufbewahren. Da Kunststoffgefäße unter Umständen den Geruch der Kräuter annehmen, werden Metalldosen empfohlen.

Teebeutel oder loser Tee?

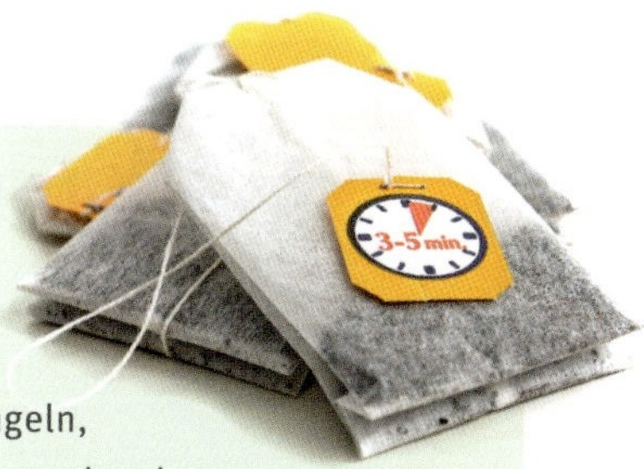

Loser Tee besteht in der Regel aus getrockneten Pflanzenteilen, also Blüten, ganzen oder gebrochenen Blättern, geschnittenen Stängeln, Rinden oder Wurzeln. Früchte bzw. Samen sind manchmal angestoßen. Da die Pflanzenteile nur wenige Schnittflächen haben, sind die Inhaltsstoffe durch die unbeschädigten Pflanzenfasern geschützt.

Manchmal werden die Pflanzenteile auch als Pulver lose angeboten. Durch den Mahlvorgang werden die Zellstrukturen aufgebrochen. Daher lösen sich die Inhaltsstoffe schneller und besser, sodass Sie weniger Pulver als losen Tee für die Zubereitung benötigen und Ihren Tee auch nur kurz ziehen lassen müssen. Allerdings gehen flüchtige Inhaltsstoffe auf diese Weise beim Lagern auch schneller verloren. Kaufen Sie sich von gemahlenen Kräutern daher maximal einen Vorrat für einen Monat. Länger haltbar sind dagegen gefriergetrocknete Granulate bzw. Instant-Tees.

Nach der Ernte und der Verarbeitung werden die getrockneten Pflanzenteile gesiebt. Kleine Pflanzenteile fallen durch das Sieb und werden oftmals zu einem günstigeren Preis als loser Tee in Teebeuteln angeboten. Flüchtige Inhaltsstoffe können aus den kleinen Bruchstücken der getrockneten Kräuter schnell entweichen. Je kleiner die Pflanzenteile, desto niedriger ist oftmals der Preis. Qualitativ hochwertige Teeprodukte in Teebeuteln erkennen Sie nicht nur am Preis, sondern auch am Aromaschutz: Jeder Teebeutel ist einzeln verpackt, sodass die flüchtigen Inhaltsstoffe bewahrt bleiben, aber auch mehr Verpackungsmüll anfällt. Die Kräuter werden zudem schonend verarbeitet, um medizinisch wirksame Stoffe zu bewahren. Achten Sie aber auch auf kontrollierten Anbau und Schadstoffprüfung, damit Sie hochwertige Ware erhalten.

Kräuter von A bis Z

Hier finden Sie eine Auflistung der wichtigsten Kräuter zur Behandlung von Nebenwirkungen bei Arzneimitteleinnahme. Bitte beachten Sie bei Fertigarzneimitteln oder Nahrungsergänzungsmitteln zusätzlich auch immer die Angaben im Beipackzettel des Produktes sowie die Hinweise auf Seite 188 ff.

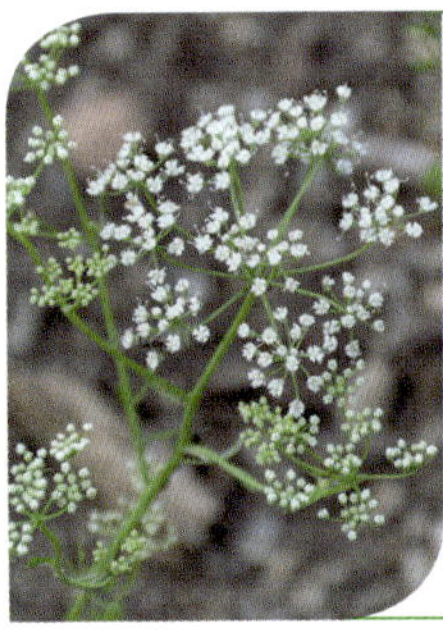

Anis *(Pimpinella anisum)*

Familie:
Doldenblütler *(Apiaceae)*
Medizinisch genutzte Pflanzenteile:
Früchte/Samen *(Anisi fructus)*

Wirkung

Trocknend, blähungswidrig, entkrampfend, verdauungsfördernd, schleimlösend, auswurffördernd, antibakteriell, milchflussfördernd

Anwendungsgebiete

Beschwerden in den Atemwegen oder im Magen-Darm-Trakt, Anregung der Milchbildung

Anwendung

Tee
Bis zu 5-mal täglich 1 TL frisch im Mörser angestoßene Früchte auf 200 ml kochendes Wasser etwa 10–15 Minuten abgedeckt ziehen lassen, dann abseihen.

Teemischung

Sie können Anis zu gleichen Teilen mit Fenchel und Kümmel mischen und genauso wie reinen Anistee zubereiten.

Tinktur

3-mal täglich 20 Tropfen in einem Glas Wasser einnehmen.

Ätherisches Öl, äußerlich

Bei Bauchschmerzen kann das verdünnte ätherische Öl (5–10 Prozent z. B. in Oliven- oder Mandelöl) bis zu 3-mal täglich äußerlich angewendet werden. Massieren Sie hierzu wenige Tropfen in das betroffene Areal ein (→ Bauchmassage, Seite 147). Verwenden Sie nur verdünntes ätherisches Öl, das zur äußerlichen Anwendung zugelassen ist.

Anis-Fenchel-Öl

Aus den Samen des Anis und des Fenchels können Sie ein Öl für Bauchmassagen bei Blähungen oder Bauchschmerzen herstellen, indem Sie je 5 g Samen im Mörser anstoßen und dann verschlossen 4 Wochen in 100 ml Oliven- oder Mandelöl ziehen lassen. Seihen Sie das Öl durch ein Tuch ab, und lagern Sie es in einem dunklen Glas an einem kühlen Ort. Das Öl ist 1 Jahr haltbar (→ Seite 210). Es eignet sich nicht nur für Massagen, sondern auch für Wickel. Geben Sie dazu etwas Öl auf ein Tuch, und legen Sie es auf den Bauch. Decken Sie das Tuch mit einem Handtuch ab, und wickeln Sie anschließend einen Wollschal um den Bauch. So kann das Öl über Nacht einwirken.

Vorsicht!

Testen Sie vor der ersten äußerlichen Anwendung, ob Sie das Öl vertragen, indem Sie einen Tropfen in die Armbeuge einreiben. Tritt innerhalb von 30–60 Minuten eine allergische Reaktion auf, sollten Sie das Öl nicht anwenden. Vermeiden Sie den Kontakt mit den Augen!

Einkauf & Lagerung

Kaufen Sie nur ganze Früchte, und stoßen Sie diese, erst kurz bevor Sie den Tee kochen, im Mörser an. Auf diese Weise bleiben die ätherischen Öle der Früchte länger erhalten.

Bewahren Sie die Früchte gut verschlossen in einer Metalldose auf.

Mögliche Nebenwirkungen

Allergische Reaktionen von Atemwegen, Haut oder Magen-Darm-Trakt

Gegenanzeigen

Nicht anwenden bei bekannter Überempfindlichkeit gegen Anis, Asthma oder Epilepsie.

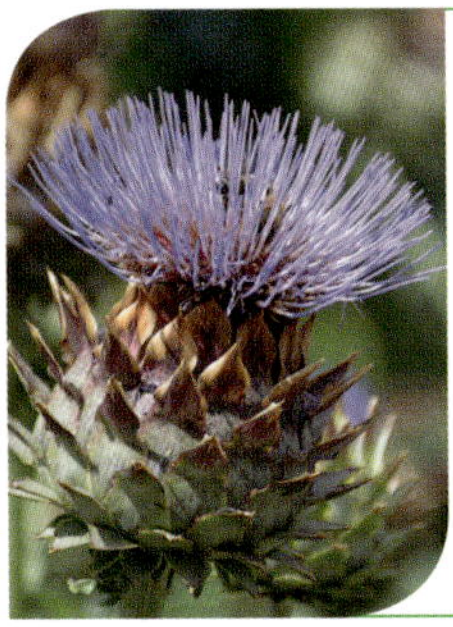

Artischocke *(Cynara scolymus)*

Familie:
Korbblütler *(Asteraceae)*
Medizinisch genutzte Pflanzenteile:
Blätter *(Cynarae folium)*

Wirkung

Nährend, verdauungsfördernd, entspannend, gallenflussanregend, cholesterinsenkend, Insulinbildung anregend, blutzuckersenkend, leberschützend

Anwendungsgebiete

Beschwerden im Magen-Darm-Trakt einschließlich Gallenblase und Leber, erhöhte Cholesterinwerte, Anstieg der Blutzuckerwerte, Appetitlosigkeit

Anwendung

Tee

Bis zu 3-mal täglich 1 TL auf 200 ml kochendes Wasser etwa 10–15 Minuten abgedeckt ziehen lassen, dann abseihen.

Presssaft

3-mal täglich 10 ml mit etwas Wasser oder unverdünnt vor dem Essen einnehmen.

Mögliche Nebenwirkungen

- Sehr selten Durchfälle
- Allergische Reaktionen

Gegenanzeigen

Nicht anwenden bei:

- Überempfindlichkeit gegen Artischocke/andere Korbblütler,
- Verschluss der Gallenwege und Gallensteine,
- Einnahme von Antikoagulantien (Blutgerinnungshemmer) vom Cumarin-Typ (Phenprocoumon, Warfarin), da Artischocke die Wirkungen herabsetzen kann (→ Seite 155 ff.).

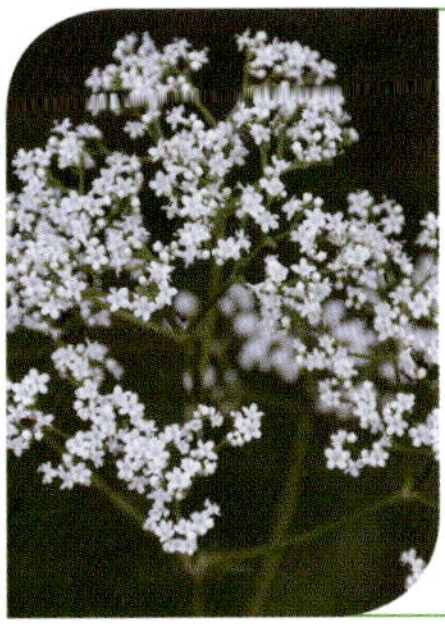

Baldrian *(Valeriana officinalis)*

Familie:

Baldriangewächse *(Valerianaceae)*

Medizinisch genutzte Pflanzenteile:

Wurzel *(Valerianae radix)*

Wirkung

Beruhigend, entspannend, schlaffördernd, krampflösend, schmerzlindernd, befeuchtend

Die schlaffördernde Wirkung tritt unter Umständen erst nach einigen Tagen ein.

Anwendungsgebiete

Unruhe, Nervosität, Anspannung, Schlafstörungen, emotional bedingte Beschwerden im Magen-Darm-Trakt

Anwendung

Tee

Bis zu 3-mal täglich oder vor dem Schlafengehen 1–2 TL auf 200 ml kochendes Wasser etwa 10–15 Minuten abgedeckt ziehen lassen, dann abseihen.

Teemischung

Sie können Baldrian und Hopfen zu gleichen Teilen mischen und aus 1 TL der Mischung einen schlaffördernden Tee zubereiten. Mischen Sie Baldrian mit Melisse zu gleichen Teilen und bereiten Sie sich mit 1 TL dieser Mischung einen beruhigenden Tee zu.

Tinktur

3-mal täglich 30–50 Tropfen (½–1 Teelöffel bzw. 2–3 ml) Baldriantinktur in einem Glas Wasser trinken.

Presssaft

3-mal täglich 15 ml mit etwas Wasser oder unverdünnt vor dem Essen einnehmen.

Hinweis!

Hopfen kann die schlaffördernde Wirkung von Baldrian verstärken, Melisse kann die beruhigende Wirkung unterstützen.

Mögliche Nebenwirkungen

Verdauungsbeschwerden, allergische Reaktionen

Gegenanzeigen

Nicht anwenden bei bekannter Überempfindlichkeit gegen Baldrian oder während einer Chemotherapie.

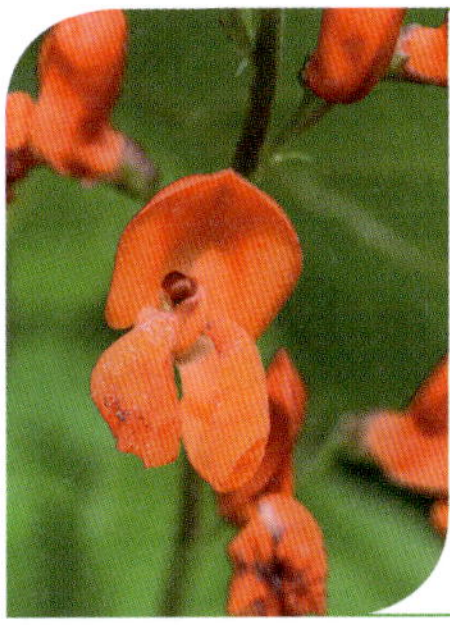

Bohnen *(Phaseolus vulgaris)*

Familie:
Schmetterlingsblütler *(Fabaceae)*
Medizinisch genutzte Pflanzenteile:
Schalen *(Phaseoli pericarpium)*

Wirkung
Blutzucker- und cholesterinsenkend, leicht harntreibend

Anwendungsgebiete
Erhöhte Blutzucker- oder Cholesterinspiegel, leichte Wasseransammlungen, rheumatische Erkrankungen

Anwendung
Tee
Bis zu 3-mal täglich etwa 1 TL (2,5 g) mit 200 ml kochendem Wasser übergießen und 10–15 Minuten abgedeckt ziehen lassen, dann abseihen.

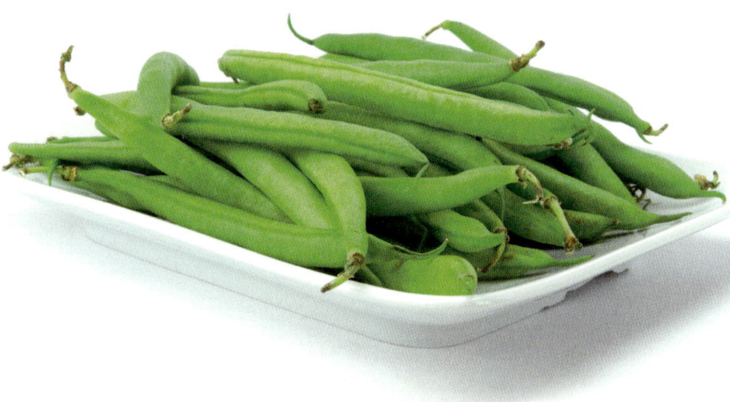

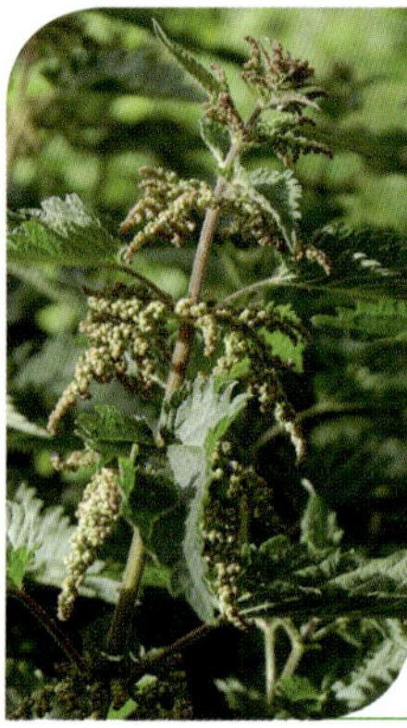

Brennnessel
(Urtica dioica bzw. *Urtica urens)*

Familie:

Brennnesselgewächse *(Urticaceae)*

Medizinisch genutzte Pflanzenteile:

Blätter, Samen, Wurzel *(Urticae folium, fructus* oder *semen, radix)*

Wirkung

Den Flüssigkeitshaushalt regulierend, harntreibend, abschwellend, entzündungshemmend, milchflussfördernd

Anwendungsgebiete

Beschwerden im Bewegungsapparat (z. B. Rheuma, Arthrose), Erkrankungen der Haut und der Harnwege; Brennnesselblätter auch bei Nierengrieß; Brennnesselwurzel auch bei Beschwerden durch eine Vergrößerung der Prostata

Anwendung

Da Brennnesselblätter und -wurzeln die Harnwege durchspülen, sollte man begleitend reichlich trinken (mindestens 2 l pro Tag). Nehmen Sie Zubereitungen der Brennnessel nicht am Abend zu sich!

Tee der Blätter

Bis zu 3-mal täglich 2 TL (ca. 1,4 g) auf 200 ml kochendes Wasser 10 Minuten abgedeckt ziehen lassen, dann abseihen.

Tee der Wurzel

Bis zu 3-mal täglich 1 TL (ca. 1,3 g) mit 200 ml kaltem Wasser ansetzen, 1 Minute aufkochen und anschließend etwa 10 Minuten abgedeckt ziehen lassen, dann abseihen.

Samen

1 TL angestoßene Samen unter den morgendlichen Brei rühren oder bis zu 3-mal täglich 2 TL der angestoßenen Samen mit 200 ml kalten Wasser ansetzen, 1 Minute köcheln lassen, dann 10–15 Minuten abgedeckt ziehen lassen und anschließend abseihen.

Presssaft

3-mal täglich 10 ml mit etwas Wasser oder unverdünnt einnehmen.

Mögliche Nebenwirkungen

- Gelegentlich bis selten: Beschwerden im Magen-Darm-Trakt
- Gelegentlich bis sehr selten: allergische Reaktionen

Gegenanzeigen

Nicht anwenden bei:

- bekannter Überempfindlichkeit gegen Brennnessel,
- eingeschränkter Herz- oder Nierenfunktion,
- Einnahme von Medikamenten, die entwässern wie ACE-Hemmer, Sartane oder Diuretika.

Vorsicht!

Suchen Sie einen Arzt auf, wenn unter dem Einfluss der Brennnessel Harnverhalt, Schmerzen beim Wasserlassen oder Blut im Urin auftreten.

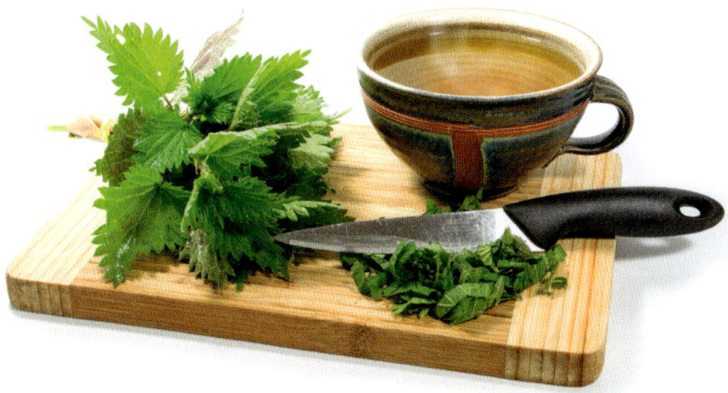

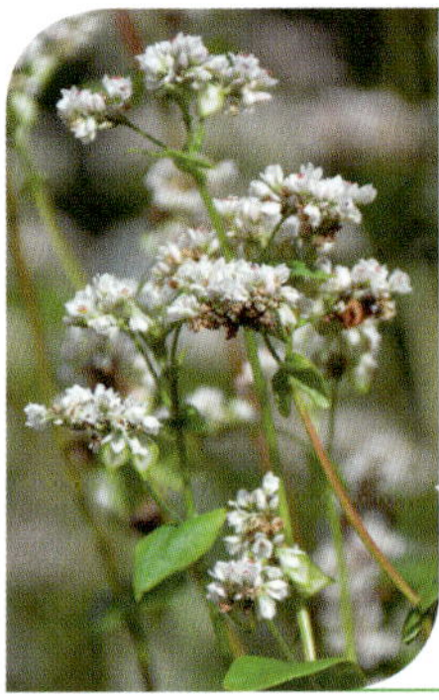

Buchweizen *(Fagpyrum esculentum)*

Familie:
Knöterichgewächse *(Polygonaceae)*
Medizinisch genutzte Pflanzenteile:
Kraut, d. h. alle oberirdischen Teile der Pflanze *(Fagopyri herba)*

Wirkung

Durchblutungsfördernd, vor Wasseransammlungen schützend, antioxidativ

Anwendungsgebiete

Durchblutungsstörungen der kleinen Blutgefäße in den Beinen, im Gehirn oder in den Augen, Hämorrhoiden, Arteriosklerose- und Thromboseprophylaxe

Anwendung

Tee
- 3-mal täglich 2 g mit etwa 200 ml kochendem Wasser übergießen und 10 Minuten ziehen lassen, dann abseihen.
- 3-mal täglich 2 g mit etwa 200 ml Wasser übergießen, aufkochen, 2–3 Minuten kochen lassen und dann abseihen.

Hinweis!

Wenden Sie Buchweizenkraut als Fertigarzneimittel an, wenn der Tee nicht den gewünschten Erfolg bringt.

Mögliche Nebenwirkungen

- Kopfschmerzen
- Erhöhte Lichtempfindlichkeit. Verwenden Sie daher einen effektiven Sonnenschutz.

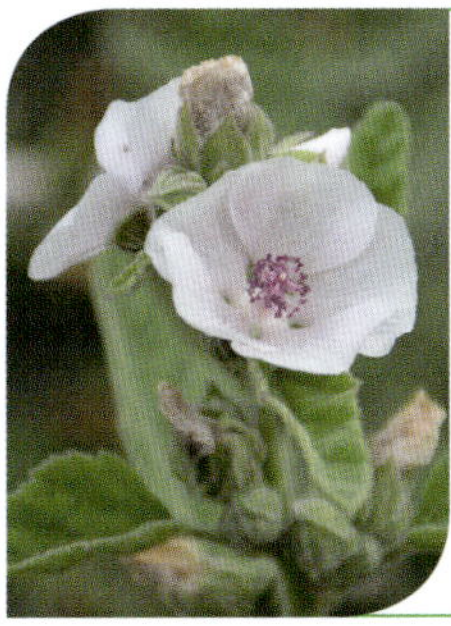

Eibisch *(Althaea officinalis)*

Familie:
Malvengewächse *(Malvaceae)*
Medizinisch genutzte Pflanzenteile:
Blätter, Wurzel *(Althaeae folium, radix)*

Wirkung

Befeuchtend, nährend, reizlindernd, wundheilungsfördernd, mild abführend

Anwendungsgebiete

Beschwerden in den Atemwegen wie trockene Schleimhäute, trockener Husten oder Reizhusten, Beschwerden im Magen-Darm-Trakt wie leichte Schleimhautentzündung, trockene Haut

Anwendung

Tee der Blätter
2-mal täglich 1 ½ TL (ca. 2 g) auf 200 ml kochendes Wasser etwa 10 Minuten abgedeckt ziehen lassen, dann abseihen.

Tee der Wurzel
Bis zu 3-mal täglich 1 TL (etwa 3 g) der Wurzelstücke mit 200 ml kaltem Wasser ansetzen und unter gelegentlichem Umrühren 30–90 Minuten ziehen lassen, dann abseihen.

Vorsicht!

Unter dem Einfluss von Eibisch kann der Blutzuckerspiegel ansteigen. Diabetiker sollten dies berücksichtigen.

Wechselwirkungen mit Medikamenten

Eibisch kann die Aufnahme von Medikamenten aus dem Magen-Darm-Trakt verzögern. Halten Sie daher einen Mindestabstand von 2 Stunden zwischen der Einnahme von Medikamenten und dem Teegenuss ein.

Haltbarkeit

Kaufen Sie nur kleine Mengen der Wurzel, und bewahren Sie diese trocken auf, da sie leicht schimmelt.

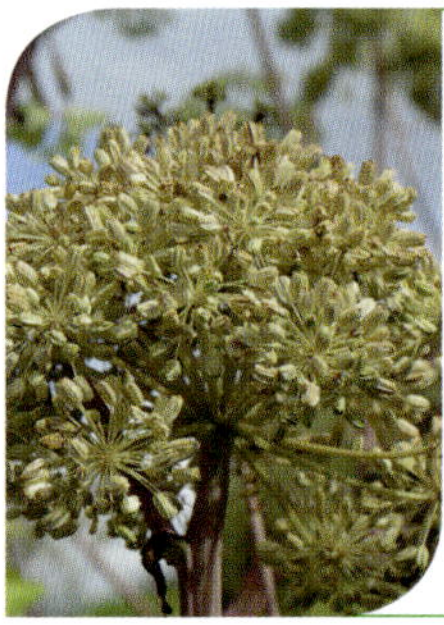

Engelwurz *(Angelica archangelica)*

Familie:
Doldenblütler *(Apiaceae)*
Medizinisch genutzte Pflanzenteile:
Wurzel *(Angelicae radix)*

Wirkung

Blähungswidrig, entkrampfend, verdauungsfördernd, gallenflussfördernd, auswurffördernd, schweißtreibend

Anwendungsgebiete

Appetitlosigkeit, Beschwerden im Magen-Darm-Trakt oder in den Atemwegen

Anwendung

Tee
Bis zu 3-mal täglich 1–2 TL (bis 2,5 g) auf 200 ml kochendes Wasser 15–20 Minuten abgedeckt ziehen lassen und abseihen.

Tinktur
Bis zu 3-mal täglich 20–30 Tropfen der Tinktur (1:5, d. h. die Tinktur wurde mit 1 g Engelwurz auf 5 g Alkohol hergestellt) in einem Glas Wasser.

Mögliche Nebenwirkungen

Photodermatosen, d. h. die Lichtempfindlichkeit der Haut, kann unter dem Einfluss der Engelwurz erhöht sein. Verwenden Sie daher einen effektiven Sonnenschutz.

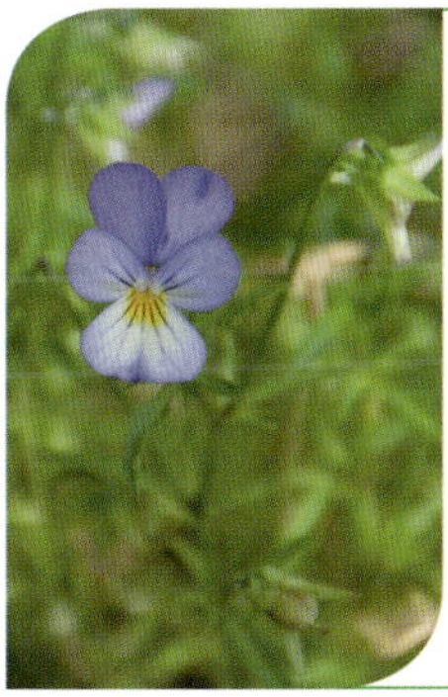

Feldstiefmütterchen *(Viola tricolor)*

Familie:
Veilchengewächse *(Violaceae)*
Medizinisch genutzte Pflanzenteile:
Kraut, d. h. alle oberirdischen Teile der Pflanze *(Violae tricoloris herba)*

Wirkung

Antibakteriell, entzündungshemmend, reizlindernd, wundheilungsfördernd, schmerzlindernd, antioxidativ

Anwendungsgebiete

Erkrankungen der Haut, trockene Haut

Anwendung

Tee
Bis zu 3-mal täglich 1 TL (ca. 1,8 g)

- Auf 200 ml kochendes Wasser etwa 10–15 Minuten abgedeckt ziehen lassen, dann abseihen.
- Mit 200 ml kaltem Wasser ansetzen, kurz aufkochen und etwa 10 Minuten abgedeckt ziehen lassen, dann abseihen.

Umschläge
Der Tee kann äußerlich für Umschläge bei Hauterkrankungen und bei Schmerzen im Bewegungsapparat verwendet werden.

Gegenanzeigen

Nicht anwenden bei bekannter Überempfindlichkeit gegen Salicylate (wie z. B. Acetylsalicylsäure, ASS).

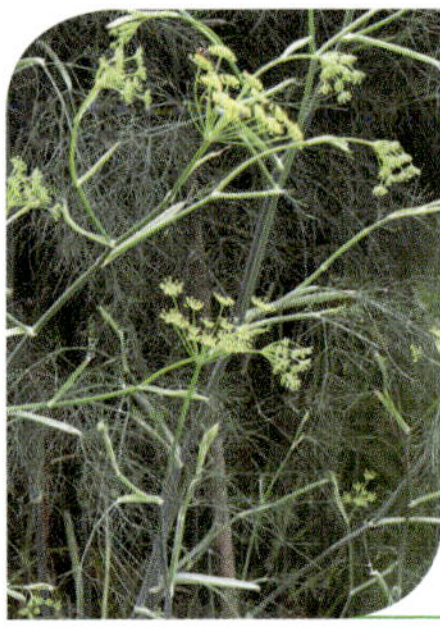

Fenchel *(Foeniculum vulgare)*

Familie:
Doldenblütler *(Apiaceae)*
Medizinisch genutzte Pflanzenteile:
Früchte/Samen *(Foeniculi fructus/semen)*

Wirkung

Appetitanregend, blähungswidrig, entkrampfend, verdauungsfördernd, schleimlösend, auswurffördernd, milchflussfördernd

Anwendungsgebiete

Appetitlosigkeit, Beschwerden in den Atemwegen, im Magen-Darm-Trakt einschließlich Gallenblase und Leber, Zyklusbeschwerden, Anregung der Milchbildung

Anwendung

Tee
Bis zu 5-mal täglich 1–2 TL (ca. 2,5 g) frisch im Mörser angestoßene Früchte auf 200 ml kochendes Wasser etwa 10–15 Minuten abgedeckt ziehen lassen, dann abseihen.

Teemischung
Sie können Fenchel zu gleichen Teilen mit Anis und Kümmel mischen. Bereiten Sie den Tee genauso zu wie den Fencheltee.

Fenchelhonig

Sie können Fenchel auch als Fenchelhonig zu sich nehmen. Die Tagesdosis sollte 10–20 g nicht überschreiten. Diabetiker sollten den Zuckergehalt berücksichtigen. Da Fenchelhonig das ätherische Öl des Fenchels enthält, sollte er nicht länger als 2 Wochen am Stück angewendet werden.

Anis-Fenchel-Öl

Das Anis-Fenchel-Öl können Sie für Bauchmassagen (→ Seite 147), bei Blähungen und Bauchschmerzen oder für Bauchwickel verwenden (Rezept → Anis, Seite 194 ff.)

Vorsicht!

Testen Sie vor der ersten äußerlichen Anwendung eines Öls, ob Sie das Öl vertragen, indem Sie einen Tropfen in die Armbeuge einreiben. Tritt innerhalb von 30 bis 60 Minuten eine allergische Reaktion auf, sollten Sie das Öl nicht anwenden. Vermeiden Sie den Kontakt mit den Augen!

Einkauf & Lagerung

Kaufen Sie nur ganze Früchte, und stoßen Sie diese, erst kurz bevor Sie den Tee kochen, im Mörser an. Auf diese Weise bleiben die ätherischen Öle der Früchte länger erhalten. Bewahren Sie die Früchte gut verschlossen in einer Metalldose auf.

Mögliche Nebenwirkungen

Sehr selten kommt es bei Kontakt mit Fenchel zu allergischen Reaktionen von Haut und Atemwegen.

Gegenanzeigen

Nicht anwenden bei bekannter Überempfindlichkeit gegen Fenchel oder andere Doldenblütler.

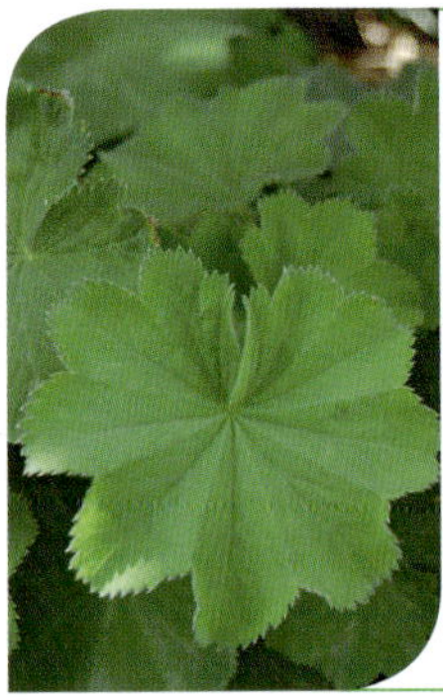

Frauenmantel *(Alchemilla vulgaris)*

Familie:
Rosengewächse *(Rosaceae)*
Medizinisch genutzte Pflanzenteile:
Kraut, d. h. alle oberirdischen Pflanzenteile
(Alchemillae herba)

Wirkung	Zusammenziehend, entzündungshemmend, wundheilungsfördernd
Anwendungsgebiete	Zyklusbeschwerden oder Beschwerden im Magen-Darm-Trakt
Anwendung	Tee Bis zu 3-mal täglich 1–2 TL (ca. 1–2 g) auf 200 ml kochendes Wasser etwa 10–15 Minuten abgedeckt ziehen lassen, dann abseihen.
Mögliche Nebenwirkungen	Verstopfung
Gegenanzeigen	Nicht anwenden bei Verstopfung.

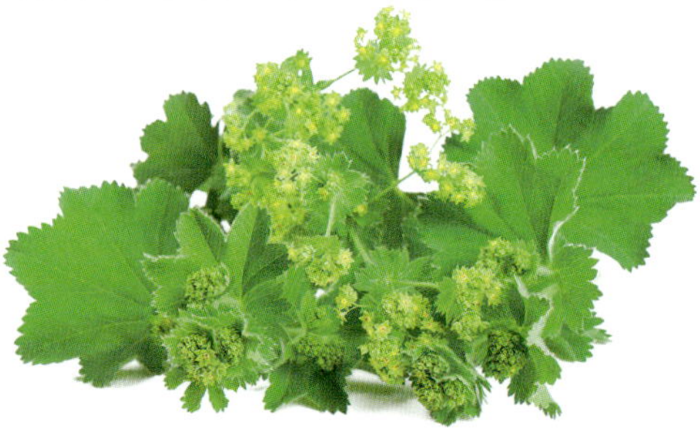

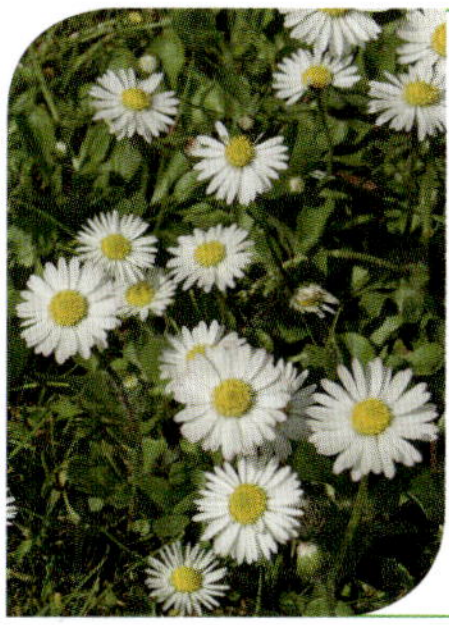

Gänseblümchen *(Bellis perennis)*

Familie:
Korbblütler *(Asteraceae)*
Medizinisch genutzte Pflanzenteile:
Kraut, d. h. die oberirdischen Pflanzenteile *(Bellidis herba)*

Wirkung
Appetitanregend, wundheilungsfördernd, entgiftend

Anwendungsgebiete
Beschwerden der Haut oder des Bewegungsapparats

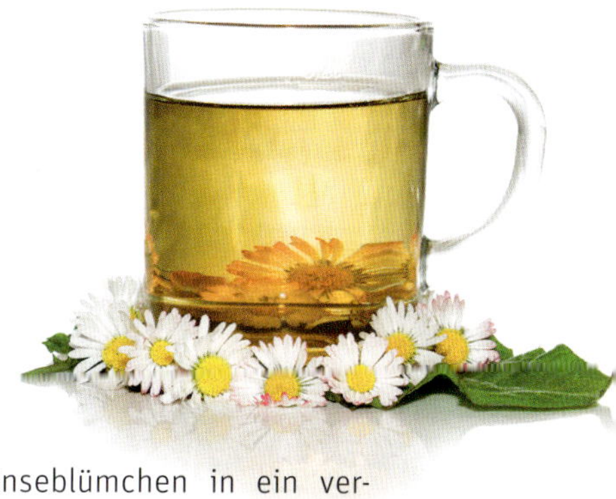

Anwendung

Tee
Bis zu 3-mal täglich 2 TL auf 200 ml kochendes Wasser etwa 10–15 Minuten abgedeckt ziehen lassen, dann abseihen

Öl zur äußerlichen Anwendung
Geben Sie frisch gesammelte Gänseblümchen in ein verschließbares Glas, und bedecken Sie sie vollständig mit Olivenöl. Stellen Sie das Öl etwa 6 Wochen an einen sonnigen Standort. In den ersten Tagen sollte es wegen des entstehenden Kondensationswassers nicht fest verschlossen sein. Nach Ablauf der sechs Wochen, geben Sie das Öl durch einen Filter. Sie können es 1 Jahr in einer dunklen Flasche an einem kühlen Standort aufbewahren und für Einreibungen bei Schmerzen im Bewegungsapparat verwenden (→ Seite 210).

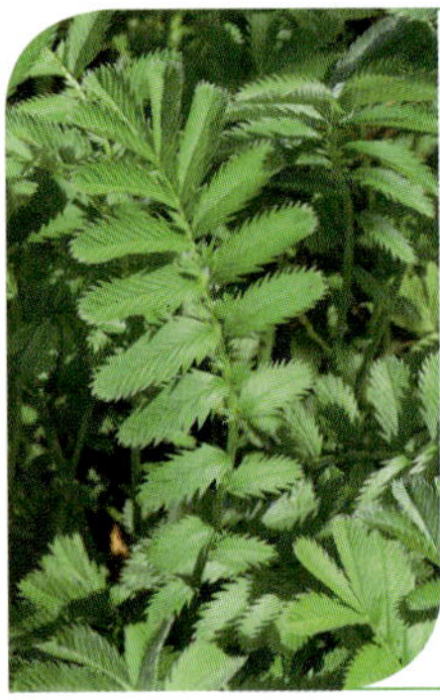

Gänsefingerkraut *(Potentilla anserina)*

Familie:
Rosengewächse *(Rosaceae)*
Medizinisch genutzte Pflanzenteile:
Kraut, d. h. die oberirdischen Pflanzenteile *(Anserinae herba)*

Wirkung	Krampflösend, schmerzlindernd, zusammenziehend
Anwendungsgebiete	Zyklusbeschwerden, Krämpfe oder Schmerzen im Magen-Darm-Trakt
Anwendung	Tee Bis zu 3-mal täglich 2 TL (ca. 1,5 g) auf 200 ml kochendes Wasser ca. 10–15 Minuten abgedeckt ziehen lassen, dann abseihen.
Mögliche Nebenwirkungen	Verschlechterung eines bereits bestehenden Reizmagens

Herstellung von Ölen

Wenn Sie aus frischen Kräutern Öle herstellen, verdunstet insbesondere zu Beginn Feuchtigkeit. Aus diesem Grund sollten Sie das Glas, in dem Sie das Öl ansetzen, nicht fest verschrauben. Füllen Sie das Glas möglichst bis zum oberen Rand mit Öl. Trocknen Sie ferner das am Deckel innen kondensierende Wasser anfangs täglich ab. Rühren Sie außerdem die Kräuter vorsichtig um. So verhindern Sie die Bildung von Schimmel.

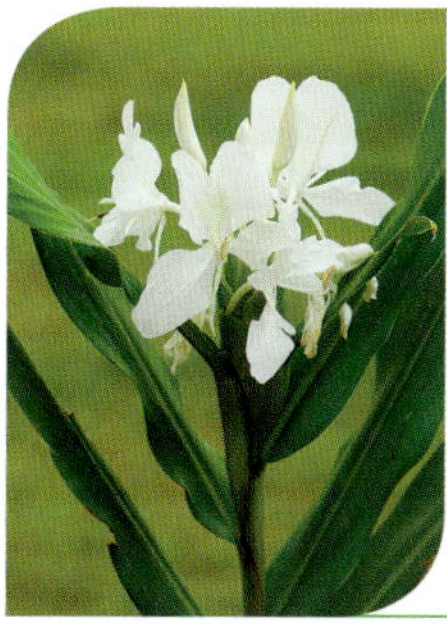

Galgant *(Alpinia officinarum)*

Familie:
Ingwergewächse *(Zingiberaceae)*
Medizinisch genutzte Pflanzenteile:
Wurzel *(Galangae rhizoma)*

Wirkung

Antioxidativ, antibakteriell, brechreizlindernd, entkrampfend, wärmend

Anwendungsgebiete

Appetitlosigkeit, Beschwerden im Magen-Darm-Trakt, Kältegefühl

Anwendung

Tee
Bis zu 3-mal täglich ½ TL (bis zu 1 g) der pulverisierten Wurzel oder 3–6 g der geschnittenen, getrockneten Wurzel auf 200 ml kochendes Wasser 10–15 Minuten abgedeckt ziehen lassen, dann abseihen. Verwenden Sie alternativ 2 Scheiben frischen Galgant aus dem Bioladen.

Tinktur
Bis zu 3-mal täglich 10 Tropfen in einem Glas Wasser

Wurzel
Galgant eignet sich wie Ingwer zum Kochen.

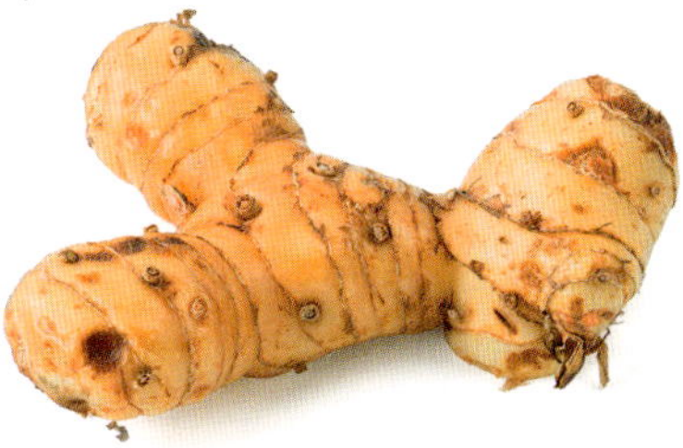

Gegenanzeigen

Nicht anwenden bei Trockenheit oder innerer Hitze.

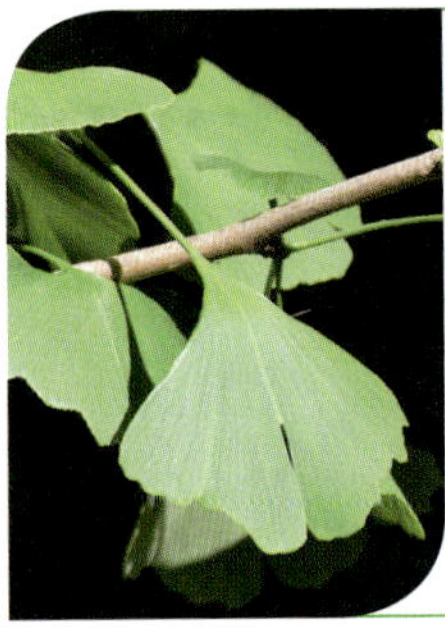

Ginkgo *(Ginkgo biloba)*

Familie:
Ginkgogewächse *(Ginkgoaceae)*
Medizinisch genutzte Pflanzenteile:
Blätter *(Ginkgo folium)*, Knospen *(Ginkgo gemma)*

Wirkung
Durchblutungsfördernd, gedächtnisstärkend

Anwendungsgebiete
Durchblutungsstörungen, Konzentrations- und Gedächtnisschwäche, Schwindel, Gleichgewichtsstörungen, Tinnitus, Migräne mit Aura

Anwendung
Ginkgo wird nicht als Tee zubereitet.

Gemmopräparate
Das aus den Knospen hergestellte Gemmopräparat »Ginkgo biloba« kann zur Behandlung von Konzentrations- und Gedächtnisschwäche eingesetzt werden.

Fertigarzneimittel
Ginkgo sollte in Form von standardisierten Fertigarzneimitteln angewendet werden. Die Dosierung erfolgt nach Herstellerangaben.

Anwendungsdauer
Bei Tinnitus und Schwindel ist eine Anwendung über einen Zeitraum von 6–8 Wochen ausreichend. Bei Konzentrations- und Gedächtnisschwäche kann es dagegen erforderlich sein, Ginkgo über einen Zeitraum von mindestens 3 Monaten anzuwenden, bis eine optimale Wirkung erreicht ist. Die Höhe der

Dosierung und Dauer der Anwendung sollte in diesem Fall mit dem behandelnden Arzt abgesprochen werden.

Wechselwirkungen mit Medikamenten

Ginkgo kann ein Enzymsystem (Cytochrom P450) hemmen, dass am Abbau vieler Arzneistoffe beteiligt ist. Bitte fragen Sie Ihren Arzt oder Apotheker, wenn Sie bereits Medikamente einnehmen, ob mit einer Wechselwirkung zu rechnen ist.

Mögliche Nebenwirkungen

- Beschwerden im Magen-Darm-Trakt
- Kopfschmerzen
- Allergische Reaktionen der Haut
- Blutungen

Gegenanzeigen

Nicht anwenden bei:

- Einnahme von Antikoagulantien, also Medikamenten, die die Blutgerinnung hemmen, (Phenprocoumon, Warfarin, Clopidogrel, Acetylsalicylsäure, Nichtsteroidale Antirheumatika), da Ginkgo die Wirkung dieser Arzneistoffe verstärken kann und das Risiko für Blutungen erhöht sein kann,
- Chemotherapie,
- bekannter Überempfindlichkeit gegen Ginkgo,
- geplanten Operationen.

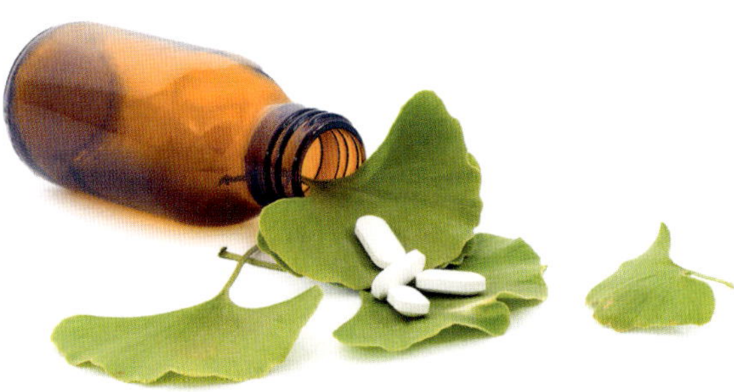

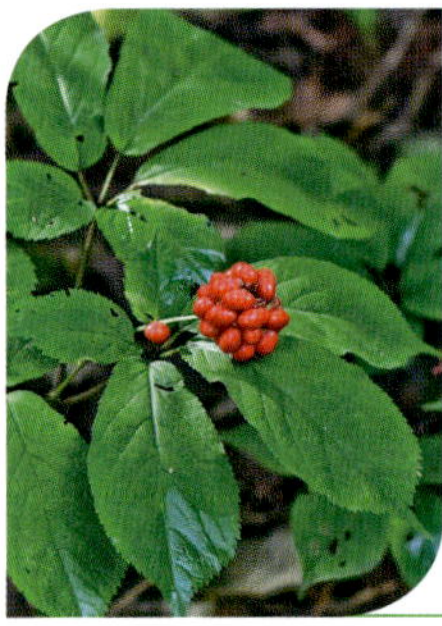

Ginseng *(Panax ginseng)*

Familie:
Efeugewächse *(Araliaceae)*
Medizinisch genutzte Pflanzenteile:
Wurzel *(Ginseng radix)*

Wirkung

Leistungssteigernd, konzentrationsfördernd, antioxidativ, Immunabwehr regulierend, Stresstoleranz erhöhend, DNA- und Eiweißbildung anregend, herz- und gefäßschützend, blutzuckerspiegelsenkend, cholesterin- und blutdrucksenkend

Anwendungsgebiete

Schwäche, Erschöpfung, Kraftlosigkeit, Konzentrationsschwäche, Infektanfälligkeit

Anwendung

Ginseng wird nicht als Tee zubereitet.
Ginseng-Fertigarzneimittel sollten bevorzugt werden. Sie enthalten unterschiedliche Mengen der Ginsengwurzel entweder als Pulver, Trocken- oder Dickextrakt. Die Einnahme erfolgt nach Herstellerangaben über einen Zeitraum von 3 Monaten. Nach einer Behandlungspause von 2–3 Monaten kann ein weiterer Behandlungszyklus folgen. Beachten Sie beim Erwerb des Präparats Ihrer Wahl, dass dieses apothekenpflichtig ist, um sicherzustellen, dass die wirksamen Substanzen in ausreichender Dosis enthalten sind.

Hinweis!

Die Wurzeln des roten Ginsengs werden 1,5–4 Stunden gebrüht, bevor sie getrocknet werden. Die Inhaltsstoffe dieser

Wurzeln sind zwar nicht identisch mit denjenigen des weißen Ginsengs, aber auch in Abhängigkeit vom Anbaugebiet, von den Bodenverhältnissen, dem Klima und dem Erntezeitpunkt sind Schwankungen möglich. Qualitativ hochwertige Ware zeichnet sich durch einen hohen Gehalt an Ginsenosiden aus, über den sowohl weißer als auch roter Ginseng verfügen kann.

Wechselwirkungen mit Medikamenten

Es besteht der Verdacht, dass Wechselwirkungen zwischen Ginseng und Arzneimitteln vom Cumarin-Typ (Phenprocoumon, Warfarin), die die Blutgerinnung hemmen, bestehen (→ Seite 155 ff.). Sprechen Sie daher mit Ihrem behandelnden Arzt, bevor Sie Ginseng einnehmen, auch, wenn Sie Diabetiker sind.
In der chinesischen Medizin rät man vom Genuss koffeinhaltiger Getränke während der Anwendung von Ginseng ab.

Mögliche Nebenwirkungen

Bei Überdosierung und/oder Langzeitanwendung
- Übelkeit, Magenbeschwerden, Durchfall
- Bluthochdruck
- Blutungen in der Menopause
- Nervosität, Schlaflosigkeit

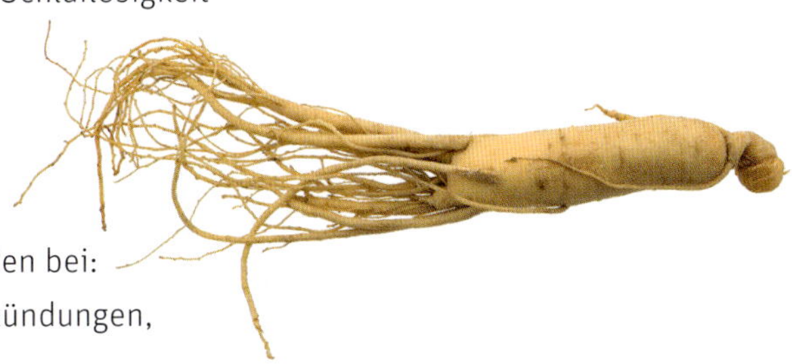

Gegenanzeigen

Nicht anwenden bei:
- akuten Entzündungen,
- Fieber,
- Erkältungen,
- Tumorerkrankungen bzw. Chemotherapie.

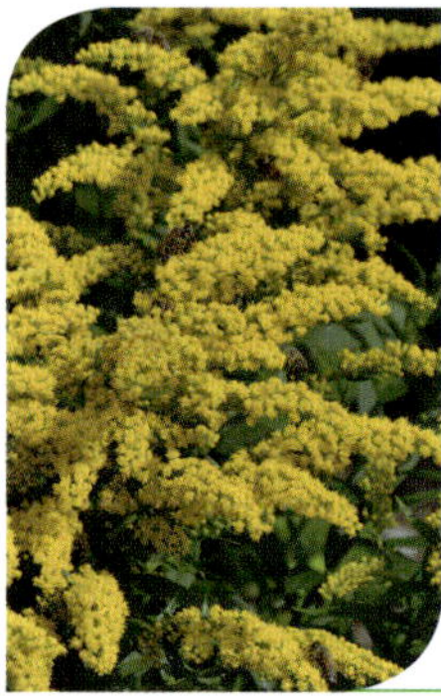

Goldrute *(Solidago virgaurea)*

Familie:
Korbblütler *(Asteraceae)*
Medizinisch genutzte Pflanzenteile:
Kraut, d. h. alle oberirdischen Pflanzenteile *(Solidaginis herba)*

Wirkung

Harnfluss regulierend, harntreibend, krampflösend, entzündungshemmend, schmerzlindernd, das Wachstum von Harnsteinen hemmend, antioxidativ

Anwendungsgebiete

Beschwerden der Harnwege, Nierengrieß

Anwendung

Tee
Bis zu 5-mal täglich 1–2 TL (ca. 2–4 g) auf 200 ml kochendes Wasser etwa 10 Minuten abgedeckt ziehen lassen, dann abseihen.
Da die Goldrute die Harnwege durchspült, sollten Sie begleitend reichlich trinken (mindestens 2 l pro Tag)! Nehmen Sie Zubereitungen der Goldrute nicht am Abend zu sich!
Achten Sie auf die Bezeichnung »Echtes Goldrutenkraut«!

Mögliche Nebenwirkungen

- Sehr selten Beschwerden im Magen-Darm-Trakt
- Sehr selten allergische Reaktionen

Gegenanzeigen

Nicht anwenden bei:
- eingeschränkter Herz- und Nierentätigkeit,

- bekannter Überempfindlichkeit gegen Goldrute oder andere Korbblütler,
- Einnahme von Medikamenten, die entwässern wie ACE-Hemmer, Sartane oder Diuretika.

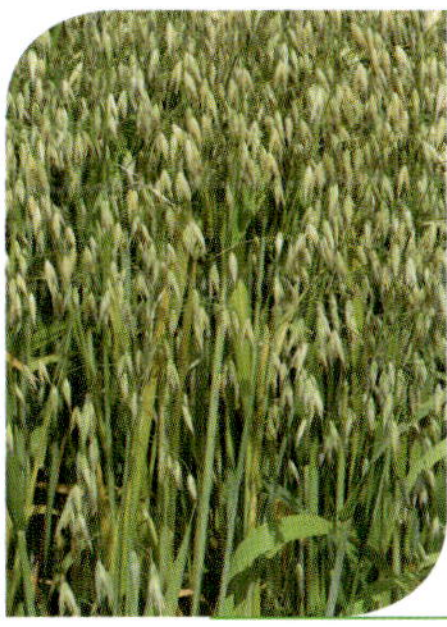

Hafer *(Avena sativa)*

Familie:
Süßgräser *(Poaceae)*
Medizinisch genutzte Pflanzenteile:
Kraut, Früchte, Stroh *(Avenae herba/fructus/stramentum)*

Wirkung
Befeuchtend, nährend, entspannend, einschlaffördernd

Anwendungsgebiete
Unruhe, Nervosität, Schlafstörungen, Herzklopfen, Beschwerden im Magen-Darm-Trakt, Irritationen der Haut, Beschwerden des Bewegungsapparats

Anwendung
Tee aus dem Kraut
Mehrmals täglich 1 EL (etwa 3 g) auf 200 ml kochendes Wasser abgedeckt ziehen und abkühlen lassen, dann abseihen.

Urtinktur
Je nach Hersteller mehrmals täglich 5–15 Tropfen in einem Glas Wasser, bei Schlafstörungen 2 Stunden vor dem Schlafengehen 20 Tropfen oder 3-mal täglich 2–5 Tropfen und vor dem Schlafengehen 3–7 Tropfen in einem Glas Wasser einnehmen.

Presssaft

3- bis 4-mal täglich 10 ml mit etwas Wasser oder unverdünnt vor dem Essen einnehmen.

Badezusatz aus Haferstroh

100 g auf 3 l Wasser 20 Minuten kochen und zum Badewasser geben.

Früchte

Die Früchte sind unter der Bezeichnung Haferflocken als Nahrungsmittel bekannt.

Vorsicht!

Der dunkle Haferstrohextrakt kann Emaille-Beschichtungen (Badewanne!) verfärben. Diese Verfärbungen sind möglicherweise nur schwer zu entfernen!

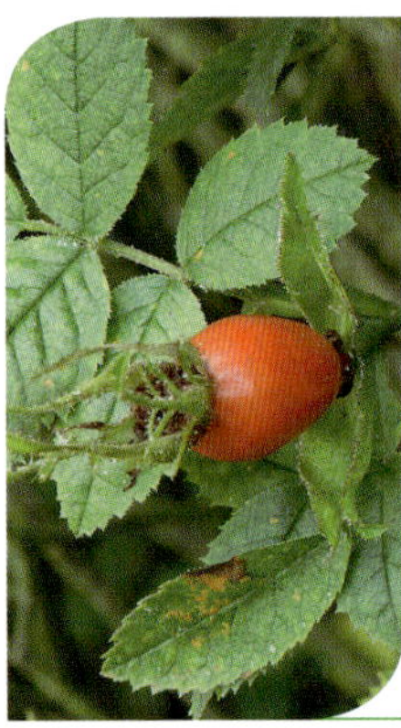

Hagebutte bzw. Hundsrose *(Rosa canina)*

Familie:

Rosengewächse *(Rosaceae)*

Medizinisch genutzte Pflanzenteile:

Blütenblätter, Früchte *(Rosae flos, Rosae pseudofructus cum fructibus)*, Knospen *(Rosae caninae gemma)*

Wirkung

Blüten

Befeuchtend, entspannend, verdauungsfördernd, zusammenziehend

Früchte

Antioxidativ, entzündungshemmend, blutdrucksenkend, cholesterinsenkend, harntreibend, die Kollagenbildung anregend, die Knorpelfunktion unterstützend

Anwendungsgebiete

Beschwerden der Haut, des Bewegungsapparats oder Infektanfälligkeit

Anwendung

Hagebuttentee

Bis zu 3-mal täglich 1 gestrichenen TL (etwa 2–2,5 g) auf 200 ml kochendes Wasser 10–15 Minuten abgedeckt ziehen lassen, dann abseihen.

Tee der Rosenblüten

Bis zu 3-mal täglich 2 g auf 200 ml kochendes Wasser 10 Minuten abgedeckt ziehen lassen, dann abseihen.

Hagebuttenmus

3-mal täglich 1 EL z. B. bei Infektanfälligkeit einnehmen.

Hagebuttenpulver

2-mal täglich 2,5 g z. B. bei Arthrose oder zur Senkung der Cholesterinwerte einnehmen.

Gemmopräparat

Die aus den Knospen hergestellten Gemmopräparate »Rosa canina« können bei Infektanfälligkeit eingesetzt werden. Die Dosierung erfolgt nach Herstellerangaben.

Hagebutten-Kernöl

Das Hagebutten-Kernöl pflegt die trockene Haut.

Umschläge

Der Tee kann auch äußerlich für Umschläge verwendet werden.

Mögliche Nebenwirkungen

Allergische Reaktionen

Gegenanzeigen

Nicht anwenden bei:

- Nierensteinen oder bekannter Überempfindlichkeit,
- Einnahme von Medikamenten, die entwässern wie ACE-Hemmer, Sartane oder Diuretika (Früchte).

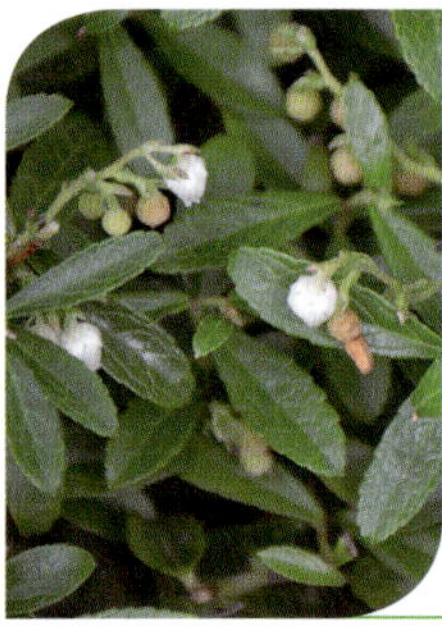

Heidelbeere *(Vaccinum myrtilli)*

Familie:
Heidekrautgewächs *(Ericaceae)*
Medizinisch genutzte Pflanzenteile:
frische und getrocknete Früchte *(Myrtilli fructus)*

Wirkung

Zusammenziehend, entzündungshemmend, wundheilungsfördernd, durchblutungsfördernd, die Augenfunktion stärkend

Anwendungsgebiete

Getrocknete Beeren
Beschwerden der Augen, der Schleimhäute im Mund- und Rachenraum, Probleme im Magen-Darm-Trakt, Durchfall

Frische Beeren
Durchblutungsstörungen, Schweregefühl in den Beinen, Besenreiser, Krampfadern

Anwendung

Tee der getrockneten Beeren

- Bis zu 3-mal täglich 2–4 TL zerdrückte Beeren (4–8 g) mit 200 ml kaltem Wasser ansetzen, 10 Minuten köcheln lassen, dann abseihen.

- 2–3 EL getrocknete Beeren mit 500 ml kaltem Wasser ansetzen, 30 Minuten köcheln lassen, abseihen und mehrmals täglich 1 EL einnehmen.

Man sollte die getrockneten Beeren insbesondere bei Beschwerden im Magen-Darm-Trakt jedoch nicht zerkauen und essen, da auf diese Weise Pflanzenteile – und nicht nur die wertvollen Inhaltsstoffe – in den Darm gelangen und dort die Schleimhaut reizen können.

Gemmopräparat

Es sind auch Gemmopräparate unter der Bezeichnung »Vaccinum myrtillus« erhältlich, die sich bei Entzündungen der Mundschleimhaut, Sehstörungen und Durchfall bewährt haben. Die Dosierung erfolgt nach Herstellerangaben.

Muttersaft

Der im Handel angebotene »Muttersaft der Heidelbeere« lindert wie der Tee der getrockneten Beeren Durchfall und stärkt die Augen.

Hinweis!

Die frischen Beeren regen die Verdauung an und können daher abführend wirken!

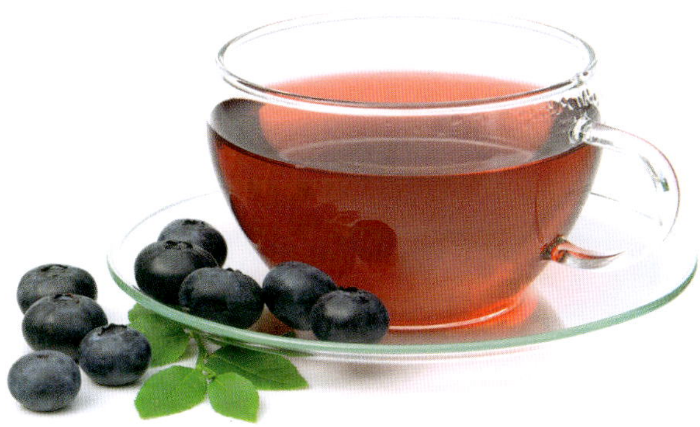

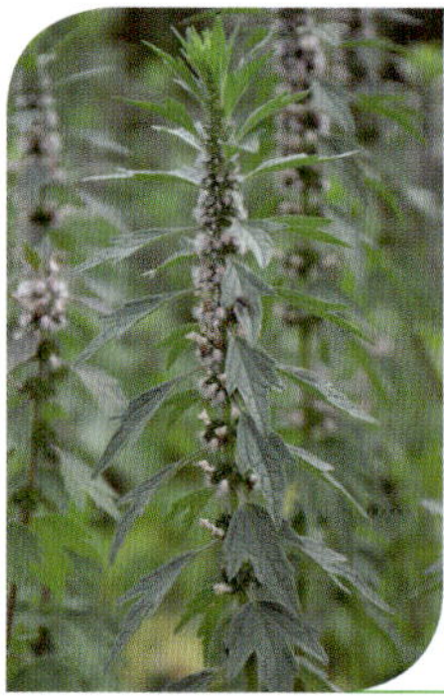

Herzgespann *(Leonurus cardiacus)*

Familie:
Lippenblütler *(Lamiaceae)*
Medizinisch genutzte Pflanzenteile:
Kraut, d. h. alle oberirdischen Teile der Pflanze *(Leonuri herba)*

Wirkung

Beruhigend, den Herzrhythmus verlangsamend, blutdrucksenkend

Anwendungsgebiete

Nervöse Herzbeschwerden, Herzklopfen, leicht beschleunigter Herzrhythmus (Tachykardie), leicht erhöhter Blutdruck, Schilddrüsenüberfunktion, Beschwerden in den Wechseljahren, Unruhe, Ängste

Anwendung

Tee

- 3-mal täglich 1 Esslöffel (etwa 2,5 g) mit etwa 200 ml kochendem Wasser übergießen und etwa 10 Minuten ziehen lassen, dann abseihen.
- 3-mal täglich 1 Esslöffel (etwa 2,5 g) mit etwa 200 ml Wasser übergießen, aufkochen, 3–5 Minuten kochen lassen und dann abseihen.

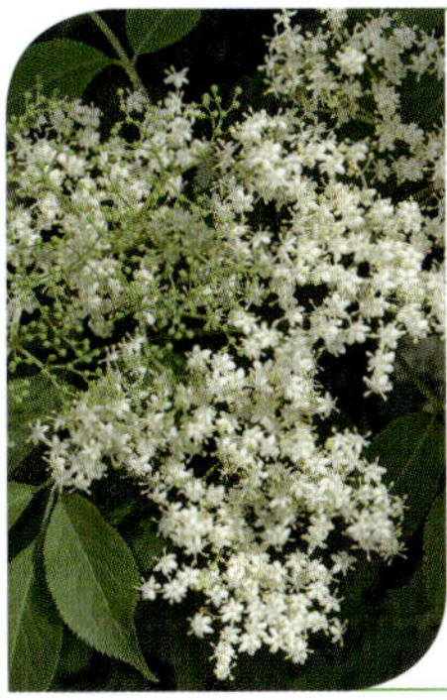

Holunder *(Sambucus nigra)*

Familie:
Moschuskrautgewächse/Geißblattgewächse *(Adoxaceae/Caprifoliaceae)*
Medizinisch genutzte Pflanzenteile:
Blüten, Früchte *(Sambuci flos, Sambuci fructus)*

Wirkung

Schweißtreibend, entzündungshemmend, auswurffördernd, antioxidativ; Früchte: zusätzlich antiviral und antioxidativ

Anwendungsgebiete

Infekte, Beschwerden der Atemwege

Anwendung

Tee der Blüten
Bis zu 4-mal täglich 2 TL Blüten (etwa 3 g) auf 200 ml kochendes Wasser 5–10 Minuten abgedeckt ziehen lassen, dann abseihen.

Tee der Beeren
Mehrmals täglich 3 TL zerdrückte Beeren (etwa 10 g) mit 200 ml kaltem Wasser ansetzen, langsam aufkochen, 5–10 Minuten abgedeckt ziehen lassen, dann abseihen.

Urtinktur
Je nach Hersteller bis zu 5-mal täglich 5–10 Tropfen oder 1- bis 3-mal täglich 2–5 Tropfen in einem Glas Wasser einnehmen.

Gemmopräparat
Die aus den Knospen hergestellten Gemmopräparate »Sambucus nigra« können unter anderem Infektionen in den Atemwegen auch bei starker Verschleimung lindern und stärken die

Immunabwehr. Sie regen viele Prozesse im Organismus an und wirken daher auch entgiftend. Die Dosierung erfolgt nach Herstellerangaben.

Hinweis!

Legen Sie sich vor einer Schwitzkur Kleidung zum Wechseln bereit, und begeben Sie sich nach dem Genuss des Tees ins Bett. Schwitzkuren sind nur für Menschen mit einem stabilen Kreislauf geeignet. Halten Sie im Zweifelsfall Rücksprache mit Ihrem behandelnden Arzt.

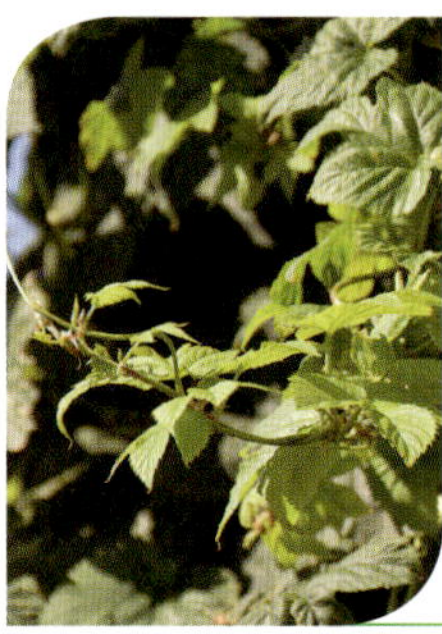

Hopfen *(Humulus lupulus)*

Familie:
Hanfgewächse *(Cannabaceae)*
Medizinisch genutzte Pflanzenteile:
weibliche Blütenstände *(Zapfen; Lupuli strobulus)*

Wirkung

Beruhigend, schlaffördernd, angstlösend, entspannend, entkrampfend, befeuchtend

Anwendungsgebiete

Anspannung, Ängste, Unruhe, Nervosität, Schlafstörungen und damit verbundenes Herzklopfen oder Beschwerden im Magen-Darm-Trakt

Anwendung

Tee
Bis zu 3-mal täglich oder etwa 1 Stunde vor dem Schlafengehen

1–2 TL (0,4–0,8 g) auf 200 ml kochendes Wasser 10–15 Minuten abgedeckt ziehen lassen, dann abseihen.

Teemischung
Sie können Hopfen und Baldrian zu gleichen Teilen mischen und mit 1 TL der Mischung einen Tee zubereiten. Auch eine Mischung mit Passionsblume ist möglich.

Lagerung
Die Teekräuter regelmäßig gut durchmischen, da die Drüsenhaare der Zapfen sich absetzen.

Haltbarkeit
Maximal 1 Jahr

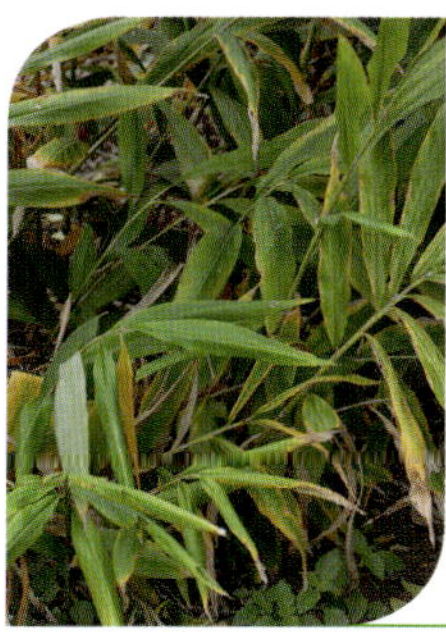

Ingwer *(Zingiber officinale)*

Familie:
Ingwergewächse *(Zingiberaceae)*
Medizinisch genutzte Pflanzenteile:
Wurzel *(Zingiberis rhizoma)*

Wirkung
Schweißtreibend, fiebersenkend, appetitanregend, Erbrechen lindernd, verdauungsfördernd, blähungswidrig, krampflösend, schmerzlindernd, leberschützend, blutzuckersenkend, gallenflussanregend

Anwendungsgebiete
Beschwerden im Magen-Darm-Trakt, insbesondere Erbrechen, Appetitlosigkeit, Anstieg der Blutzuckerwerte, Infekte

Anwendung

Tee
Bis zu 3-mal täglich 1–2 dünne Scheiben der Wurzel auf 200 ml kochendes Wasser 15–20 Minuten abgedeckt ziehen lassen, dann abseihen. Verwenden Sie frische Ingwerwurzel aus dem Lebensmittelgeschäft.

Tinktur
Bis zu 3-mal täglich 10–20 Tropfen der Tinktur (1:5; d.h. die Tinktur wurde mit 1 g Ingwer und 5 g Alkohol hergestellt) in einem Glas Wasser

Mögliche Nebenwirkungen

- Brennen der Zunge und der Mundschleimhaut
- Leichte Verdauungsbeschwerden
- Senkung des Blutzuckerspiegels bei hoher Dosierung. Patienten mit Diabetes sollten daher mit ihrem Arzt sprechen, bevor sie Ingwer verwenden.
- Hemmung der Blutgerinnung bei Langzeitanwendung und hoher Dosierung. Patienten, die Medikamente einnehmen, die die Blutgerinnung beeinflussen, sollten daher mit ihrem Arzt sprechen, bevor sie Ingwer verwenden.

Gegenanzeigen

Nicht anwenden bei:
- Überempfindlichkeit gegen Ingwer,
- Gallensteinen,
- Chemotherapie,
- Schwangerschaftserbrechen.

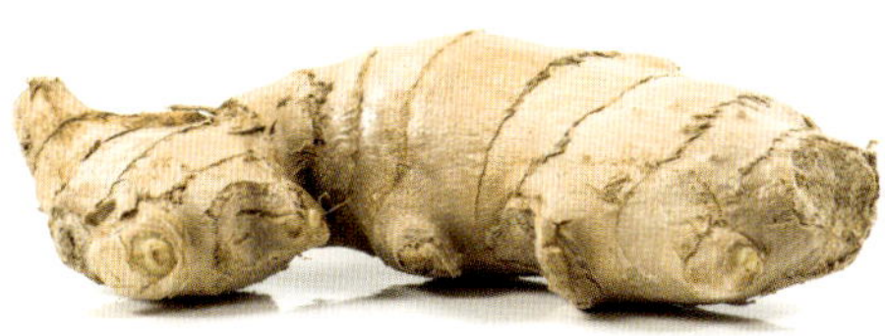

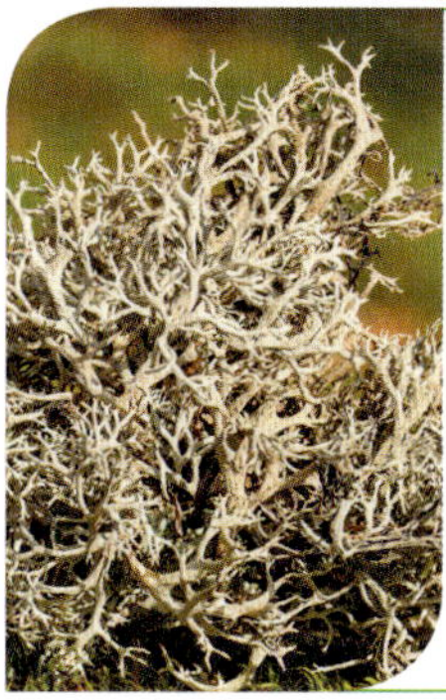

Isländisches Moos
(Cetraria islandica)

Familie:
Flechten *(Parmeliaceae)*
Medizinisch genutzte Pflanzenteile:
Flechte *(Lichen islandicus)*

Wirkung

Befeuchtend, reizlindernd, antibakteriell, antiviral, entzündungshemmend, appetitanregend

Anwendungsgebiete

Beschwerden der Atemwege, trockene Schleimhäute oder Haut, Appetitlosigkeit

Anwendung

Tee
Bis zu 3-mal täglich 1 TL (etwa 2 g)

- auf 200 ml kochendes Wasser 10–15 Minuten abgedeckt ziehen lassen, dann abseihen.
- mit 200 ml kaltem Wasser langsam erhitzen, kurz aufkochen und dann abseihen.

Wer den bitteren Geschmack des Tees nicht mag, kann den Tee einmal übergießen, diesen ersten Aufguss sofort wegschütten und dann einen zweiten Aufguss ansetzen. Allerdings enthält dieser zweite Aufguss weniger antibiotisch wirksame Substanzen.

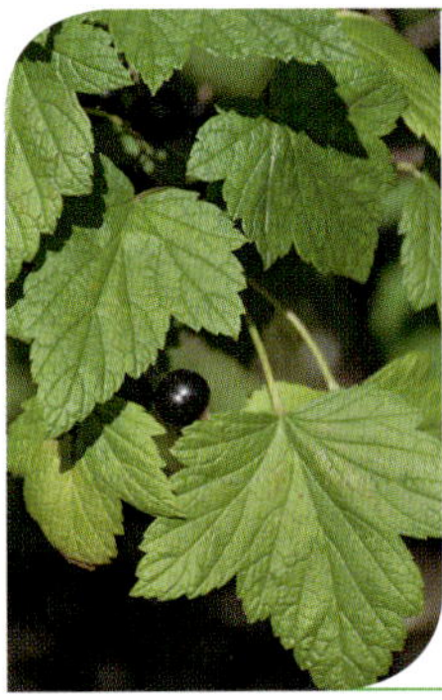

Johannisbeere, schwarze *(Ribes nigrum)*

Familie:
Stachelbeergewächse *(Grossulariaceae)*
Medizinisch genutzte Pflanzenteile:
Blätter *(Ribis nigri folium)*, Knospen *(Ribis nigri gemma)*

Wirkung

Antiviral, entzündungshemmend, harntreibend, leicht blutdrucksenkend

Anwendungsgebiete

Infektanfälligkeit, Infekte, Allergien, Beschwerden der Harnwege oder des Bewegungsapparats

Anwendung

Die Zubereitungen der Johannisbeere erhöhen die Harnmenge. Trinken Sie daher reichlich (mindestens 2 l pro Tag)!

Tee
Mehrmals täglich 2–4 TL (etwa 2–4 g) auf 200 ml kochendes Wasser 5–10 Minuten abgedeckt ziehen lassen, dann abseihen.

Saft
Alternativ zum Tee können Sie bei Infektanfälligkeit auch 1 Glas schwarzen Johannisbeersaft trinken. Dieser kann auch erwärmt werden. Im Anschluss an eine Erkältung beschleunigt er die Erholung. Verwenden Sie Direkt- oder Muttersaft.

Gemmopräparat
Die Gemmopräparate namens »Ribes nigrum« haben sich unter anderem bei Allergien und Beschwerden im Bewegungsapparat bewährt. Die Dosierung erfolgt nach Herstellerangaben.

Gegenanzeigen

Nicht anwenden bei Einnahme von Medikamenten, die entwässern wie ACE-Hemmer, Sartane oder Diuretika.

Vorsicht!

Suchen Sie einen Arzt auf, wenn Fieber, Harnverhalt, Schmerzen beim Wasserlassen oder Blut im Urin auftreten.

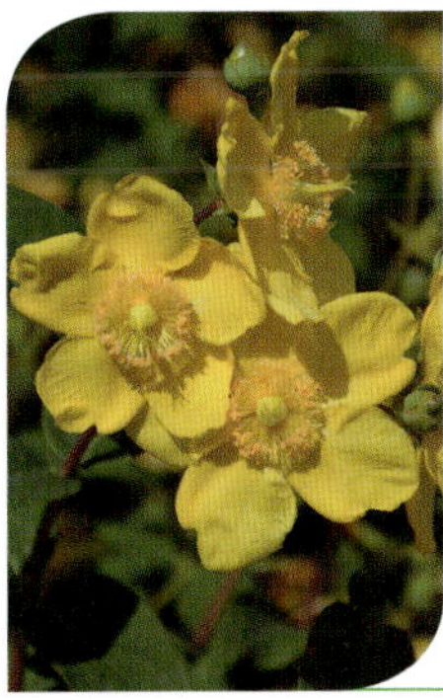

Johanniskraut
(Hypericum perforatum)

Familie:
Hartheugewächse *(Hypericaceae)*
Medizinisch genutzte Pflanzenteile:
Kraut, d. h. alle oberirdischen Pflanzenteile *(Hyperici herba)*

Wirkung

Antidepressiv, beruhigend, angstlösend, wundheilungsfördernd, entzündungshemmend, antibakteriell, schmerzlindernd, durchblutungsfördernd, appetitmindernd

Anwendungsgebiete

Herzklopfen, Unruhe, Nervosität, Ängste, depressive Verstimmungen, Schlafstörungen, Durchblutungsstörungen, Beschwerden im Magen-Darm-Trakt oder im Bewegungsapparat (Muskel- und Nervenschmerzen)

Anwendung

Tee
Bis zu 3-mal täglich 1–2 TL (ca. 2–4 g) auf 200 ml kochendes Wasser 10 Minuten abgedeckt ziehen lassen, dann abseihen.

Presssaft
2-mal täglich 10 ml mit etwas Wasser oder unverdünnt vor dem Essen einnehmen.

Öl zur äußerlichen Anwendung bei Glieder- und Muskelschmerzen
Sie können das Öl unter der Bezeichnung Rotöl kaufen. Alternativ können Sie es selbst herstellen, indem Sie die Blüten sammeln und in einem verschließbaren Glas mit Olivenöl bedeckt 6 Wochen im Sonnenlicht ziehen lassen. Verschließen Sie das Glas erst nach 3–5 Tagen gut. Geben Sie das Öl nach 6 Wochen durch einen Filter, und bewahren Sie es an einem dunklen und kühlen Standort in einem lichtgeschützten Glas auf. Das Öl ist etwa 1 Jahr haltbar (→ Seite 210).

Hinweis!

Zur Behandlung leichter depressiver Verstimmungen sollten standardisierte Fertigarzneimittel bevorzugt werden.

Wechselwirkungen mit Medikamenten

Johanniskraut kann ein Enzymsystem (Cytochrom P450) anregen, dass am Abbau vieler Arzneistoffe beteiligt ist. Dadurch ist die Wirksamkeit einiger Medikamente vermindert. Hierzu gehören u. a. die Antibabypille, Antikoagulantien (Medikamente, die die Blutgerinnung hemmen) vom Cumarin-Typ (Phenprocoumon, Warfarin), HIV-Proteasehemmer, Immunsuppressiva und Medikamente zur Behandlung von Krebs (→ Seite 155 ff.). Bitte fragen Sie immer Ihren Arzt oder Apotheker, wenn Sie bereits Medikamente einnehmen, ob mit einer Wechselwirkung zu rechnen ist, bevor Sie Johanniskraut einnehmen.

Mögliche Nebenwirkungen

- Allergische Reaktionen
- Erhöhte Sonnenempfindlichkeit, meiden Sie daher das

direkte Sonnenlicht und verwenden Sie einen effektiven Sonnenschutz. Verwenden Sie das Öl im Sommer nur an Stellen, wo die Kleidung einen sicheren Schutz gewährleistet.

- Verdauungsbeschwerden
- Müdigkeit
- Unruhe

Gegenanzeigen

Nicht anwenden bei:

- bekannter Überempfindlichkeit gegen Johanniskraut,
- Chemotherapie,
- schweren depressiven Episoden.

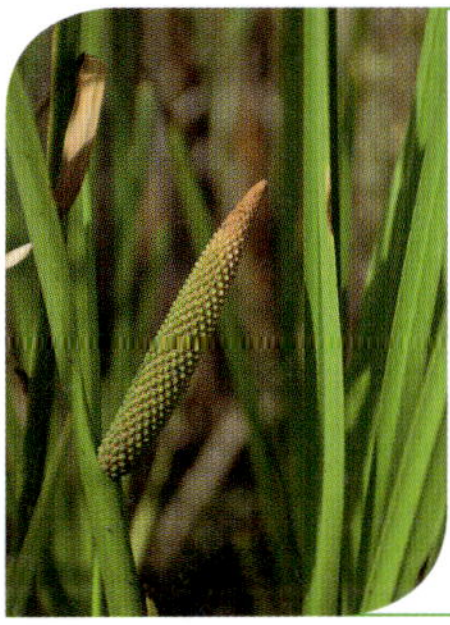

Kalmus *(Acorus calamus)*

Familie:
Aronstabgewachs *(Araceae)*
Medizinisch genutzte Pflanzenteile:
Wurzel *(Calami rhizoma)*

Wirkung

Kräftigend, nährend, appetitanregend, verdauungsfördernd, schleimlösend, reizlindernd, krampflösend, durchblutungsfördernd

Anwendungsgebiete

Schwäche, Erschöpfung, Kraftlosigkeit, Appetitlosigkeit, Beschwerden im Magen-Darm-Trakt oder in den Atemwegen

Anwendung

Tee

Bis zu 3-mal täglich ½ TL (etwa 1–1,5 g) auf 200 ml kochendes Wasser 5 Minuten abgedeckt ziehen lassen, dann abseihen.

Tinktur

Bis zu 3-mal täglich 10–20 Tropfen in einem Glas Wasser einnehmen.

Mögliche Nebenwirkungen

Kalmus kann kanzerogen wirken. Von einem Dauergebrauch wird daher abgeraten.

Vorsicht!

Achten Sie beim Kauf von Kalmus auf Ware aus Nordamerika. Dieser ist fast frei von dem gesundheitsschädlichen β-Asaron. Insbesondere der aus Asien stammende Kalmus enthält dagegen bedenkliche Mengen dieser Substanz, was den oben angeführten Warnhinweis nach sich zog!

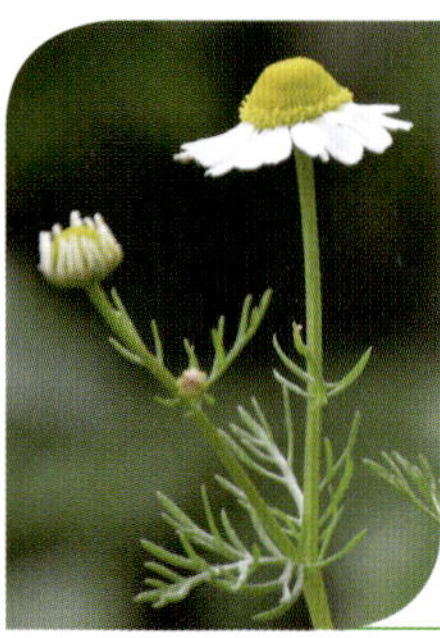

Kamille *(Matricaria recutita)*

Familie:

Korbblütler *(Asteraceae)*

Medizinisch genutzte Pflanzenteile:

Blüten *(Chamomillae/Matricariae flos)*

Wirkung

Blähungswidrig, krampflösend, entspannend, beruhigend, entzündungshemmend, wundheilungsfördernd, antimikrobiell, menstruationsfördernd, blutzuckersenkend

Anwendungsgebiete

Beschwerden der Atemwege, der Schleimhäute, Haut, im Magen-Darm-Trakt, Entzündungen, Zyklusbeschwerden, Anstieg der Blutzuckerwerte, Unruhe, Nervosität, Schlafstörungen, Zittern, Depressionen, Ängste

Anwendung

Tee
Bis zu 3-mal täglich 2–3 TL oder 1 EL (etwa 2–3 g) auf 200 ml kochendes Wasser 10 Minuten abgedeckt ziehen lassen, dann abseihen.

Tinktur
Bis zu 3-mal täglich 20 Tropfen in einem Glas Wasser einnehmen.

Zum Gurgeln und zur äußerlichen Anwendung
3–10 g auf 100 ml kochendes Wasser 10 Minuten abgedeckt ziehen lassen, dann abseihen. Benutzen Sie Teefilter aus Papier, um zu verhindern, dass die feinen Haare der Blüte in Wunden gelangen, wenn Sie den Tee für Waschungen verwenden.

Badezusatz
50 g auf auf 10 l kochendes Wasser 10 Minuten abgedeckt ziehen lassen, dann abseihen.

Mögliche Nebenwirkungen

Allergische Reaktionen

Gegenanzeigen

Nicht anwenden bei bekannter Überempfindlichkeit gegen Kamille oder andere Korbblütler. Auch am Auge nicht anwenden!

Vorsicht!

Kamille trocknet aus und sollte daher nicht länger als 3 Wochen angewendet werden.

Hinweis!

Achten Sie darauf, Ware aus deutschen Anbaugebieten zu erwerben, da diese in der Regel einen hohen Gehalt an wirksamen Substanzen aufweisen.

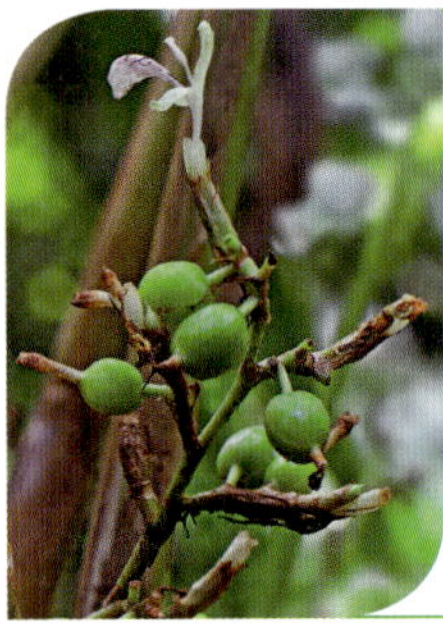

Kardamom *(Elettaria cardamomum)*

Familie:
Ingwergewächs *(Zingiberaceae)*
Medizinisch genutzte Pflanzenteile:
Früchte *(Cardamomi fructus)*

Wirkung

Antimikrobiell, appetitanregend, magenschützend, blähungswidrig, verdauungsfördernd, gallenflussanregend

Anwendungsgebiete

Beschwerden im Magen-Darm-Trakt, Mundgeruch

Anwendung

Tee
Bis zu 3-mal täglich 2 TL (2–3 g) der angestoßenen Samen auf 200 ml kochendes Wasser 10 Minuten abgedeckt ziehen lassen, dann abseihen.

Urtinktur
Bis zu 3-mal täglich 5–10 Tropfen in einem Glas Wasser einnehmen.

1:10 Tinktur
Mehrmals täglich 40 Tropfen in einem Glas Wasser einnehmen.

Getrocknete Früchte
Können bei Mundgeruch gekaut werden (Höchstdosis: 1,5 g).

Lagerung

Verwendet werden nur die Samen. Um einen Verlust der ätherischen Öle zu verhindern, nimmt man diese erst kurz vor dem Gebrauch aus ihren verholzten Fruchtkapseln.

Gegenanzeigen

Bei Gallensteinen nicht ohne Rücksprache mit dem behandelnden Arzt anwenden.

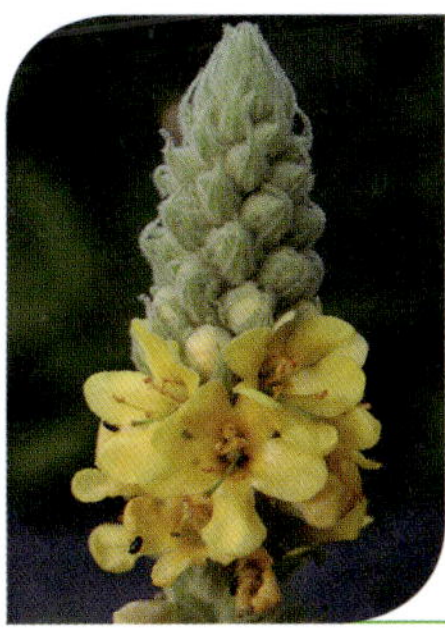

Königskerze *(Verbascum densiflorum)*

Familie:
Braunwurzgewächs *(Scrophulariaceae)*
Medizinisch genutzte Pflanzenteile:
Blüten *(Verbasci flos)*

Wirkung

Befeuchtend, schleimlösend, auswurffördernd, reizlindernd, entzündungshemmend, antiviral, antimikrobiell

Anwendungsgebiete

Beschwerden in den Atemwegen

Anwendung

Tee
- Bis zu 3-mal täglich 3–4 TL (etwa 1,5–2 g) auf 200 ml kochendes Wasser etwa 10–15 Minuten abgedeckt ziehen lassen, dann abseihen.

- Bis zu 4-mal täglich 3–4 TL (etwa 1,5–2 g) mit 200 ml kaltem Wasser ansetzen, aufkochen, 10 Minuten abgedeckt ziehen und dann abseihen.
- Bis zu 4-mal täglich 3–4 TL (etwa 1,5–2 g) mit 200 ml Wasser kalt ansetzen, 2 Stunden ziehen lassen, abseihen und aufkochen.

Königskerzenöl zur äußerlichen Anwendung

Das Königskerzenöl kann bei einem trockenen Ekzem am Eingang zum Gehörgang angewendet werden. Sammeln Sie hierzu die Blüten, und geben Sie sie in ein Glas. Bedecken Sie sie mit Olivenöl, und lassen Sie das Öl verschlossen 4 Wochen an einem hellen Ort ziehen. Seihen Sie es anschließend durch ein Tuch ab und lagern Sie es in einem dunklen Glas an einem kühlen Ort. Das Öl ist 1 Jahr haltbar (→ Seite 210).

Tupfen Sie das Öl vorsichtig dünn auf die erkrankte Haut.

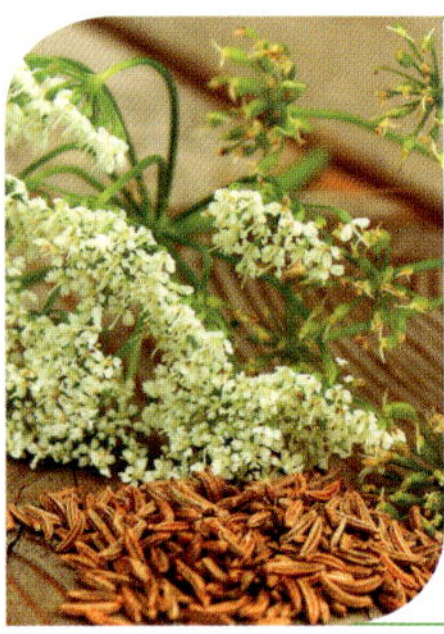

Kümmel *(Carum carvi)*

Familie:

Doldenblütler *(Apiaceae)*

Medizinisch genutzte Pflanzenteile:

Früchte/Samen *(Carvi fructus)*

Wirkung

Appetitanregend, blähungswidrig, krampflösend, verdauungsfördernd, cholesterin- und triglyceridsenkend, schleimlösend, antibakteriell, milchflussfördernd

Anwendungsgebiete

Beschwerden im Magen-Darm-Trakt, Anregung der Milchbildung

Anwendung

Tee

Bis zu 3-mal täglich ½–1 TL (bis zu 3 g) frisch im Mörser angestoßene Früchte auf 200 ml kochendes Wasser etwa 10–15 Minuten abgedeckt ziehen lassen, dann abseihen.

Teemischung

Sie können Kümmel zu gleichen Teilen mit Anis und Fenchel mischen. Bereiten Sie den Tee genauso zu wie den reinen Kümmeltee.

Ätherisches Öl, äußerlich

Bei Bauchschmerzen kann das verdünnte ätherische Öl (5–10 Prozent z. B. in Oliven- oder Mandelöl) bis zu 3-mal täglich äußerlich angewendet werden. Massieren Sie hierzu wenige Tropfen in das betroffene Areal ein (→ Bauchmassage, Seite 147). Alternativ können Sie das Öl auf ein Tuch geben und auf den Bauch auflegen. Decken Sie es mit einem Handtuch ab, und wickeln Sie anschließend einen Wollschal darum. So kann das Öl über Nacht einwirken. Verwenden Sie nur verdünntes ätherisches Öl, das zur äußerlichen Anwendung zugelassen ist.

Getrocknete Früchte/Samen

Diese können Sie bei Beschwerden im Magen-Darm-Trakt auch kauen (Tageshöchstdosis 5 g).

Vorsicht!

Testen Sie vor der ersten äußerlichen Anwendung, ob Sie das Öl vertragen, indem Sie einen Tropfen in die Armbeuge einreiben. Tritt innerhalb von 30–60 Minuten eine allergische Reaktion auf, sollten Sie das Öl nicht anwenden. Vermeiden Sie den Kontakt mit den Augen!

Lagerung & Haltbarkeit

Kaufen Sie den Kümmel immer ganz, und stoßen Sie ihn erst kurz bevor Sie den Tee kochen im Mörser an. Auf diese Weise bleiben die ätherischen Öle der Früchte/Samen länger erhalten. Bewahren Sie Kümmel gut verschlossen in einer Metalldose auf.

Mögliche Nebenwirkungen

Gelegentlich kommt es bei Kontakt mit Kümmel zu allergischen Reaktionen von Haut und Atemwegen.

Gegenanzeigen

Nicht anwenden bei:

- bekannter Überempfindlichkeit gegen Kümmel oder andere Doldenblütler,
- Beschwerden von Leber und Gallenblase.

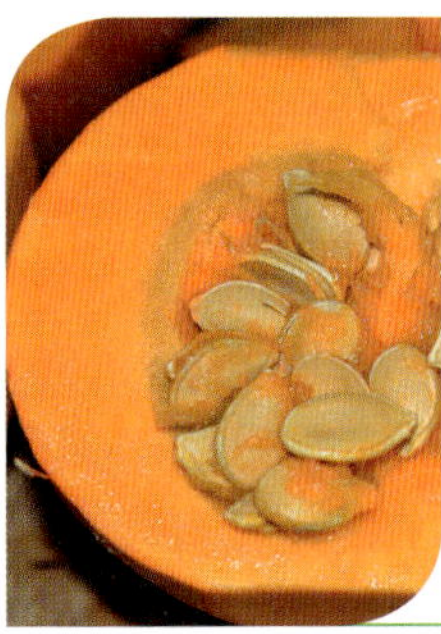

Kürbissamen *(Cucurbita pepo)*

Familie:
Kürbisgewächs *(Cucurbitaceae)*
Medizinisch genutzte Pflanzenteile:
Samen *(Cucurbitae semen)*

Wirkung

Die Blasenentleerung regulierend, antimikrobiell, antioxidativ

Anwendungsgebiete

Beschwerden beim Wasserlassen, vergrößerte Prostata, Reizblase, nächtliches Wasserlassen

Anwendung

10–20 g der Samen gut gekaut essen

Hinweis!

Zur Behandlung von Beschwerden in den Harnwegen sollten Sie standardisierten Fertigarzneimitteln den Vorzug geben. Sie enthalten Kürbissamen, aber auch Dick- und Trockenextrakte sowie Kürbisöl in unterschiedlicher Zusammensetzung aus Spezialzüchtungen und sind daher für medizinische Zwecke besser geeignet als die im Lebensmittelhandel erhältlichen Kürbiskerne.

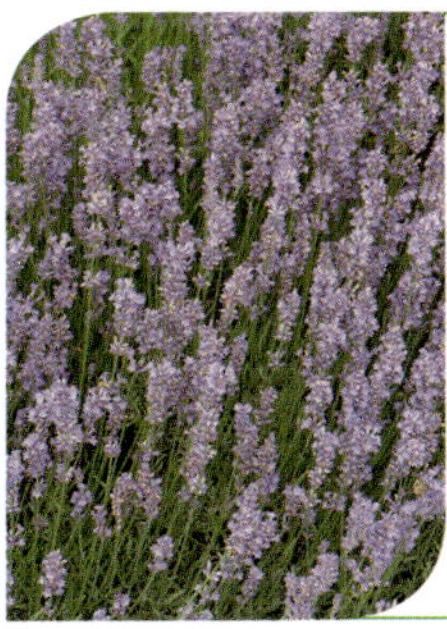

Lavendel *(Lavandula angustifolia)*

Familie:
Lippenblütler *(Lamiaceae)*
Medizinisch genutzte Pflanzenteile:
Blüten *(Lavandulae flos)*

Wirkung

Antibakteriell, entzündungshemmend, beruhigend, entspannend, schlaffördernd, angstlösend, blähungswidrig, krampflösend, gallenflussanregend, verdauungsfördernd

Anwendungsgebiete

Unruhe, Nervosität, Schlafstörungen, Herzklopfen, Beschwerden im Magen-Darm-Trakt

Anwendung

Tee
Mehrmals täglich oder abends 1–2 TL (etwa 1,5 g) auf 200 ml kochendes Wasser etwa 5–10 Minuten abgedeckt ziehen lassen, dann abseihen.

Teemischung

Sie können Lavendel mit Baldrian, Hopfen, Melisse und/oder Passionsblume mischen (5 g Lavendel pro 100 g Mischung).

Bad bei Erschöpfung, niedrigem Blutdruck oder Verdauungsstörungen

Für ein Vollbad 20–100 g Lavendelblüten auf 1–2 l kochendes Wasser etwa 5–10 Minuten abgedeckt ziehen lassen, abseihen und zum Badewasser geben. Alternativ können Sie 5 Tropfen des ätherischen Öls zum Badewasser geben.

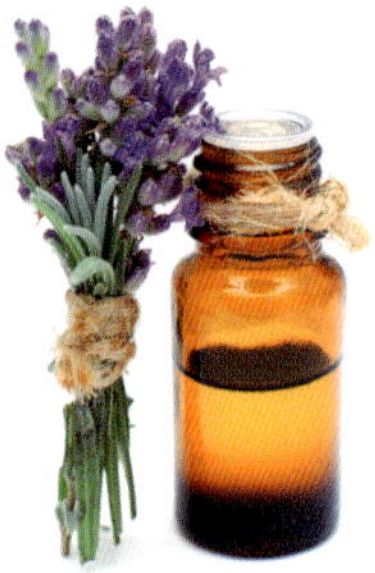

Öl zur äußerlichen Anwendung

Bei Beschwerden im Bewegungsapparat (Neuralgien, Verspannungen oder rheumatischen Beschwerden) und zum Entspannen – geben Sie 1–2 Tropfen des ätherischen Öls auf eine Hand voll Mandelöl, und reiben Sie die betroffene Körperpartie damit ein.

Aromatherapie

Füllen Sie ein kleines Kissen mit Lavendelblüten, und legen Sie es neben Ihr Kopfkissen. So entspannen Sie nachts, indem Sie die ätherischen Öle einatmen. Alternativ können Sie das Kissen auch bei Ängsten oder Schmerzen verwenden. Um die Wirkung zu steigern, können Sie 1- bis 2-mal täglich zusätzlich 2 Tropfen des ätherischen Öls auf das Kissen träufeln. Achten Sie darauf, dass Sie original Lavendelöl *(Lavandulae angustifoliae Mill. aetheroleum)* in Arzneibuchqualität erwerben.
Im Schrank hält das Kissen übrigens Ihre Wäsche frisch.

Vorsicht!

Testen Sie vor der ersten äußerlichen Anwendung, ob Sie das ätherische Öl vertragen, indem Sie 1 Tropfen in die Armbeuge einreiben. Tritt innerhalb von 30–60 Minuten eine allergische Reaktion auf, sollten Sie das Öl nicht anwenden. Verwenden

Sie das ätherische Öl nur äußerlich, nicht unverdünnt und nur nach Angaben des Herstellers. Vermeiden Sie Kontakt mit den Augen oder Schleimhäuten.

Mögliche Nebenwirkungen

Vorübergehend Aufstoßen/Übelkeit, allergische Reaktionen

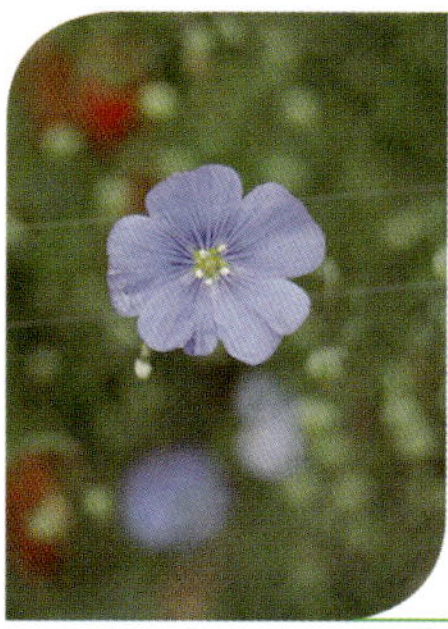

Lein *(Linum usitatissimum)*

Familie:

Leingewächse *(Linaceae)*

Medizinisch genutzte Pflanzenteile:

Samen *(Lini semen)*

Wirkung

Befeuchtend, abführend, schleimhautschützend, cholesterin- und blutzuckersenkend, östrogenregulierend

Anwendungsgebiete

Beschwerden im Magen-Darm-Trakt und der Haut, Prämenstruelles Syndrom (PMS)

Anwendung

Bevorzugen Sie goldenen Leinsamen!

Tee bei Verstopfung

Bis zu 3-mal täglich 1 EL ganzer oder frisch zerstoßener Leinsamen mit mindestens 300 ml Flüssigkeit einnehmen. Trinken Sie reichlich!

Bei Entzündungen im Magen-Darm-Trakt

Bis zu 3-mal täglich 1–2 EL ganzen oder frisch zerstoßenen

Leinsamen mit mindestens 200 ml Flüssigkeit 20–30 Minuten (besser über Nacht) vorquellen, kurz aufkochen und durch ein Sieb geben, die Samenschalen entsorgen und den Schleim mit Flüssigkeit einnehmen. Sie können auch den gesamten Bedarf für den kommenden Tag über Nacht vorquellen lassen.

Auflagen

Für eine Auflage verrühren Sie 125 g frisch zu Pulver gemahlenen Leinsamen mit 1 Tasse heißem Wasser zu einem Brei und geben diesen auf ein Stofftuch. Wenden Sie die Auflage erst an, wenn die Temperatur erträglich ist.

Öl

- Leinöl innerlich bis zu 3-mal täglich 1 EL.
- Leinöl kann auch äußerlich bei trockener Haut oder Hautausschlag angewandt werden.

Wechselwirkungen mit Medikamenten

Leinsamen kann die Aufnahme von Arzneimitteln verzögern und sollte daher mindestens ½–1 Stunde nach deren Einnahme angewendet werden. Leinöl sollten Sie erst 2 Stunden nach der Medikamenteneinnahme zu sich nehmen.

Haltbarkeit

Geschroteter oder zerkleinerter Leinsamen sollte nicht länger als 24 Stunden aufbewahrt werden, da die fetten Öle des Leinsamens stark empfindlich auf den Sauerstoff der Luft reagieren. Kaufen Sie daher Leinsamen immer ungeschrotet. Oft schmeckt Leinöl, das Sie im Handel erwerben, bereits bitter, wenn Sie die Flasche öffnen. Kaufen Sie daher ein gutes Leinöl direkt von einer Ölmühle, und lagern Sie es im Kühlschrank. Dieses frisch gepresste Leinöl ist nur kurze Zeit haltbar (etwa 2 Monate). Dafür schmeckt es deutlich besser. Sobald es bitter wird, ist es ranzig und sollte entsorgt werden!

Mögliche Nebenwirkungen

- Blähungen
- Allergische Reaktionen

Gegenanzeigen

Nicht anwenden bei Verdacht auf Darmverschluss.

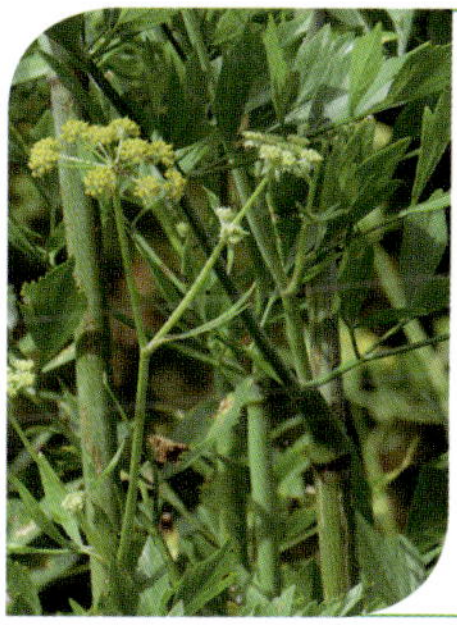

Liebstöckel *(Levisticum officinale)*

Familie:
Doldenblütler *(Apiaceae)*
Medizinisch genutzte Pflanzenteile:
Wurzel *(Levistici radix)*

Wirkung

Antimikrobiell, harntreibend, durchblutungs- und verdauungsfördernd, blähungswidrig, gallenflussanregend, krampflösend

Anwendungsgebiete

Beschwerden der Harnwege oder im Magen-Darm-Trakt

Anwendung

Liebstöckel fördert das Durchspülen der Harnwege. Trinken Sie daher reichlich (mindestens 2 l pro Tag)! Nehmen Sie Zubereitungen des Liebstöckels nicht am Abend zu sich!

Tee

Bis zu 3-mal täglich ½–1 TL (etwa 1,5–3 g) auf 200 ml kochendes Wasser etwa 10–15 Minuten abgedeckt ziehen lassen, dann abseihen. Bei Appetitlosigkeit oder Verdauungsstörungen 30 Minuten vor dem Essen trinken. Zum Durchspülen der Harnwege 2- bis 3-mal täglich trinken.

Urtinktur
3-mal täglich 5–10 Tropfen einnehmen.

Gegenanzeigen

Nicht anwenden bei:

- akuten entzündlichen Erkrankungen der Niere,
- eingeschränkter Herz- oder Nierenfunktion,
- Einnahme von Medikamenten, die entwässern, wie z. B. ACE-Hemmer, Sartane oder Diuretika.
- Liebstöckel enthält zwar Substanzen (Furanocumarine), die die Empfindlichkeit für Sonnenlicht erhöhen können. Diese sind jedoch schlecht wasserlöslich, sodass unerwünschte Wirkungen nicht zu erwarten sind.

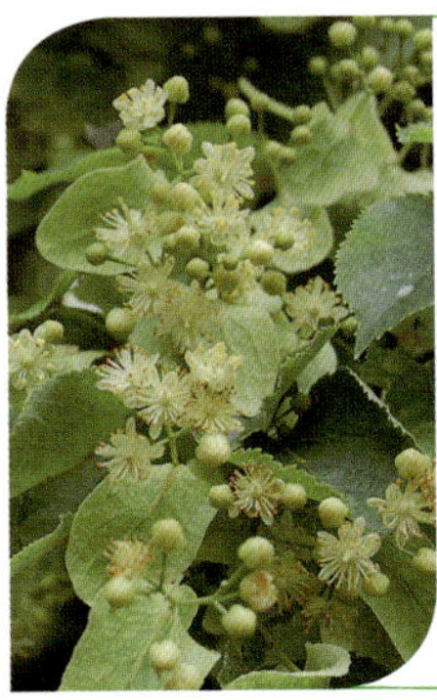

Linde *(Tilia cordata, platiphyllos* oder *tomentosa)*

Familie:
Lindengewächse*(Tiliaceae)*
Medizinisch genutzte Pflanzenteile:
Blüten *(Tiliae flos),* Knospen *(Tiliae tomentosae gemma)*

Wirkung

Fiebersenkend, beruhigend, krampflösend, schweißtreibend, reizlindernd, auswurffördernd

Anwendungsgebiete

Beschwerden der Atemwege, Unruhe, Nervosität, Ängste, Infekte, Reizhusten

Anwendung

Tee

Bis zu 4-mal täglich 1 TL (etwa 2 g) auf 200 ml kochendes Wasser etwa 5–10 Minuten abgedeckt ziehen lassen, dann abseihen. Um eine beruhigende Wirkung zu erzielen, lassen Sie den Tee länger ziehen.

Gemmopräparat

Zur Behandlung von Erkältungen und Beschwerden in den oberen Atemwegen sind Gemmopräparate mit dem Namen »Tilia platiphyllos« erhältlich. Die aus den Knospen der Silberlinde hergestellten Gemmopräparate mit der Bezeichnung »Tilia tomentosa« haben sich dagegen unter anderem bei Schlafstörungen bewährt. Die Dosierung erfolgt nach Herstellerangaben.

Hinweis!

Halten Sie vor einer Schwitzkur Kleidung zum Wechseln bereit, und legen Sie sich nach dem Genuss des Tees ins Bett.

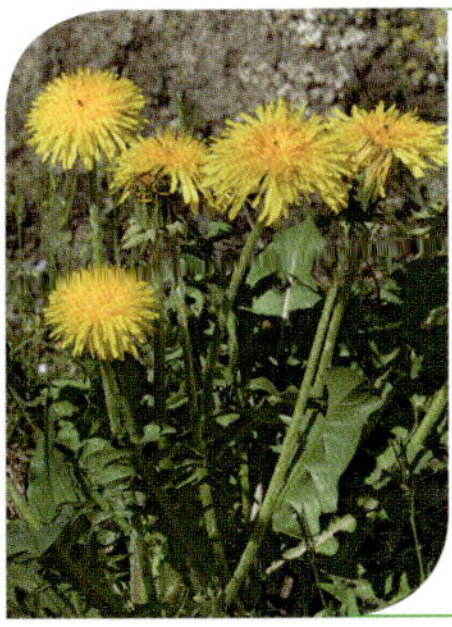

Löwenzahn *(Taraxacum officinale)*

Familie:

Korbblütler *(Asteraceae)*

Medizinisch genutzte Pflanzenteile:

Kraut mit Wurzel *(Taraxaci radix cum herba)*

Wirkung

Appetitanregend, verdauungsfördernd, krampflösend, abführend, blutzuckersenkend, gallenflussanregend, harntreibend, entgiftend

Anwendungsgebiete

Appetitlosigkeit, Beschwerden in den Harnwegen oder im Magen-Darm-Trakt einschließlich Leber und Gallenblase, Anstieg der Blutzuckerwerte

Anwendung

Löwenzahn regt das Durchspülen der Harnwege an. Trinken Sie daher reichlich (mindestens 2 l pro Tag)! Nehmen Sie Löwenzahnzubereitungen nicht am Abend zu sich!

Tee

Bis zu 3-mal täglich 1–2 TL (etwa 1,2–2,4 g) mit 200 ml kaltem Wasser ansetzen, aufkochen und etwa 10–15 Minuten abgedeckt ziehen lassen, dann abseihen.

Tinktur

3-mal täglich 10–15 Tropfen einnehmen.

Presssaft

3-mal täglich 15 ml mit etwas Wasser oder unverdünnt vor dem Essen zu sich nehmen.

Die frischen Blätter

Sie können gesammelt und in einem Wildkräutersalat verwendet werden.

Mögliche Nebenwirkungen

- Übersäuerung des Magens
- Kontaktallergie gegen den Milchsaft

Gegenanzeigen

Nicht anwenden bei:

- Erkrankungen der Gallenwege und der Gallenblase,
- Erkrankungen der Nieren,
- Darmverschluss,
- niedrigem Blutdruck,
- bekannter Überempfindlichkeit gegenüber Löwenzahn oder anderen Korbblütlern

- Einnahme von Medikamenten, die entwässern wie ACE-Hemmer, Sartane oder Diuretika.

Vorsicht!

Suchen Sie einen Arzt auf, wenn unter dem Einfluss von Löwenzahn Harnverhalt, Schmerzen beim Wasserlassen oder Blut im Urin auftreten.

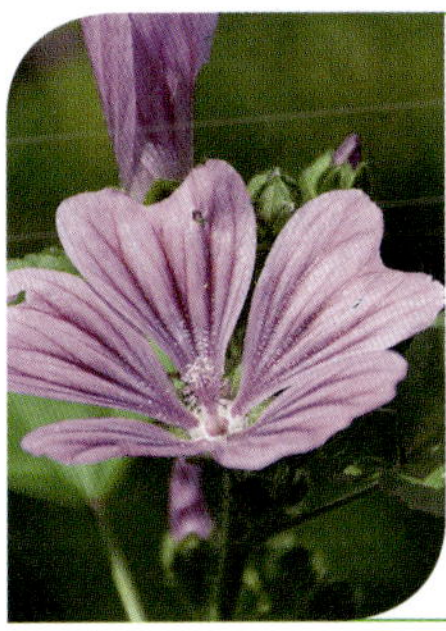

Malve *(Malva sylvestris)*

Familie:
Malvengewächse *(Malvaceae)*
Medizinisch genutzte Pflanzenteile:
Blüten *(Malvae flos)*

Wirkung

Befeuchtend, reizlindernd, schleimlösend, bakteriostatisch, entzündungshemmend, antioxidativ, knochenschützend

Anwendungsgebiete

Beschwerden der Atemwege, der Schleimhäute oder des Magens

Anwendung

Tee
Bis zu 3-mal täglich 2 TL (bis zu 2 g)
- auf 200 ml kochendes Wasser etwa 10 Minuten abgedeckt ziehen lassen, dann abseihen.
- mit 200 ml kaltem Wasser ansetzen, aufkochen und etwa 10 Minuten abgedeckt ziehen lassen, dann abseihen.

- mit 200 ml kaltem Wasser ansetzen, 5–10 Stunden kalt ziehen lassen, aufkochen und dann abseihen.

Der Tee kann auch für Mundspülungen und zum Gurgeln verwendet werden.

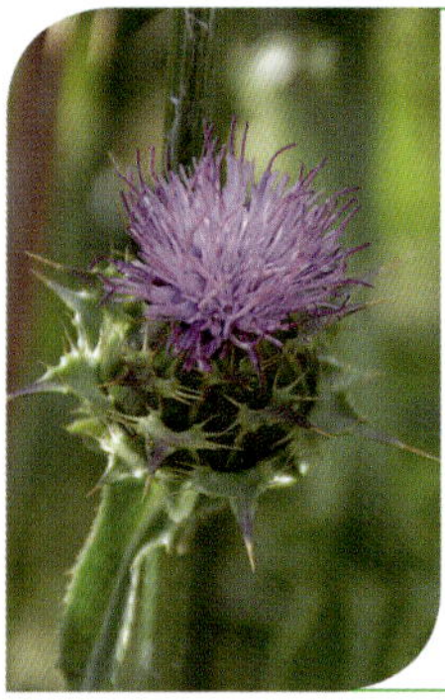

Mariendistel *(Carduus marianus oder Silybum marianum)*

Familie:
Korbblütler *(Asteraceae)*
Medizinisch genutzte Pflanzenteile:
Früchte *(Cardui mariani fructus* oder *Silybi mariani fructus)*

Wirkung

Blähungswidrig, verdauungsfördernd, leberschützend, cholesterinsenkend, blutzuckersenkend, antioxidativ, entzündungshemmend

Anwendungsgebiete

Beschwerden im Magen-Darm-Trakt, Erkrankungen der Leber, Anstieg der Blutzucker- oder Cholesterinwerte

Anwendung

Die wirksamen Substanzen der Mariendistelfrüchte sind schlecht wasserlöslich. Daher wird eine Anwendung als Tee nicht empfohlen.

Getrocknete Früchte
Etwa 1 TL fein gemahlene Früchte unter den morgendlichen Brei rühren.

Fertigarzneimittel
Verwenden Sie vorzugsweise Fertigarzneimittel.

Mögliche Nebenwirkungen

- Leichter Durchfall
- Überempfindlichkeitsreaktionen

Gegenanzeigen

Nicht anwenden bei bekannter Überempfindlichkeit gegen Mariendistel oder andere Korbblütler.

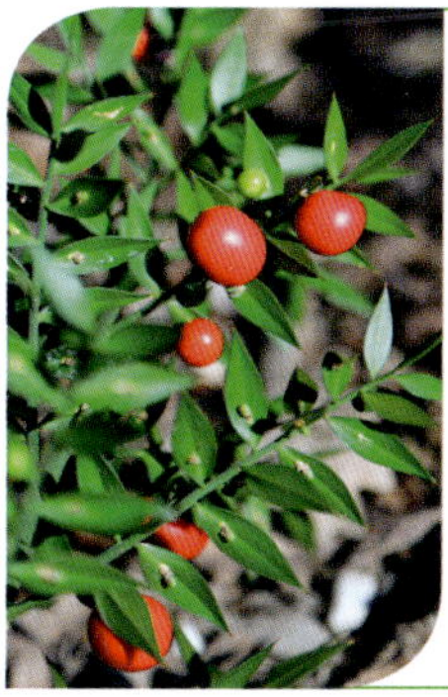

Mäusedorn *(Ruscus aculeatus)*

Familie:
Spargelgewächse/Maiglöckchengewächse
(Asparagaceae/Convallariaceae)
Medizinisch genutzte Pflanzenteile:
Wurzelstock *(Rusci aculeati rhizoma)*

Wirkung

Die Venen stärkend, Venenwände abdichtend, entzündungshemmend, entwässernd

Anwendungsgebiete

Schmerzen in den Beinen, juckende, schwere oder geschwollene Beine, Krampfadern, Venenschwäche, venöse Durchblutungsstörungen, Wadenkrämpfe, Hämorrhoiden

Anwendung

Mäusedorn wird nicht als Tee zubereitet. Fertigarzneimittel sollten bevorzugt werden.

Hinweis!
Die Wirkung stellt sich Studien zufolge erst nach einigen Wochen ein.

Mögliche Nebenwirkungen
Gelegentlich können bei der Anwendung von Mäusedorn Beschwerden im Magen auftreten, wie z. B. Übelkeit.

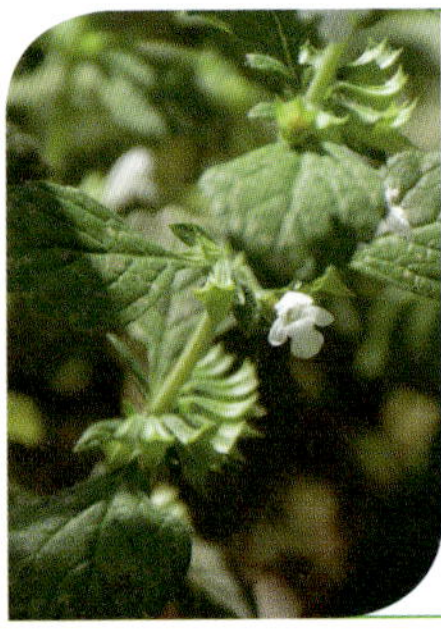

Melisse *(Melissa officinalis)*

Familie:
Lippenblütler *(Lamiaceae)*
Medizinisch genutzte Pflanzenteile:
Blätter *(Melissae folium)*

Wirkung
Antiviral, antioxidativ, beruhigend, magenschützend, krampflösend, blähungswidrig, gallenflussanregend

Anwendungsgebiete
Beschwerden im Magen-Darm-Trakt, Herzklopfen, Unruhe, Nervosität, Ängste, Schlafstörungen; äußerlich bei Infektionen mit Herpes simplex

Anwendung
Tee
Mehrmals täglich 1–3 TL (bis 4 g) auf 200 ml kochendes Wasser etwa 5–10 Minuten abgedeckt ziehen lassen, dann abseihen.

Teemischung
Bei Beschwerden im Magen-Darm-Trakt können Sie Melisse

und Pfefferminze zu gleichen Teilen mischen. Für einen beruhigenden Tee mischen Sie Melisse und Baldrian zu gleichen Teilen und bereiten einen Tee mit 1 TL der Mischung zu.

Frische Blätter

Ein Zweig mit frischen Blättern der Melisse kann auch dem Trinkwasser zugegeben werden. Die Wirkung dieses erfrischenden Wassers ist jedoch geringer als diejenige des Tees. Die Blätter der Melisse können darüber hinaus als Bestandteil eines Wildkräutersalats verwendet werden.

Presssaft

3- bis 4-mal täglich 10 ml mit etwas Wasser oder unverdünnt vor dem Essen einnehmen.

Äußerlich

Hier kann Melisse zur Behandlung des Lippenherpes in Salbenform eingesetzt werden.

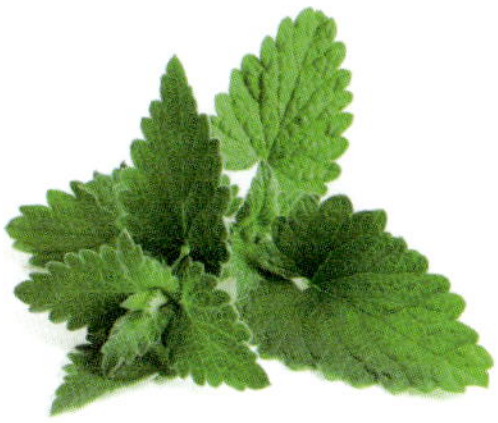

Badezusatz

50–60 g Melissenblätter mit 1 l Wasser aufkochen, 10 Minuten abgedeckt ziehen lassen, abseihen und dem Badewasser zusetzen.

Aromatherapie

Bei Schlafstörungen können Sie das ätherische Öl der Melisse verwenden. Geben Sie hierzu 3–5 Tropfen auf ein Tuch, und legen Sie dieses neben Ihr Bett, sofern keine allergischen Reaktionen aufgetreten sind (siehe Hinweis unten). Achten Sie auf Arzneibuchqualität des ätherischen Öls.

Vorsicht!

Testen Sie vor der ersten äußerlichen Anwendung, ob Sie das Öl vertragen, indem Sie einen Tropfen in die Armbeuge einreiben. Tritt innerhalb von 30–60 Minuten eine allergische Reaktion auf, sollten Sie das Öl nicht anwenden.

Verwenden Sie das ätherische Öl ohne Beratung durch einen Arzt, Apotheker oder Heilpraktiker nur als Raumduft oder nach Angaben des Herstellers. Vermeiden Sie Kontakt mit den Augen oder Schleimhäuten.

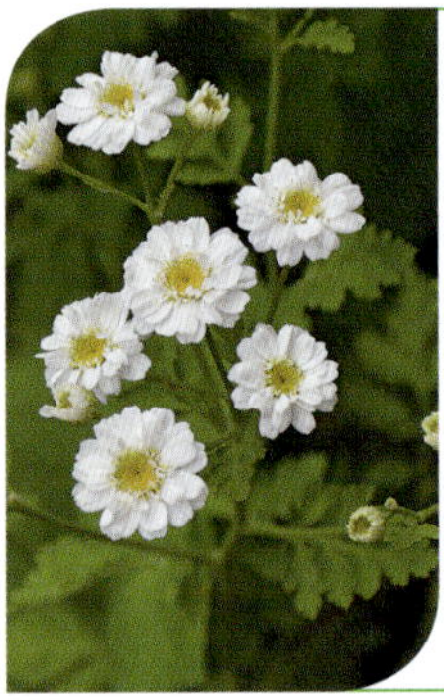

Mutterkraut *(Tanacetum parthenium)*

Familie:
Korbblütler *(Asteraceae)*
Medizinisch genutzte Pflanzenteile:
Kraut, d. h. alle oberirdischen Pflanzenteile
(Tanaceti parthenii herba)

Wirkung

Entzündungshemmend, schmerzlindernd, krampflösend, blähungswidrig

Anwendungsgebiete

Migräneprophylaxe, Menstruationsbeschwerden, Magenschmerzen

Anwendung

Tee
3-mal täglich 1 TL auf 200 ml kochendes Wasser etwa 10 Minuten abgedeckt ziehen lassen, dann abseihen. Der Tee muss über mehrere Monate getrunken werden. Er kann die Häufigkeit von Migräneanfällen hinauszögern und deren Intensität lindern. Bei Besserung der Beschwerden kann die Dosierung reduziert werden. Auch Behandlungspausen sind dann sinnvoll.

Bei Menstruationsbeschwerden kann der Tee kurz vor und während der Menstruation getrunken werden.

Mögliche Nebenwirkungen

- Entzündungen der Mundschleimhaut
- Verdauungsstörungen
- Allergische Reaktionen

Gegenanzeigen

Nicht anwenden bei bekannter Überempfindlichkeit gegen Mutterkraut oder andere Korbblütler.

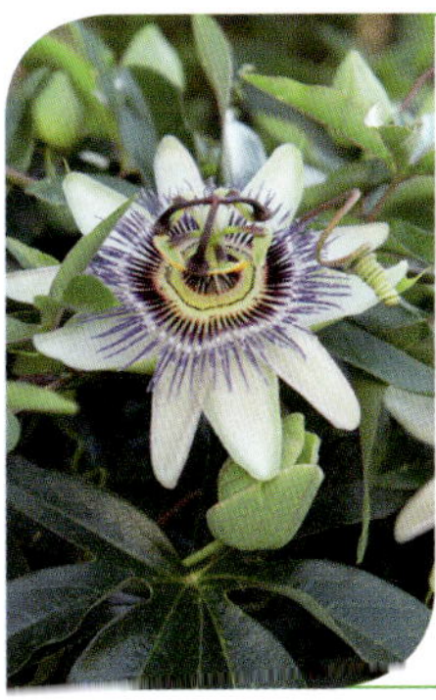

Passionsblume *(Passiflora incarnata)*

Familie:
Passionsblumengewächse *(Passifloraceae)*
Medizinisch genutzte Pflanzenteile:
Kraut, d. h. alle überirdischen Pflanzenteile *(Passiflorae herba)*

Wirkung

Beruhigend, entspannend, angstlösend, schlaffördernd, krampflösend, schmerzlindernd

Anwendungsgebiete

Schlafstörungen, Unruhe, Nervosität , Anspannung, Erregbarkeit, Herzklopfen

Anwendung

Tee
Bis zu 3-mal täglich oder vor dem Schlafengehen 1 TL

(etwa 2 g) auf 200 ml kochendes Wasser etwa 5–10 Minuten abgedeckt ziehen lassen, dann abseihen.

Urtinktur
Je nach Hersteller entweder bis zu 3-mal täglich und vor dem Schlafengehen 5–20 Tropfen oder 1- bis 3-mal täglich 2–5 Tropfen und vor dem Schlafengehen 5–10 Tropfen in einem Glas Wasser einnehmen.

Mögliche Nebenwirkungen
Allergische Reaktionen

Gegenanzeigen
Nicht anwenden bei bekannter Überempfindlichkeit gegen Passionsblume.

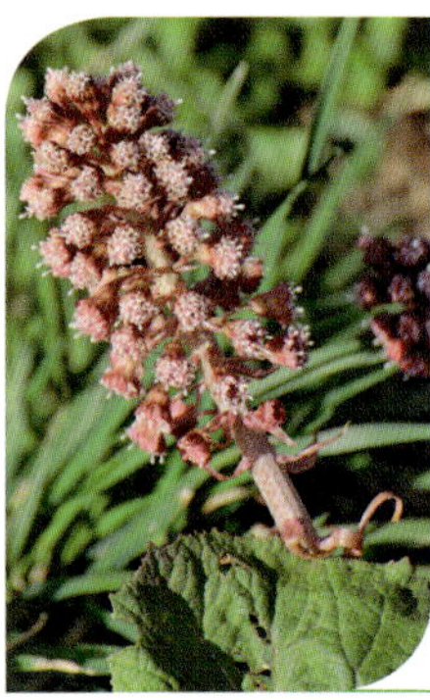

Pestwurz *(Petasites hybridus)*

Familie:
Korbblütler *(Asteraceae)*
Medizinisch genutzte Pflanzenteile:
Kraut, d. h. alle oberirdischen Pflanzenteile oder Wurzel *(Petasites herba* oder *rhizoma)*

Wirkung
Krampflösend, schmerzlindernd, entzündungshemmend

Anwendungsgebiete
Krämpfe mit Schmerzen, Kopfschmerzen, Migräneprophylaxe

Anwendung
Pestwurz darf nicht als Tee verwendet werden, da alle Pflan-

zenteile leberschädigende Inhaltsstoffe, die sogenannten Pyrrolizidinalkaloide, enthalten. Es gibt jedoch Fertigarzneimittel, die (fast) pyrrolizidinfrei sind. Sie können aus Großbritannien über das Internet bezogen werden (www.petadolex.eu). Die Deutsche Migräne- und Kopfschmerzgesellschaft (DMKG), die Deutsche Gesellschaft für Neurologie (DGN) und die American Academy of Neurology (AAN) haben Pestwurz-Extrakt zur Migräne-Prophylaxe in ihre Leitlinien aufgenommen.
Angaben zu Nebenwirkungen und Anwendungsbeschränkungen entnehmen Sie bitte dem Beipackzettel.

Anwendungsdauer

4–6 Wochen pro Jahr – bei längerer Anwendung der pyrrolizidinfreien Ware sollten sicherheitshalber die Leberwerte alle 3 Monate kontrolliert werden.

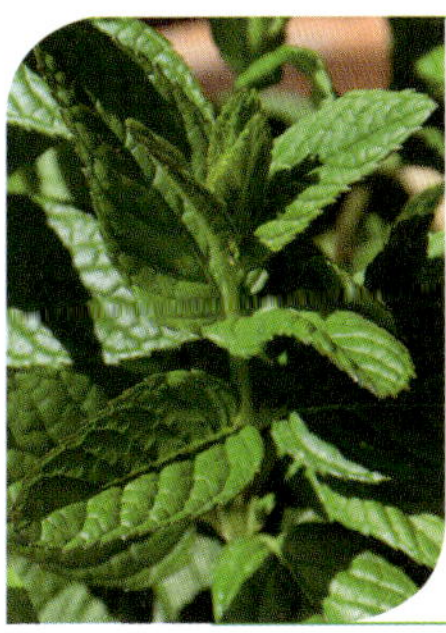

Pfefferminze *(Mentha piperita)*

Familie:
Lippenblütler *(Lamiaceae)*
Medizinisch genutzte Pflanzenteile:
Blätter *(Menthae pip. folium)*

Wirkung

Antiviral, antimikrobiell, schweißtreibend, entzündungshemmend, magenschützend, krampflösend, schmerzlindernd, blähungswidrig, verdauungsfördernd, appetitanregend, gallenflussfördernd, harntreibend, menstruationsfördernd

Anwendungsgebiete Beschwerden in den Atemwegen, im Magen-Darm-Trakt einschließlich Leber und Gallenblase, Mundgeruch, Zyklusbeschwerden, Kopfschmerzen

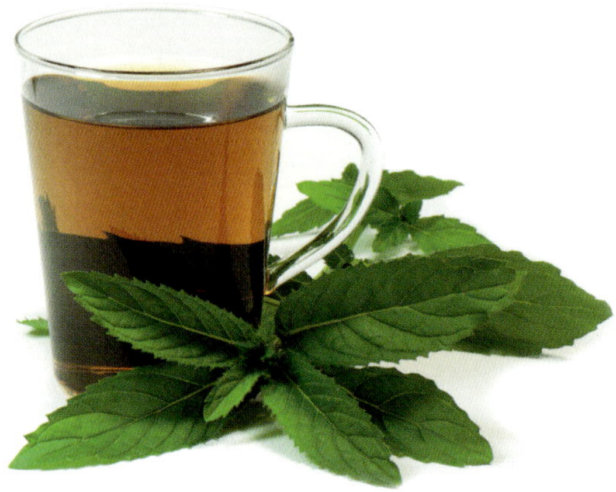

Anwendung

Tee
Bis zu 3-mal täglich 2 TL (etwa 1,2 g) auf 200 ml kochendes Wasser etwa 10 Minuten abgedeckt ziehen lassen, dann abseihen.

Teemischung
Sie können Pfefferminze und Melisse zu gleichen Teilen mischen.

Tinktur
Bei akuten Beschwerden 10–20 Tropfen in einem Glas Wasser (Tagesdosis 5–15 g) einnehmen.

Aromatherapie
Sie können 3–5 Tropfen des ätherischen Öls der Pfefferminze bei Übelkeit und Erbrechen auf ein Tuch tropfen und daran riechen, sofern keine Gegenanzeigen vorliegen. Zum Inhalieren geben Sie 3–5 Tropfen in heißes Wasser.

Ätherisches Öl, äußerlich

Bei Bauch-, Kopf- oder Muskelschmerzen kann das verdünnte ätherische Öl (5–10 Prozent z. B. in Oliven- oder Mandelöl) bis zu 3-mal täglich äußerlich angewendet werden. Reiben Sie hierzu wenige Tropfen auf das betroffene Areal. Verwenden Sie nur verdünntes ätherisches Öl oder Salben (meist 10 Prozent), die zur äußerlichen Anwendung zugelassen sind.

Frische Blätter

Ein Zweig mit frischen Blättern der Pfefferminze kann dem Trinkwasser einen erfrischenden Geschmack verleihen. Die Wirkung dieses Wassers ist jedoch geringer als diejenige des Tees.

Einige Blätter der Pfefferminze können einem Salat mit Wildkräutern zugefügt werden.

Vorsicht!

Testen Sie vor der ersten äußerlichen Anwendung, ob Sie das Öl vertragen, indem Sie einen Tropfen in die Armbeuge einreiben. Tritt innerhalb von 30–60 Minuten eine allergische Reaktion auf, sollten Sie das Öl nicht anwenden. Vermeiden Sie den Kontakt mit den Augen!

Möglichc Nebenwirkungen

- Magenbeschwerden vornehmlich bei Daueranwendung
- Reizung der Haut bei äußerlicher Anwendung

Gegenanzeigen

Nicht anwenden bei:

- Gallensteinen,
- Verschluss der Gallenwege,
- Gallenblasenentzündung,
- Leberschäden,
- Chemotherapie.

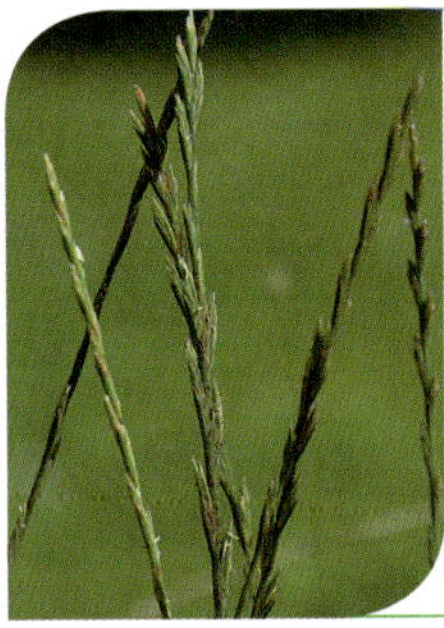

Quecke *(Agropyron repens)*

Familie:

Süßgräser *(Poaceae)*

Medizinisch genutzte Pflanzenteile:

Wurzel *(Graminis rhizoma)*, Kraut (Heublume: *Graminis flos)*

Wirkung

Wurzel: harntreibend, entgiftend, antimikrobiell
Blüte: entzündungshemmend, schmerzlindernd

Anwendungsgebiete

Wurzel: Beschwerden von Haut oder Harnwegen, Vorbeugung von Nierengrieß
Blüte: Erkrankungen des Bewegungsapparats (Rheuma)

Anwendung

Tee der Wurzel
Bis zu 3-mal täglich 2–3 gehäufte TL auf 200 ml kochendes Wasser etwa 10 Minuten abgedeckt ziehen lassen, dann abseihen. Queckenwurzel fördert das Durchspülen der Harnwege. Trinken Sie daher reichlich (mindestens 2 l pro Tag)! Nehmen Sie Zubereitungen der Quecke nicht am Abend zu sich!

Heublumenbad
500 g Heublumen mit 3–4 l kochendem Wasser 1 Minute aufkochen, 30 Minuten abgedeckt ziehen lassen, abseihen und dem Badewasser zusetzen. Baden Sie maximal 15 Minuten, im Anschluss empfiehlt sich 1 Stunde Bettruhe.

Heublumensäckchen zum einmaligen Gebrauch
Ein Säckchen, das groß genug ist, um die schmerzende Stelle abzudecken, mit Heublumen füllen und mit kochendem Wasser

übergießen. Nach 15 Minuten auspressen und bei einer Temperatur von max. 40 °C in ein Tuch gewickelt bis zu 30 Minuten auf die schmerzende Stelle legen.

Mögliche Nebenwirkungen

Allergische Reaktionen auf Heublumen

Gegenanzeigen

Nicht anwenden bei

- Überempfindlichkeit gegen Quecke bzw. Heublumen,
- verletzter Haut (Blüte),
- Einnahme von Medikamenten, die entwässern wie ACE-Hemmer, Sartane oder Diuretika (Wurzel).

Vorsicht!

Suchen Sie einen Arzt auf, wenn Harnverhalt, Schmerzen beim Wasserlassen oder Blut im Urin auftreten.

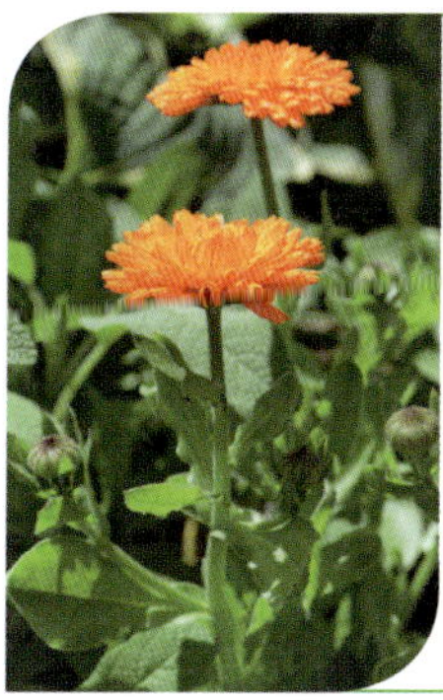

Ringelblume *(Calendula officinalis)*

Familie:
Korbblütler *(Asteraceae)*
Medizinisch genutzte Pflanzenteile:
Blüten *(Calendulae flos)*

Wirkung

Antimikrobiell, antibakteriell, antiviral, entgiftend, entzündungshemmend, wundheilungsfördernd, krampflösend, menstruationsfördernd

Anwendungsgebiete Beschwerden der Haut, der Schleimhäute oder des Bewegungsapparats, Zyklusbeschwerden

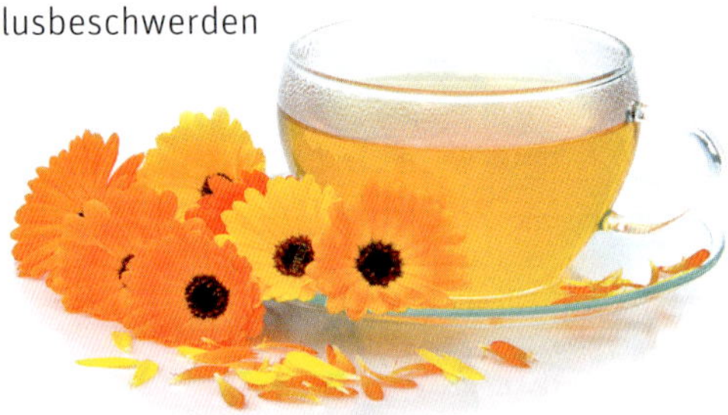

Anwendung

Tee

Bis zu 3-mal täglich 1–3 TL (etwa 0,8–2,4 g) auf 200 ml kochendes Wasser etwa 5–10 Minuten abgedeckt ziehen lassen, dann abseihen.

Der Tee kann auch äußerlich für Umschläge bei Schmerzen im Bewegungsapparat oder zum Reinigen von verschmutzten Wunden genutzt werden.

Ringelblumenöl zur äußerlichen Anwendung

Sammeln Sie die äußeren gelben Zungenblüten der Ringelblume in einem Glas, und bedecken Sie diese mit Oliven- oder Mandelöl. Alternativ können Sie 10 g getrocknete Ringelblumenblüten auf 100 g Öl ansetzen. Lagern Sie das Öl verschlossen an einem warmen Ort, und schütteln Sie es regelmäßig durch. Seihen Sie die Blüten nach 2–3 Wochen durch ein Tuch ab, und bewahren Sie das Öl in einem dunklen Glas lichtgeschützt auf (→ Seite 210). Es eignet sich zur Anwendung bei Schmerzen im Bewegungsapparat und trockener Haut. Haltbarkeit: 1 Jahr.

Mögliche Nebenwirkungen Allergische Reaktionen

Gegenanzeigen Nicht anwenden bei bekannter Überempfindlichkeit gegen Ringelblume oder andere Korbblütler.

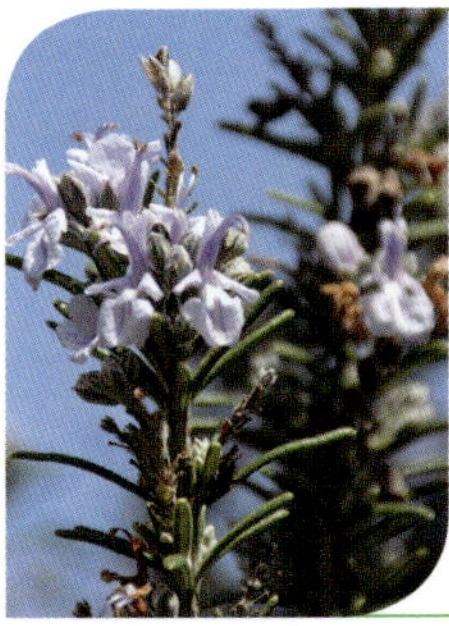

Rosmarin *(Rosmarinus officinalis)*

Familie:
Lippenblütler *(Lamiaceae)*
Medizinisch genutzte Pflanzenteile:
Blätter *(Rosmarini folium)*, Knospen *(Rosmarini gemma)*

Wirkung

Anregend, antibakteriell, antiviral, antioxidativ, entzündungshemmend, schleimhautschützend, krampflösend, leberschützend, gallenflussfördernd, durchblutungsfördernd, gedächtnisstärkend, angstlösend, antidepressiv, cholesterin- und blutzuckersenkend, gewichtsmindernd

Anwendungsgebiete

Durchblutungsstörungen, Konzentrationsschwäche, Erschöpfung, Kopfschmerzen, Beschwerden im Magen-Darm-Trakt einschließlich Leber und Gallenblase, Erkrankungen des Bewegungsapparats, Konzentrations- und Gedächtnisschwäche, Ängste, Depressionen, erhöhte Blutzucker- und Blutfettwerte, Kreislaufbeschwerden

Anwendung

Tee
Bis zu 3-mal täglich 1 TL (etwa 2 g) auf 200 ml kochendes Wasser etwa 10–15 Minuten abgedeckt ziehen lassen, dann abseihen. Sie können dem Tee 3 Tropfen des ätherischen Öls des Rosmarins zufügen, wenn Sie damit inhalieren wollen.

Tinktur
3-mal täglich 5 Tropfen der 1:5 Tinktur in lauwarmem Wasser einnehmen.

Presssaft

2-mal täglich 10 ml mit etwas Wasser oder unverdünnt vor dem Essen einnehmen.

Gemmopräparat

Die aus den Knospen hergestellten Gemmopräparate »Rosmarinus officinalis« können Konzentrations- und Gedächtnisschwäche lindern. Die Dosierung erfolgt nach Herstellerangaben.

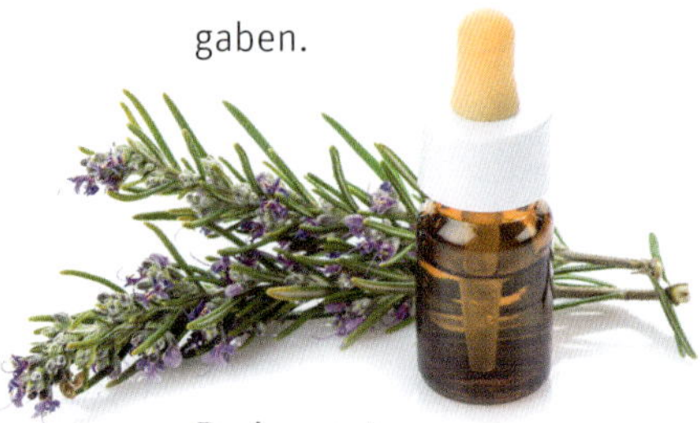

Badezusatz

50 g Rosmarinblätter in 1 l Wasser aufkochen, 15–30 Minuten abgedeckt ziehen lassen, abseihen und dem Badewasser zufügen. Baden Sie 10–20 Minuten bei etwa 36 °C. Im Anschluss wird eine Ruhepause von etwa 1 Stunde empfohlen.

Rosmarinbäder – auch Fußbäder – machen munter, baden Sie daher vormittags. Vollbäder mit Rosmarin sollten Sie nur 2-mal pro Woche nehmen.

Gegenanzeigen

Nicht anwenden bei bekannter Überempfindlichkeit gegen Rosmarin.

Bäder oder Einreibungen nicht anwenden bei großen Hautverletzungen, offenen Wunden, Fieber, schweren Infektionen oder schweren Erkrankungen von Herz und Kreislauf.

Vorsicht!

Bei Erkrankungen der Gallenwege und der Leber wird die Anwendung nur unter ärztlicher Aufsicht empfohlen.

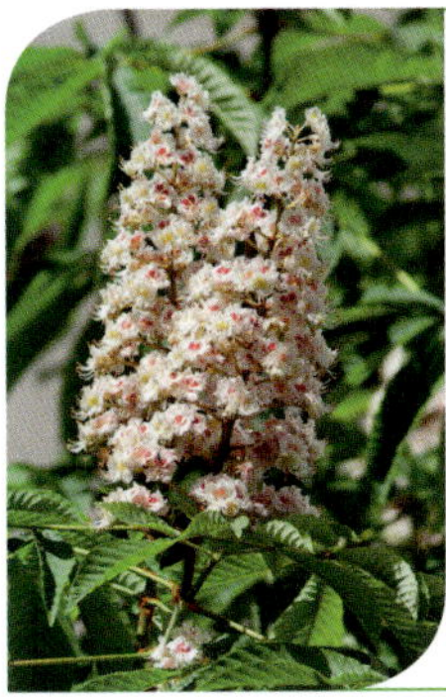

Rosskastanie *(Aesculus hippocastanum)*

Familie:
Seifenbaumgewächse (Sapindaceae)
Medizinisch genutzte Pflanzenteile:
Früchte bzw. Samen *(Aesculi hippocastani semen)*

Wirkung

Die Venen stärkend, Venenwände abdichtend und stabilisierend, vor Ödemen schützend

Anwendungsgebiete

Besenreiser, Krampfadern, Venenschwäche, Schmerzen in den Beinen, schwere oder geschwollene Beine, Wadenkrämpfe, unterstützend bei Hämorrhoiden; äußerlich auch bei Blutergüssen nach Prellungen oder Verstauchungen

Anwendung

Die Samen der Rosskastanie werden nicht als Tee zubereitet. Fertigarzneimittel mit einem ethanolisch-wässrigen Extrakt in Retardform sowie Zäpfchen, Cremes, Gels oder Salben sollten bevorzugt werden.

Mögliche Nebenwirkungen

Juckreiz, Kopfschmerzen, Schwindel, Übelkeit, Erbrechen und Verstopfung insbesondere bei Überdosierung

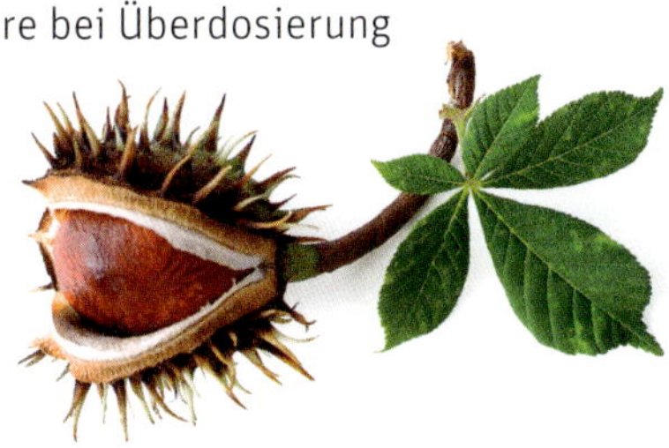

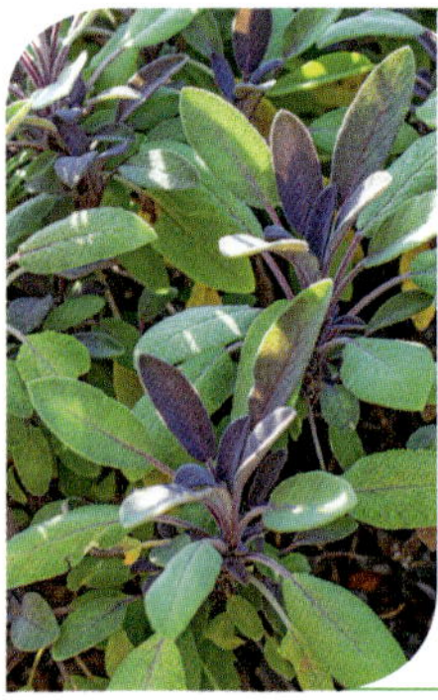

Salbei *(Salvia officinalis* oder *Salvia triloba)*

Familie:
Lippenblütler *(Lamiaceae)*
Medizinisch genutzte Pflanzenteile:
Blätter *(Salviae folium)*

Wirkung

Antibakteriell, antiviral, fungistatisch, antioxidativ, entzündungshemmend, zusammenziehend, schweißhemmend, appetitanregend, krampflösend, milchflusshemmend

Anwendungsgebiete

Beschwerden der Atemwege, der Schleimhäute, der Haut oder des Magen-Darm-Trakts, starkes Schwitzen

Anwendung

Tee
Bis zu 3-mal täglich 1–2 TL (bis zu 3 g) auf 200 ml kochendes Wasser etwa 10 Minuten abgedeckt ziehen lassen, dann abseihen. Bei Nachtschweiß kann der Tee mit 3 TL zubereitet werden. Man sollte ihn dann länger ziehen lassen und nicht abdecken.

Presssaft
2-mal täglich 10 ml mit 100 ml Wasser

Lösung zum Gurgeln
2 TL (etwa 3 g) auf 150 ml kochendes Wasser etwa 10 Minuten abgedeckt ziehen lassen, dann abseihen.

Anwendungsdauer

Nicht länger als 4 Wochen.

Mögliche Nebenwirkungen

Magenbeschwerden

Vorsicht!

Das ätherische Öl des Salbeis enthält Thujon. Der Gehalt im griechischen Salbei *Salvia triloba* ist geringer als im dalmatinischen *(Salvia officinalis)*. Thujon kann bei hoher Dosierung Herzrasen, Schwindel und Krämpfe verursachen. Salbei sollte daher bei Epilepsie nicht angewendet werden. Auch Patienten mit hormonabhängigen Tumoren sollten auf Salbei verzichten.

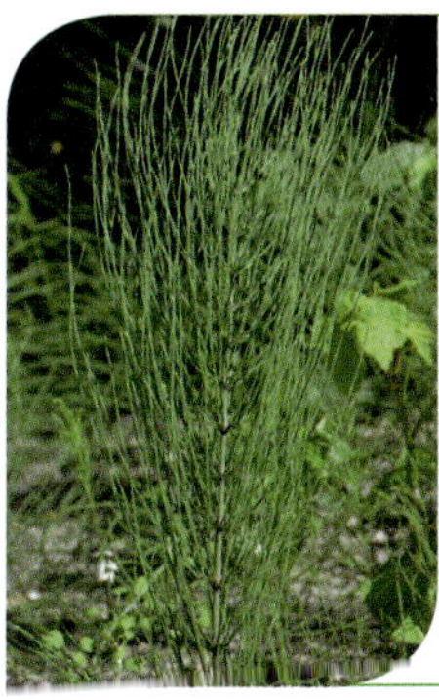

Schachtelhalm (= Zinnkraut, *Equisetum arvense)*

Familie:
Schachtelhalmgewächse *(Equisetaceae)*
Medizinisch genutzte Pflanzenteile:
Kraut, d.h. alle oberirdischen Pflanzenteile *(Equiseti herba)*

Wirkung

Antimikrobiell, harntreibend, entzündungshemmend, entgiftend, stoffwechselfördernd, leberschützend

Anwendungsgebiete

Beschwerden der Harnwege einschließlich Nierengrieß, der Atemwege und der Haut

Anwendung

Der Schachtelhalm gehört zu den Kräutern, die die Harnwege durchspülen. Daher sollte man unter seiner Anwendung reichlich trinken (mindestens 2 l pro Tag). Nehmen Sie Zubereitungen des Schachtelhalms nicht am Abend zu sich!

Tee

Bis zu 3-mal täglich 2–4 TL (bis zu 4 g) mit 200 ml Wasser etwa 5–15 Minuten kochen, 15–30 Minuten ziehen lassen, dann abseihen.

Urtinktur

Je nach Hersteller bis zu 3-mal täglich 5–15 Tropfen oder 1–3-mal täglich 2-5 Tropfen in einem Glas Wasser einnehmen.

Presssaft

3-mal täglich 20 ml in einem Glas Wasser einnehmen.

Äußerlich

10 g mit 1 l Wasser etwa 5–15 Minuten kochen, 15–30 Minuten ziehen lassen, dann abseihen und für Umschläge verwenden bei schlecht heilenden Wunden

Mögliche Nebenwirkungen

Magenbeschwerden und Kontaktallergie

Gegenanzeigen

Nicht anwenden bei:

- Nieren- oder Herzschwäche,
- Einnahme von Medikamenten, die entwässern wie z. B. ACE-Hemmer, Sartane oder Diuretika.

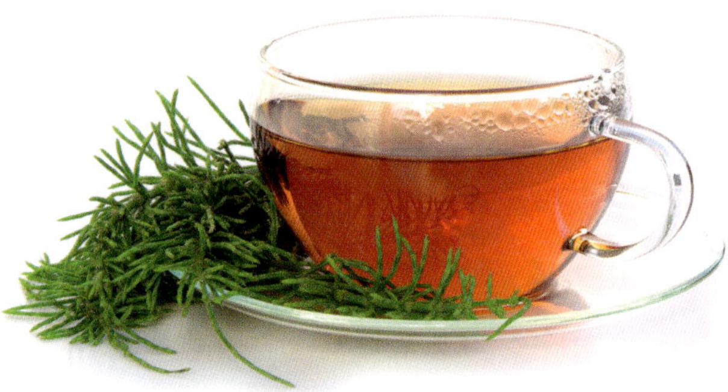

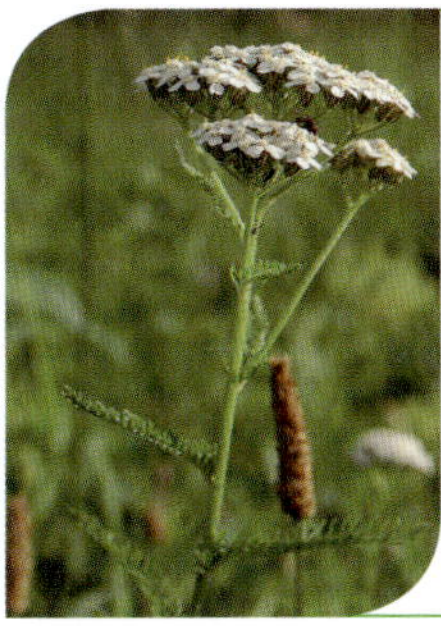

Schafgarbe *(Achillea millefolium)*

Familie:
Korbblütler *(Asteraceae)*
Medizinisch genutzte Pflanzenteile:
Kraut, d. h. alle oberirdischen Pflanzenteile *(Millefolii herba)*

Wirkung

Appetitanregend, blähungswidrig, krampflösend, gallenflussanregend, entzündungshemmend, antimikrobiell, zusammenziehend

Anwendungsgebiete

Appetitlosigkeit, Beschwerden im Magen-Darm-Trakt einschließlich Leber und Gallenblase, der Harnwege, Durchblutungsstörungen und Zyklusbeschwerden, äußerlich bei Beschwerden der Haut

Anwendung

Tee
Bis zu 4-mal täglich 1–2 TL (bis zu 2,5 g) auf 200 ml kochendes Wasser 10–15 Minuten abgedeckt ziehen lassen, dann abseihen.

Presssaft
3-mal täglich 10 ml mit etwas Wasser oder unverdünnt vor dem Essen einnehmen.

Sitzbad
100 g Schafgarbenkraut auf 1–2 l kochendes Wasser 20 Minuten ziehen lassen, abseihen und zum Badewasser geben.

Mögliche Nebenwirkungen

Allergische Reaktionen

Gegenanzeigen

Nicht anwenden bei bekannter Überempfindlichkeit gegen Schafgarbe oder andere Korbblütler.

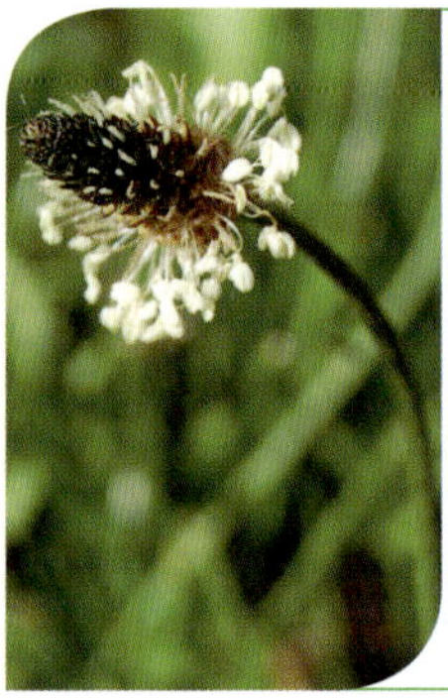

Spitzwegerich *(Plantago lanceolata)*

Familie:
Wegerichgewächse *(Plantaginaceae)*
Medizinisch genutzte Pflanzenteile:
Blätter *(Plantaginis lanceolatae folium)*

Wirkung

Antimikrobiell, entzündungshemmend, reizlindernd, zusammenziehend, wundheilungsfördernd

Anwendungsgebiete

Beschwerden der Atemwege, der Schleimhäute und/oder der Haut

Anwendung

Tee

Bis zu 3-mal täglich 2–3 TL (bis zu 3,5 g) mit

- 200 ml kaltem Wasser ansetzen, aufkochen, 10 Minuten abgedeckt ziehen lassen, dann abseihen.
- 200 ml kochendem Wasser 15 Minuten abgedeckt ziehen lassen, dann abseihen.

Presssaft

3-mal täglich 10 ml mit etwas Wasser oder unverdünnt ½ Stunde vor dem Essen einnehmen.

Zum Gurgeln und für äußerliche Anwendungen
1,4 g Spitzwegerichblätter in 150 ml kaltem Wasser 1–2 Stunden ziehen lassen und abseihen.

Frische, gesäuberte Blätter
Sie können unterwegs auf wund gelaufene Füße oder Insektenstiche aufgelegt werden.

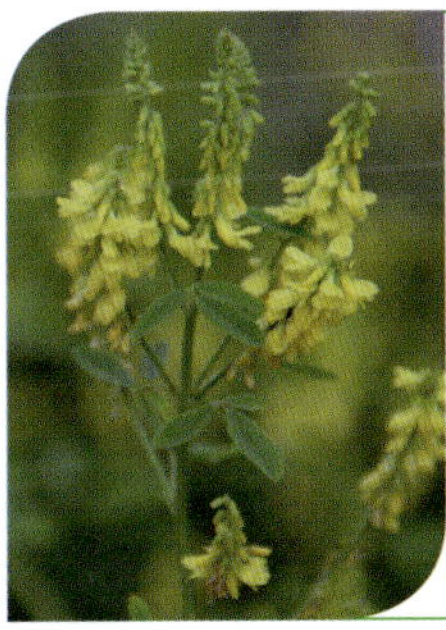

Steinklee *(Melilotus officinalis)*

Familie:
Schmetterlingsblütler *(Fabaceae)*
Medizinisch genutzte Pflanzenteile:
Kraut *(Meliloti herba)*

Wirkung

Venenwände abdichtend, vor Ödemen in den Beinen schützend, die Wundheilung beschleunigend

Anwendungsgebiete

Venenschwäche, Krampfadern, Schmerzen in den Beinen, schwere oder geschwollene Beine im Zusammenhang mit einer Venenschwäche, Venenentzündung, Wadenkrämpfe, Hämorrhoiden, Vorbeugung einer Thrombose und Zustand nach einer Thrombose, Lymphstau, Blutergüsse nach Prellungen und Verstauchungen

Anwendung

Ein Tee wird nicht empfohlen. Fertigarzneimittel sollten bevorzugt werden.

Mögliche Nebenwirkungen

Kopfschmerzen; außerdem enthält Steinkleekraut Cumarine, die zum Teil in hoher Dosierung leberschädigend wirken können. Aus diesem Grund ist eine Tageshöchstdosis im jeweiligen Präparat angegeben.

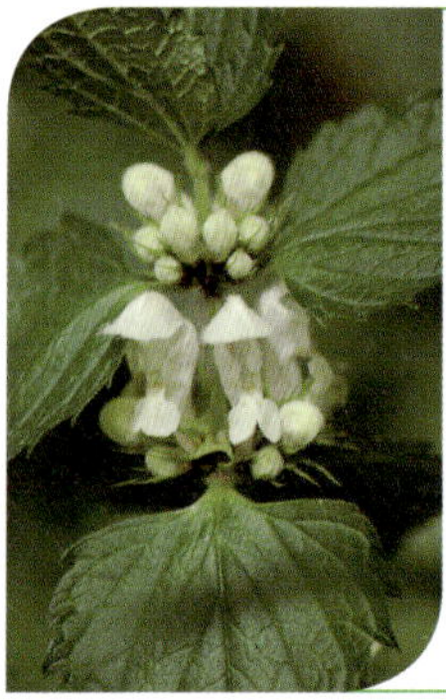

Taubnessel, weiße *(Lamium album)*

Familie:
Lippenblütler *(Lamiaceae)*
Medizinisch genutzte Pflanzenteile:
Blüten *(Lamii flos),* Kraut, d. h. alle oberirdischen Pflanzenteile *(Lamii herba)*

Wirkung

Befeuchtend, schleimlösend, zusammenziehend, entzündungshemmend, juckreizstillend

Anwendungsgebiete

Entzündungen der Atemwege, Schleimhaut oder im Urogenitaltrakt

Anwendung

Tee
Bis zu 3-mal täglich 2 TL (etwa 1 g) mit 200 ml kochendem Wasser 5 Minuten abgedeckt ziehen lassen, dann abseihen.

Sitzbad
Etwa 5 g Blüten mit 1 l kochendem Wasser 10 Minuten abgedeckt ziehen lassen, dann abseihen und dem Badewasser zusetzen.

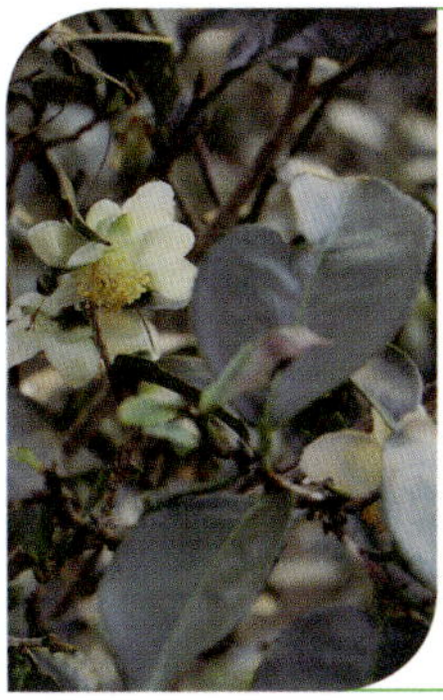

Tee, grüner und schwarzer *(Camellia sinensis)*

Familie:

Teestrauchgewächse *(Theaceae)*

Medizinisch genutzte Pflanzenteile:

Blätter *(Theae viridis folium* bzw. *Theae nigrae)*

Wirkung

Grüner und schwarzer Tee

Antiviral, anregend, harntreibend, stopfend, gesundheitsfördernd, durchblutungsfördernd, zusammenziehend, entzündungshemmend, antioxidativ, Kariesschutz

Nur grüner Tee

Demenzprophylaxe, blutfett- und blutzuckersenkend, gewichtsreduzierend

Pu Erh

Lange gereifter ursprünglich grüner Tee bzw. Oolong-Tee: gewichtsreduzierend, cholesterinsenkend

Anwendungsgebiete

Müdigkeit, Beschwerden im Magen-Darm-Trakt oder in den Harnwegen, Übergewicht, Anstieg der Blutfett- oder Blutzuckerwerte, Entzündungen der Haut, Arteriosklerose-, Demenz-, Karies- oder Osteoporoseprophylaxe

Anwendung

Tee

Mehrmals täglich 1 TL mit 200 ml kaltem Wasser ansetzen, aufkochen, 2–5 Minuten abgedeckt (bei Durchfall 15 Minuten) ziehen lassen, dann abseihen.

Inhaltsstoffe von grünem Tee können die Fettverbrennung steigern – genießen Sie auch den koffeinarmen zweiten Aufguss! Gurgeln Sie bei einem beginnenden Infekt mehrmals täglich.

Hinweis!

Grüner und schwarzer Tee sind Lebensmittel und keine Arzneipflanzen. Sie können dennoch medizinisch genutzt werden. Die Gerbstoffe binden Eiweiße und andere Nährstoffe. Trinken Sie den Tee daher idealerweise mit Abstand zu den Mahlzeiten.

Mögliche Nebenwirkungen

Magenbeschwerden bei einem hohen Gerbstoffgehalt

Wechselwirkungen mit Medikamenten

Grüner und schwarzer Tee können Komplexe mit einigen Arzneimitteln bilden und so deren Wirkung mindern. Halten Sie daher unbedingt einen Abstand von mindestens 2 Stunden zwischen dem Teegenuss und der Einnahme von Medikamenten ein!

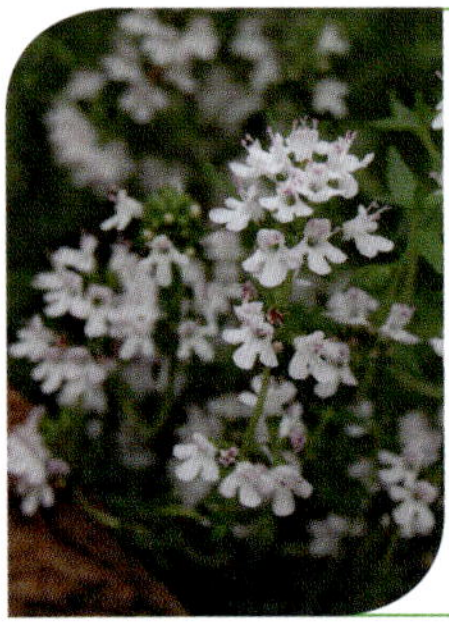

Thymian *(Thymus vulgaris)*

Familie:
Lippenblütler *(Lamiaceae)*
Medizinisch genutzte Pflanzenteile:
Kraut, d. h. alle oberirdischen Pflanzenteile *(Thymi herba)*

Wirkung

Antibakteriell, antimykotisch (gegen Pilzinfektionen wirksam), antiviral, antioxidativ, entzündungshemmend, auswurffördernd, krampflösend, verdauungsfördernd, schmerzlindernd

Anwendungsgebiete Beschwerden in den Atemwegen oder im Magen-Darm-Trakt, Entzündungen der Schleimhäute

Anwendung

Tee
Bis zu 3-mal täglich 1 TL (etwa 1,4 g) mit 200 ml heißem Wasser etwa 10 Minuten abgedeckt ziehen lassen, dann abseihen.

Tinktur
Bis zu 3-mal täglich 5–10 Tropfen in einem Glas Wasser einnehmen.

Presssaft
3- bis 4-mal täglich 10 ml mit etwas Wasser oder unverdünnt einnehmen.

Badezusatz
1 g Thymian pro Liter Wasser

Verdünntes ätherisches Öl für Brustwickel
Bei verschleimten Bronchien kann das verdünnte ätherische Öl (5–10 Prozent z. B. in Oliven- oder Mandelöl) als Brustwickel angewendet werden, wenn Wärme als angenehm empfunden wird. Testen Sie dies, indem Sie Ihre warme Hand auf die Brust legen. Geben Sie das körperwarme Öl auf ein Tuch, und legen Sie es auf den Brustkorb. Decken Sie das Tuch mit einem Handtuch ab, und wickeln Sie anschließend einen Wollschal um die Brust. Lassen Sie den Brustwickel über Nacht einwirken. Verwenden Sie nur verdünntes ätherisches Öl, das zur äußerlichen Anwendung zugelassen ist.

Vorsicht! Testen Sie vor der ersten äußerlichen Anwendung, ob Sie das

Öl vertragen, indem Sie einen Tropfen in die Armbeuge einreiben. Tritt innerhalb von 30–60 Minuten eine allergische Reaktion auf, sollten Sie das Öl nicht anwenden. Vermeiden Sie den Kontakt mit den Augen!

Mögliche Nebenwirkungen	Allergische Reaktionen
Gegenanzeigen	Nicht anwenden bei bekannter Überempfindlichkeit gegen Thymian.

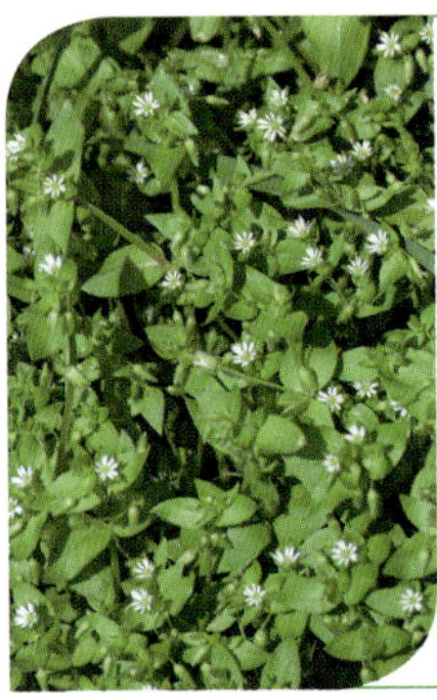

Vogelmiere *(Stellaria media)*

Familie:
Nelkengewächs *(Caryophyllaceae)*
Medizinisch genutzte Pflanzenteile:
Kraut, d. h. alle oberirdischen Pflanzenteile *(Stellariae med. herba)*

Wirkung	Befeuchtend, schleimlösend
Anwendungsgebiete	Beschwerden der Augen, Atemwege, Schleimhaut, Haut oder Bewegungsapparat
Anwendung	**Tee** Bis zu 3-mal täglich 2 TL mit 200 ml kochendem Wasser etwa 10 Minuten abgedeckt ziehen lassen, dann abseihen.

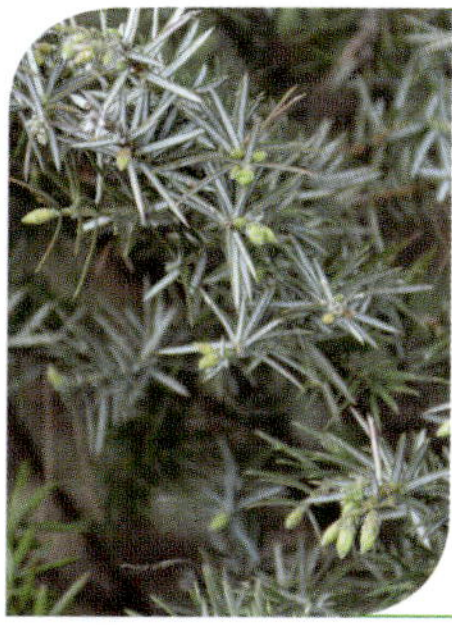

Wacholder *(Juniperus communis)*

Familie:
Zypressengewächs *(Cupressaceae)*
Medizinisch genutzte Pflanzenteile:
Beeren *(Juniperi fructus)*, Knospen *(Juniperi gemma)*

Wirkung

Harntreibend, blutdrucksenkend, antidiabetisch, verdauungsfördernd, entzündungshemmend, wärmend, krampflösend

Anwendungsgebiete

Beschwerden der Harnwege oder des Magen-Darm-Trakts, Schmerzen im Bewegungsapparat einschließlich Rheuma

Anwendung

Tee
Bis zu 5-mal täglich knapp 1 TL (bis zu 2 g) mit 200 ml kochendem Wasser übergießen, etwa 10 Minuten abgedeckt ziehen lassen, dann abseihen (Tageshöchstdosis: 2–10 g getrocknete Beeren).
Der Wacholder gehört zu den Kräutern, die die Harnwege durchspülen. Daher sollte man unter seiner Anwendung reichlich (mindestens 2 l pro Tag) trinken. Nehmen Sie Zubereitungen des Wacholders nicht am Abend zu sich!

Gemmopräparat
Die aus den Knospen hergestellten Gemmopräparate »Juniperus communis« können ebenfalls die beschriebenen Beschwerden lindern. Die Dosierung erfolgt nach Herstellerangaben.

Mögliche Nebenwirkungen

Nierenreizungen

Gegenanzeigen

Nicht anwenden bei der Einnahme von Medikamenten, die entwässern, wie ACE-Hemmer, Sartane oder Diuretika.

Anwendungsdauer

Wacholder maximal 4 Wochen am Stück anwenden!

Vorsicht!

Suchen Sie einen Arzt auf, wenn unter dem Einfluss von Wacholder Harnverhalt, Schmerzen beim Wasserlassen oder Blut im Urin auftreten.

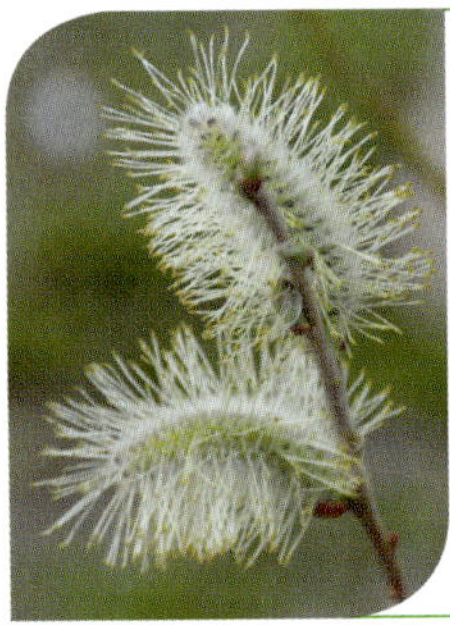

Weide *(Salix spp.)*

Familie:
Weidengewächs *(Salicaceae)*
Medizinisch genutzte Pflanzenteile:
Rinde *(Salicis cortex)*, Knospen *(Salicis gemma)*

Wirkung

Entzündungshemmend, schmerzlindernd, fiebersenkend, antioxidativ

Anwendungsgebiete

Fieber, Kopfschmerzen, Migräne, Schmerzen im Bewegungsapparat einschließlich Rheuma und Arthrose

Anwendung

Tee
Bis zu 5-mal täglich 1–2 TL (bis zu 3 g) mit 200 ml kaltem Wasser aufkochen, etwa 5 Minuten abgedeckt ziehen lassen, dann abseihen.

Gemmopräparat

Die aus den Knospen der Silberweide hergestellten Gemmopräparate »Salix alba« wirken wie der Tee fiebersenkend, schmerzlindernd und entzündungshemmend, aber auch beruhigend. Sie können bei Schmerzen im Bewegungsapparat ebenso eingesetzt werden wie bei nervös bedingten Beschwerden, sowie Entzündungen der Atem- und Harnwege.

Wechselwirkungen mit Medikamenten

Zubereitungen der Weidenrinde können die Wirkung von Antikoagulantien (Medikamenten, die die Blutgerinnung hemmen) vom Cumarin-Typ (Phenprocoumon, Warfarin) verstärken. Sie sollten daher sicherheitshalber nicht zusammen eingesetzt werden (→ Seite 155 ff.).

Mögliche Nebenwirkungen

- Allergische Reaktionen
- Asthma
- Beschwerden im Magen-Darm-Trakt

Gegenanzeigen

Nicht anwenden bei

- bekannter Überempfindlichkeit – auch gegenüber Salicylaten,
- Asthma,
- spastischer Bronchitis,
- vorgeschädigter Niere,
- akuten oder früheren Magen-Darm-Geschwüren,
- Einnahme von Antikoagulantien (Medikamente, die die Blutgerinnung hemmen) vom Cumarin-Typ (Phenprocoumon, Warfarin), da Weidenrinde theoretisch die Wirkung der Medikamente verstärken kann (→ Seite 155 ff.).

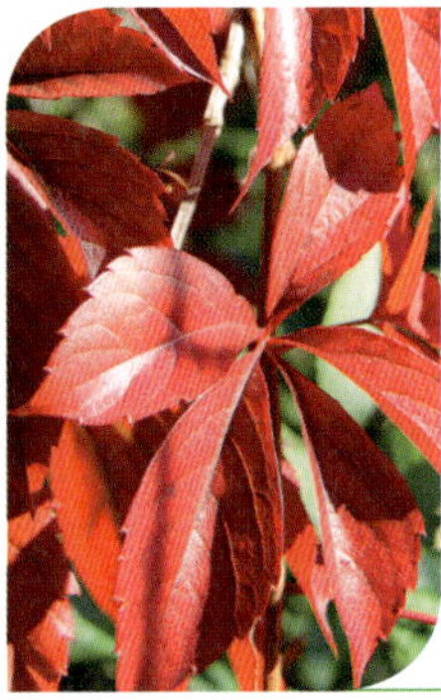

Weinlaub, rotes *(Vitis vinifera var. tinctoria)*

Familie:
Weinrebengewächse *(Vitaceae)*
Medizinisch genutzte Pflanzenteile:
Blätter *(Vitis viniferae rubrum folium)*

Wirkung

Antioxidativ, Venenwände abdichtend, vor Ödemen in den Beinen schützend, entzündungshemmend, die Blutgerinnung hemmend

Anwendungsgebiete

Besenreiser, Krampfadern, Schmerzen in den Beinen, schwere, müde oder geschwollene Beinen im Zusammenhang mit einer Venenschwäche, Knöchelödeme, Ödeme in den Unterschenkeln, unterstützend bei Hämorrhoiden

Anwendung

Tee
3- bis 4-mal täglich 3–6 g mit etwa 150 ml kochendem Wasser für rund 10–15 Minuten abgedeckt ziehen lassen und dann abseihen.

Mögliche Nebenwirkungen

- Beschwerden im Magen-Darm-Trakt wie Mundtrockenheit, Übelkeit, Erbrechen, Durchfall
- Kopfschmerzen
- Hautreizungen mit Juckreiz und Rötung

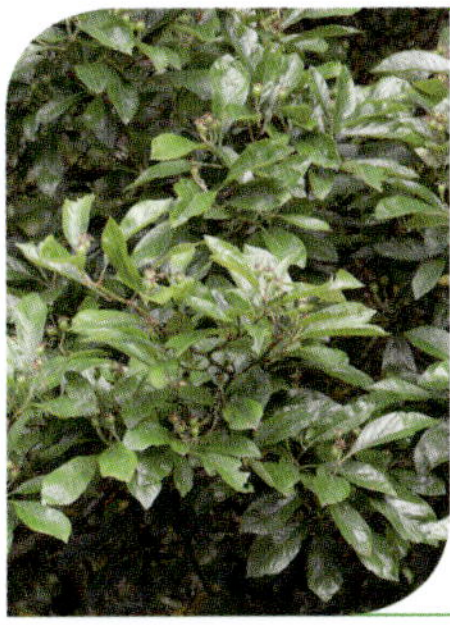

Weißdorn *(Crataegus spp.)*

Familie:
Rosengewächse *(Rosaceae)*
Medizinisch genutzte Pflanzenteile:
Blätter, Blüten, Früchte *(Crataegi folium/flos/fructus)*

Wirkung

Herzschützend, herzstärkend, den Herzrhythmus regulierend, durchblutungsfördernd, gefäßerweiternd

Anwendungsgebiete

Nervöse Herzbeschwerden, Herzklopfen, leichte Herzrhythmus-Störungen, leichte Herzschwäche, Arterioskleroseprophylaxe

Anwendung

Tee aus Blüten oder Blättern mit Blüten

Bis zu 3-mal täglich 1 Teelöffel mit etwa 200 ml kochendem Wasser übergießen und 15–20 Minuten ziehen lassen, dann abseihen.

Weißdornblüten und -blätter können gut mit Buchweizenkraut kombiniert werden.

Presssaft

3-mal täglich 10 ml mit etwas Wasser oder unverdünnt vor dem Essen einnehmen.

Gemmopräparat

Es sind auch aus den Knospen des Weißdorns hergestellte Gemmopräparate namens »Crataegus«, »Crataegus laevigata« oder »Crataegus oxycantha« erhältlich, die bei leichten Beschwerden von Herz und Kreislauf durchblutungsfördernd und blutdruckregulierend wirken. Die Dosierung erfolgt nach Herstellerangaben.

Hinweis!

Weißdorn ist nicht zur alleinigen Behandlung schwerer Herz-Kreislauf-Erkrankungen geeignet.

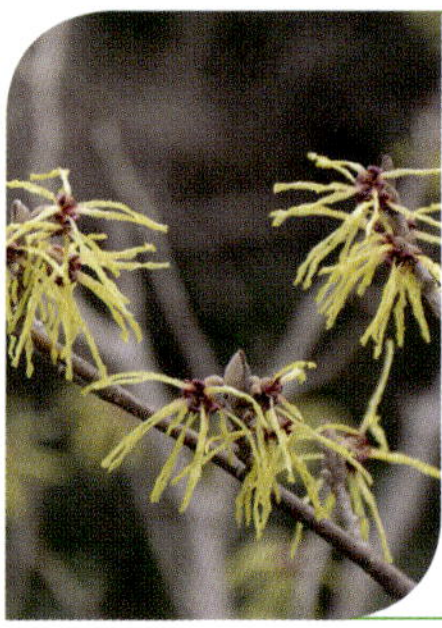

Zaubernuss *(Hamamelis virginiana)*

Familie:
Zaubernussgewächse *(Hamamelidaceae)*
Medizinisch genutzte Pflanzenteile:
Blätter, Rinde *(Hamamelidis folium* oder *cortex)*

Wirkung

Die Venen abdichtend, zusammenziehend, entzündungshemmend, wundheilungsfördernd, juckreizstillend

Anwendungsgebiete

Blätter innerlich bei Hämorrhoiden, Krampfadern, schweren Beinen, Schmerzen in den Beinen; Blätter und Rinde äußerlich als Hamameliswasser bei Entzündungen der Haut und der Schleimhäute, Neurodermitis, trockener Haut, Analekzem, Analfissuren, Hämorrhoiden, Dammschnitt, Verstauchungen, Prellungen, Entzündungen

Anwendung

Umschläge, Spülungen und Waschungen
Hamameliswasser *(Hamamelidis aqua)*, das Sie im Handel fertig kaufen können, kann mit Wasser 1:3 verdünnt, aber auch

unverdünnt für Umschläge und Waschungen verwendet werden. Alternativ können Sie 5–10 g der Blätter oder der Rinde mit 250 ml kaltem Wasser ansetzen, 1 Minute aufkochen und etwa 10 Minuten abgedeckt ziehen lassen, abseihen und abgekühlt für Umschläge oder Spülungen verwenden.

Mögliche Nebenwirkungen

Allergische Reaktionen, Hautreizung

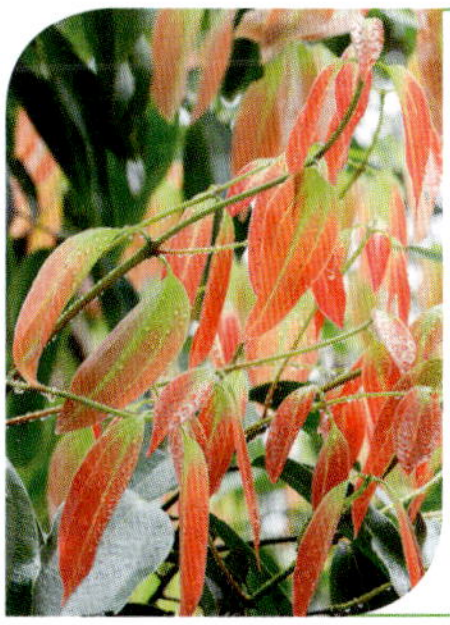

Zimt *(Cinnamomum ceylonicum)*

Familie:
Lorbeergewächs *(Lauraceae)*
Medizinisch genutzte Pflanzenteile:
Rinde *(Cinnamomi cortex)*

Wirkung

Antibakteriell, fungistatisch (d. h. das Wachstum von Pilzen hemmend), antidiabetisch, verdauungsfördernd, entzündungshemmend, durchblutungsfördernd

Anwendungsgebiete

Appetitlosigkeit, Verdauungsstörungen, Diabetes

Äußerlich
Als Zimtöl bei schmerzhafter Menstruation oder Schmerzen im Bewegungsapparat

Anwendung

Die Anwendung als Tee ist nicht üblich. 2–4 g Zimtrinde pro Tag können anderen Tees jedoch zugegeben werden. Darüber hinaus kann eine entsprechende Mengen des Ceylon-Zimts als Gewürz verwendet werden. Die Tageshöchstmenge von 4 g sollte jedoch nicht überschritten werden.

Zimtöl für äußerliche Anwendungen

Füllen Sie ein Glas ausreichend mit Zimtstangen, und bedecken Sie diese anschließend mit einem kalt gepressten Pflanzenöl, z. B. Olivenöl oder Mandelöl. Schließen Sie das Glas, und lassen Sie den Inhalt an einem warmen Ort 3 Wochen ziehen. Schütteln Sie es regelmäßig durch. Seihen Sie das Öl durch ein Tuch ab, und bewahren Sie es in einem dunklen Glas lichtgeschützt auf. Das Öl ist an einem kühlen Standort 1 Jahr haltbar (→ Seite 210).

Das Öl kann bei rheumatischen Beschwerden oder Verdauungsstörungen dünn auf die betroffene Körperregion aufgetragen und einmassiert werden. Bitte beachten Sie jedoch, dass die Wirkstoffe auch über die Haut aufgenommen werden. Die Einnahme von Zimt sollten Sie daher entsprechend reduzieren, wenn Sie das Öl auftragen.

Mögliche Nebenwirkungen

- Allergische Reaktionen
- Bei Überdosierung erregende Wirkung mit Beschleunigung von Herzschlag, Atmung und Darmmotorik sowie Schweißausbrüchen, anschließend beruhigende Wirkung mit Schläfrigkeit und Depression.

Gegenanzeigen

Nicht anwenden bei:

- bekannter Überempfindlichkeit oder allergischer Reaktion auf Zimt,
- Magen-Darm-Geschwüren,
- Schwangerschaft.

Hinweis!

Bitte verwechseln Sie die ceylonische Zimtrinde nicht mit dem chinesischen Zimt oder dem sogenannten Cassia-Zimt. Diese Sorten enthalten viel mehr leberschädigende und karzinogen wirksame Inhaltsstoffe, die sogenannten Cumarine, als Ceylon-Zimt.

Tipps für Hobbygärtner: Kräuter aus dem eigenen Garten trocknen

Sie haben die hier erwähnten Kräuter im eigenen Garten oder auf dem Balkon und wollen sie selbst trocknen? So geht's:

- Ernten Sie die trockenen Kräuter vor der Blüte im Anschluss an ein paar sonnige Tage – idealerweise vormittags.
- Wenn Sie die Kräuter waschen, sollten Sie sie anschließend vorsichtig mit Küchenpapier abtupfen.
- Hängen Sie die Kräuter anschließend zu kleinen Sträußen gebündelt in einem gut belüfteten, warmen und dunklen Raum mit etwas Abstand voneinander kopfüber auf. Falls Sie die Kräuter im Freien aufhängen, wählen Sie einen schattigen, trockenen und warmen Ort.
- Alternativ können Sie die Kräuter auch auf einem luftdurchlässigen Gitter oder einem sauberen Tuch liegend trocknen. Sie sollten sie dann jedoch täglich wenden und die Unterlage wechseln, sobald diese feucht ist.
- Der Trocknungsprozess ist abgeschlossen, wenn die Blätter beim Zerreiben zwischen den Fingern knistern.
- Füllen Sie die getrockneten Kräuter vorsichtig in ein dunkles Schraubglas, ohne die Pflanzenteile zu beschädigen. In dem geschlossenen Glas sind die Kräuter etwa ein Jahr haltbar.

Bitte beachten Sie, dass die Kräuter aus dem Garten für medizinische Zwecke unter Umständen nicht geeignet sind, weil die Wirkstoffkonzentration möglicherweise geringer ist als bei Arzneikräutern aus dem Handel.

Quellen

Literatur

Birgit Bauer-Müller: Westliche Heilpflanzen in der chinesischen Medizin, Berlin und Heidelberg 2016

Siegfried Bäumler: Heilpflanzen-Praxis heute. München 2007

Rudi Beiser: Vergessene Heilpflanzen. Aarau und München 2016

Barbara Dichsel, Julia Brönnimann: Gemmotherapie. Die Kraft der Knospen. Stuttgart 2016

Wolfgang Blaschek: Wichtl – Teedrogen und Phytopharmaka. Stuttgart 2016

Ursel Bühring: Praxis-Lehrbuch der modernen Heilpflanzenkunde. Stuttgart 2014

Steven T. Chang: Das Tao der Ernährung. Genf / München 1994

Theo Dingermann, Karl Hiller, Georg Schneider, Ilse Zündorf: Schneider Arzneidrogen. Heidelberg 2004

Deutsche Gesellschaft für Ernährung: Referenzwerte für die Nährstoffzufuhr. Frankfurt am Main 2000

Volker Finthelmann, Rudolf Fritz Weiss: Lehrbuch Phytotherapie. Stuttgart 2006

Chrischta Ganz, Louis Hutter: Gemmotherapie. Arau und München 2015

Uwe Gröber: Interaktionen – Arzneimittel und Mikronährstoffe. Stuttgart 2015

Keizo Hashimoto: Sotai – Natural Exercise. Chico 1981

Peter Holmes: The Energetics of Western Herbs

Angela Körfers, Yutian Sun: Traditionelle chinesische Medizin. Stuttgart 2009

Daverick Leggett: Selbstheilung durch Ernährung. München 2011

Helmut Magel, Wolfgang Prinz, Sibylle van Luijk: 180 westliche Kräuter in der Chinesischen Medizin. Stuttgart 2012

Manfred Pahlow: Das große Buch der Heilpflanzen. München 2013

Paul Pitchford: Healing with whole foods: Asian traditions and modern nutrition. Berkeley 2002

Heinz Schilcher: Leitfaden Phytotherapie. München 2016

Kerstin Schwabe: Das Handbuch zur Ernährung nach den fünf Elementen. Oy-Mittelberg 2008

Christiane Seifert: Die Fünf-Elemente-Küche. München 2005

Carola Stern: Die Heilkraft der Pflanzenknospen. Stuttgart 2015

Barbara Temelie: Das Fünf Elemente Kochbuch. Sulzberg 2008

Rita Traversier, Kurt Staudinger, Sieglinde Friedrich: TCM mit westlichen Pflanzen. Stuttgart 2012

Rita Traversier: Westliche Pflanzen und ihre Wirkungen in der TCM. Stuttgart 2014

Dietrich Wabner, Stefan Theierl: Klinikhandbuch Aromatherapie. Bad Kötzting 2017

Georg Weidinger: Die Heilung der Mitte. Steyr 2011

Internet

ABDA – Bundesvereinigung Deutscher Apothekerverbände: www.abda.de

Arzneimittelkommission der Deutschen Ärzteschaft: www.akdae.de

Bundesamt für Verbraucherschutz und Lebensmittelsicherheit: www.bvl.bund.de und www.lebensmittelwarnung.de

Bundesinstitut für Arzneimittel und Medizinprodukte: www.bfarm.de

Bundesinstitut für Risikobewertung: www.bfr.bund.de

Bundesministerium für Ernährung und Landwirtschaft: www.bmel.de

Bundeszentrale für gesundheitliche Aufklärung: www.bzga.de

Carstens-Stiftung: www.carstens-stiftung.de/nachrichtenagentur

Deutsche Apothekerzeitung: www.deutsche-apotheker-zeitung.de

Deutsches Ernährungsberatungs- und -informationsnetz (DEBInet): www.ernaehrung.de

Deutsche Gesellschaft für Ernährung e. V.: www.dge.de

Deutsche Heilbrunnen im Verband Deutscher Mineralbrunnen e.V.: www.heilwasser.com

European Medicines Agency (EMA): www.ema.europa.eu/ema

Fachinformationen von Arzneistoffen unter www.fachinfo.de

Fraunhofer Gesellschaft: Seetang statt Salz: www.fraunhofer.de/de/presse/presseinformationen/2016/juli/seetang-statt-salz.html

Gesundheitsportal der deutschen ApothekerInnen: www.aponet.de

Informationsdienst Wissenschaft: www.idw-online.de

Institut für Qualität und Wirtschaftlichkeit im Gesundheitswesen: www.gesundheitsinformation.de

Klinik für Ernährungsmedizin, Klinikum rechts der Isar, TU München: www.mri.tum.de

Kongress für Arzneimittelinformation: www.adka-arznei.info/

Kooperation Phytopharmaka: www.koop-phyto.org/arzneipflanzenlexikon

Medikamenten- und Gesundheitslexikon der Schweiz: www.pharmawiki.ch

www.pflanzenforschung.de gefördert vom Bundesministerium für Bildung und Forschung

Netzwerk Frauengesundheit von Prof. Dr. Ingrid Gerhard: www.netzwerk-frauengesundheit.com

Pharmazeutische Zeitung: www.pharmazeutische-zeitung.de

Schmerzklinik Kiel: www.schmerzklinik.de/service-fuer-patienten/migraene-wissen/

Spektrum der Wissenschaft: www.spektrum.de

Therapieleitlinien unter www.awmf.org/leitlinien.html

Verbraucherzentrale Niedersachsen: www.verbraucherzentrale-niedersachsen.de/

Verbraucherzentrale Rheinland-Pfalz: www.dlr.rlp.de

Hinweis:
Eine Übersicht über alle für dieses Buch herangezogenen Studien kann über die Internetseite www.mankau-verlag.de (→ Produktseite »Nebenwirkungen natürlich behandeln«) heruntergeladen werden!

Beschwerden-/Symptomregister

Sachregister

Rezeptregister

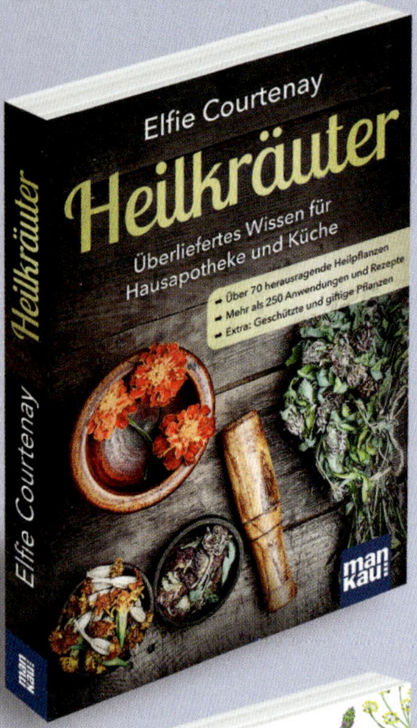

Elfie Courtenay

HEILKRÄUTER

Überliefertes Wissen für Hausapotheke und Küche

- Über 70 herausragende Heilpflanzen
- Mehr als 250 Anwendungen und Rezepte
- Extra: Geschützte und giftige Pflanzen

20,– € (D) / 20,60 € (A), ISBN 978-3-86374-346-8
Flexobroschur, durchgehend farbig, 254 Seiten

Das Wissen unserer Vorfahren hat sich über die Jahrhunderte entwickelt – aus diesem reichen Erfahrungsschatz können auch wir vieles lernen. In diesem umfassenden Praxisbuch stellt die renommierte Kräuterpädagogin Elfie Courtenay wichtige heimische Heilpflanzen in ausführlichen Porträts vor und vermittelt zahlreiche Rezepte und Anwendungen für die Gesundheit und in der Küche.

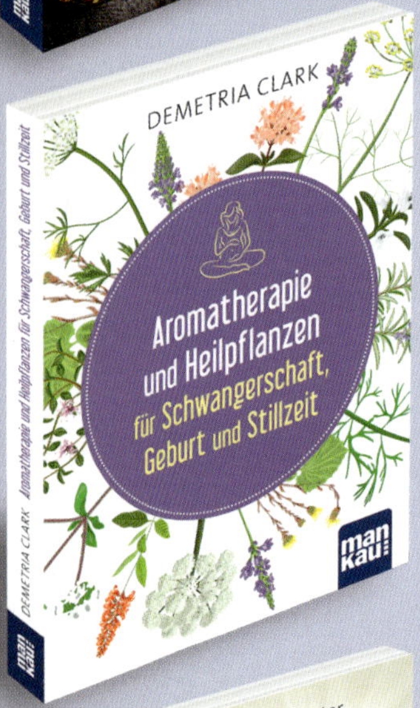

Demetria Clark

AROMATHERAPIE UND HEILPFLANZEN FÜR SCHWANGERSCHAFT, GEBURT UND STILLZEIT

Bewährte Anwendungen und Rezepte

20,– € (D) / 20,60 € (A), ISBN 978-3-86374-389-5
Klappenbroschur, durchgehend farbig, 254 Seiten

Wo neues Leben heranwächst, besinnen sich die Menschen vermehrt auf die wohltuenden Kräfte der Natur. Demetria Clark führt Sie ein in die Welt der Heilpflanzen und der „Aromatherapie"; sie zeigt die weitreichenden Verwendungsmöglichkeiten von Kräutern und ätherischen Ölen für werdende Mütter, für die Geburt und die Zeit danach. Ein hilfreiches Buch, um den Bedürfnissen und Beschwerden dieser so besonderen Lebenszeit auf natürliche Weise zu begegnen!

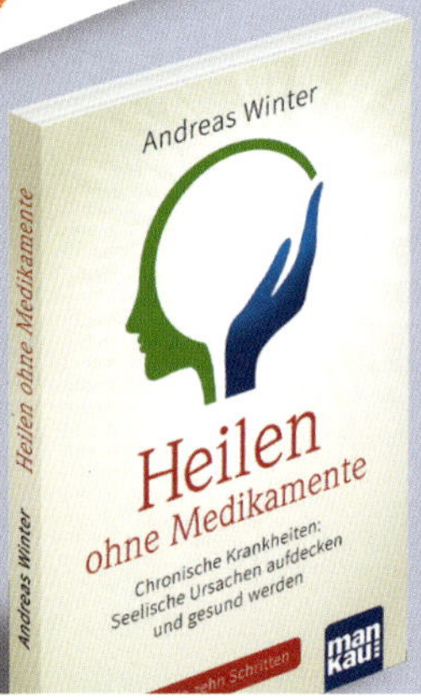

Andreas Winter

HEILEN OHNE MEDIKAMENTE

Chronische Krankheiten: Seelische Ursachen aufdecken und gesund werden. Selbstcoaching in zehn Schritten

9,95 € (D) / 10,30 € (A), ISBN 978-3-86374-190-7
Taschenbuch, 197 Seiten

„(...) Der neue, schnell wirkende Ansatz des Diplom-Pädagogen und Tiefenpsychologen hat sich bereits bei Tausenden Menschen bewährt (...)."

news age

Unsere Bücher erhalten Sie bei Ihrem Buchhändler!
Besuchen Sie auch unsere Internetseite mit Bestellmöglichkeit, Internetforum, Leseproben, Veranstaltungstipps und Newsletter: **www.mankau-verlag.de**